JAY DAWES

TRX®-SCHLINGENTRAINING

DAS OFFIZIELLE TRAININGSBUCH

JAY DAWES

TRX® SCHLINGEN TRAINING

DAS OFFIZIELLE TRAININGSBUCH

riva

Bibliografische Information der Deutschen Nationalbibliothek
Die Deutsche Nationalbibliothek verzeichnet diese Publikation in der Deutschen Nationalbibliografie; detaillierte bibliografische Daten sind im Internet über http://d-nb.de abrufbar.

Wichtige Hinweise
Sämtliche Inhalte dieses Buches wurden – auf Basis von Quellen, die der Autor und der Verlag für vertrauenswürdig erachten – nach bestem Wissen und Gewissen recherchiert und sorgfältig geprüft. Trotzdem stellt dieses Buch keinen Ersatz für eine medizinische Beratung dar. Wenn Sie medizinischen Rat einholen wollen, konsultieren Sie bitte einen qualifizierten Arzt. Der Verlag und der Autor haften für keine nachteiligen Auswirkungen, die in einem direkten oder indirekten Zusammenhang mit den Informationen stehen, die in diesem Buch enthalten sind. Ausschließlich zum Zweck der besseren Lesbarkeit wurde auf eine genderspezifische Schreibweise sowie eine Mehrfachbezeichnung verzichtet. Alle personenbezogenen Bezeichnungen sind somit geschlechtsneutral zu verstehen.

Für Fragen und Anregungen
info@m-vg.de

5. Auflage 2025

Türkenstraße 89
80799 München
Tel.: 089 651285-0

Die im Text angegebenen Webadressen entsprechen, falls nicht anders angegeben, dem Stand Dezember 2016.

Wir danken dem TRX® Training Center in San Francisco, Kalifornien, für die Bereitstellung der Location für das Fotoshooting.

Übersetzung: Brigitte Rüßmann, Wolfgang Beuchelt, Scriptorium GbR, Köln
Satz: Carsten Klein für bookwise GmbH
Redaktion: Gerdi Killer, bookwise GmbH, München
Umschlaggestaltung: Marc-Torben Fischer
Layout: Pamela Machleidt
Fotos: Neil Bernstein © Human Kinetics, Inc.
Illustrationen: © Human Kinetics
Druck: Florjancic Tisk d.o.o., Slowenien
Printed in the EU

ISBN Print 978-3-7423-0269-4
ISBN E-Book (EPUB, Mobi) 978-3-95971-728-1

Für April, meine wunderbare Frau, für meine Kinder
Gabrielle, Addison und Asher und für meine Mutter.
Jay Dawes

Dank

Ich danke meiner Familie, meinen Freunden und Kollegen für ihre Unterstützung und ihre Ermutigungen – allen voran Mark Stephenson, der mich mit dieser Trainingsmethode vertraut gemacht hat. Ich danke auch dem Team von Human Kinetics, vor allem Justin Klug, Roger Earle, Laura Pulliam, Ann Gindes und Neil Bernstein, die dazu beigetragen haben, dass aus der Idee ein Buch werden konnte. Schließlich danke ich der Firma TRX®, namentlich Chris Frankel, Marisa Christie, Miguel Vargas, Steve Katai, Rachel Mandeville, Tenae Roth und Nick Vay, für ihre Unterstützung und Förderung.

Inhaltsverzeichnis

Einleitung

Schlingentraining ist in den letzten Jahren immer populärer geworden. Es entwickelte sich aus dem traditionellen Turntraining und bedient sich der Naturgesetze, um die körperliche Fitness zu steigern. Unter Ausnutzung einfacher physikalischer Grundlagen kann der Trainierende mithilfe der Schlingen und des Widerstands seines eigenen Körpergewichts die notwendige Belastung progressiv aufbauen, um fit zu werden und damit einen wesentlichen Beitrag für seine Gesundheit zu leisten.

Das Schlingentraining in seiner heutigen Form wurde entwickelt, um die körperliche Fitness auch in Zeiten oder Situationen zu gewährleisten, in denen die üblichen Trainingsgerätschaften nicht verfügbar sind. So nutzten etwa die U.S. Navy SEALs Schlingentraining in kargem Gelände, um sich fit zu halten und ihre Einsatzbereitschaft zu garantieren. Sie improvisierten die Schlingen dabei üblicherweise mit GI-Gürteln und Nylonnetzen, die sonst zur Befestigung von Ausrüstung auf Paletten dienen. Die Idee wurde irgendwann kommerzialisiert, und heute findet man Schlingentraining in vielen Fitnessclubs, im Profisport sowie in der Rehabilitation.

Für das Training von älteren Ersthelfern wie Polizisten, Feuerwehrleuten usw., aber auch von Athleten, die häufig an mehrfachen chronischen Verletzungen litten, mussten Trainer die Übungen so anpassen, dass sie die Fitness verbesserten, ohne die bestehenden Probleme zu verschlimmern. Mit Schlingentraining als regelmäßigem Bestandteil ihres Trainings konnten viele ihre Fitnessziele auf sichere, abwechslungsreiche und effektive Weise erreichen. Sportler, die regelmäßig Schlingentraining absolvierten, stellten bei sich eine größere allgemeine Leistungsfähigkeit, weniger chronische Schmerzen, eine geringere Verletzungsanfälligkeit und verbesserte Ergebnisse beim traditionellen Gewichts- und Widerstandstraining fest.

Das Schlingentraining lässt sich praktisch in jede Art von Trainingsprogramm integrieren. Es kann zur Stärkung der Rumpfmuskulatur, der Beweglichkeit, der Gelenkstabilität und -funktion sowie zum allgemeinen Krafttraining genutzt werden, aber auch zum isolierten Training spezifischer Muskelgruppen. Es kann als Einzeltraining oder Teil eines Trainingsprogramms zum Einsatz kommen. Egal, welche Ziele Sie verfolgen – das TRX®-Schlingentraining kann Sie maßgeblich dabei unterstützen, Ihre Trainingsergebnisse nachhaltig zu verbessern.

Teil I

« Wissenschaftliche Aspekte des Schlingentrainings »

Zum jetzigen Zeitpunkt gibt es nur wenige wissenschaftlich fundierte Erkenntnisse zum Schlingentraining, aber dafür zahlreiche physikalische Prinzipien, die die Vorteile dieser Trainingsmethode untermauern. In Teil I stelle ich Ihnen einige wichtige Grundlagen dieser Trainingsmethode vor und erkläre, wie sich die Grundprinzipien auf Ihr Training und seine Ergebnisse auswirken.

Kapitel 1

Die Grundlagen des Schlingentrainings

Es ist mittlerweile unumstritten, dass regelmäßiges Training gegen einen Widerstand Gesundheit, Fitness und Lebensqualität verbessern kann. Andererseits verhindern meist Umstände wie Zeitaufwand, Platzbedarf, Ausstattung und Kosten ein effizientes Training. Das Schlingentraining ist eine einzigartige Form des Widerstandstrainings, für die man nur ein einziges tragbares Gerät braucht, das sich fast überall einsetzen lässt. Die Übungen eignen sich für eine große Vielfalt von Trainingsprogrammen, wie auch immer das individuelle Trainingsziel aussehen mag: Verbesserung der allgemeinen Fitness und der sportlichen Leistungsfähigkeit, Rehabilitation nach einer Verletzung oder Prävention, um typische sportartspezifische Verletzungen zu vermeiden. Man kann das Schlingentraining als eigenständige Übungsform nutzen oder in ein traditioneller ausgerichtetes Programm integrieren, um das Training abwechslungsreicher und interessanter zu gestalten. Es eignet sich dank der Flexibilität und Tragbarkeit des Geräts auch für das Training auf Reisen, wenn man gerade mal keinen Zugang zu einem Fitnessstudio hat. Dies sind nur einige der Gründe, warum sich Schlingentraining so großer Beliebtheit erfreut.

Das Schlingentraining an sich scheint zwar vom Prinzip her recht einfach zu sein, dennoch erfordert die Planung des Workouts ein solides Basiswissen. Es beruht auf den Prinzipien der Anatomie, Sportphysiologie, Physik und Biomechanik. Je besser man diese Grundlagen kennt, desto größer ist der Nutzen, den man aus dem Schlingentraining ziehen kann. Nichtsdestotrotz wollen wir es möglichst einfach halten. Deshalb stellt dieses Kapitel einige der Grundprinzipien vor, wie Sie lernen können, Ihr Trainingsprogramm optimal auf sich auszurichten und die Intensität der einzelnen Übungen auf Ihre persönlichen Bedürfnisse abzustimmen. Daneben vermittelt es grundlegende Übungskonzepte für ein interessantes, anspruchsvolles und effizientes Training.

Durch die Verwendung eines einzigen Verankerungspunkts erlaubt das Schlingentraining die Ausnutzung bestimmter physikalischer Prinzipien, z. B. des newtonschen Gravitationsgesetzes. Will man einen Widerstand erzeugen, muss man die Richtung einer Kraft verändern. Der TRX®-Schlingentrainer besteht aus einem Ankerpunkt zum Befestigen sowie Gurten mit Griffen und Fußschlaufen, die im Ruhezustand durch ihr Gewicht von der Schwerkraft senkrecht zu Boden gezogen werden. Ergreift man nun die Handgriffe, verändert der eigene Körper die Masse des Geräts und den gesamten Schwerpunkt der Konstruktion. Verändert man den Winkel der Gurte, ändert sich auch die Richtung der Krafteinwirkung auf den gesamten Bewegungsapparat und erhöht sich die Krafteinwirkung bzw. der Widerstand auf den Körper. Durch diese Veränderung der Kraftvektoren wird potenzielle Gravitationsenergie aufgebaut. Dank des einzigen Ankerpunkts entsteht so ein Pendel, das die potenzielle Gravitationsenergie und die kinetische Energie in Arbeit oder Widerstand umsetzt.

Auf Basis dieser Prinzipien kann man die Intensität oder Schwierigkeit des Schlingentrainings auf verschiedene Arten anpassen. Im Rahmen dieses Buches definieren wir *Intensität* als Steigerung der Belastung des Bewegungsapparats bzw. der Gesamtlast (d.h. des zu bewegenden Gewichts), indem man Kraftrichtung und -winkel verändert. *Schwierigkeit* ist definiert als jede Veränderung, die die Komplexität oder Stabilitätsanforderungen einer Bewegung erhöht (z.B. ein Arm, ein Bein, Balance, Koordination). Ein Schritt näher zum Ankerpunkt hin oder von ihm weg verändert je nach Übung den Kraftwinkel und erhöht so die Intensität der Übung. Will man den Kräften widerstehen, die die Masse in die Senkrechte zum Boden bringen wollen, braucht man guten Bodenkontakt. Je weiter die Standfläche in Richtung zum Kraftvektor ist, desto einfacher ist es, der Kraft zu widerstehen. Umgekehrt ist es umso schwerer, der Kraft zu widerstehen, je schmaler die Standfläche ist. Das ist ähnlich wie beim Tauziehen: Wenn einer zieht und einen Kraftvektor erzeugt, muss der andere die Füße in Zugrichtung spreizen, um nicht nach vorn gezogen zu werden. Dadurch vergrößert er seine Standfläche in Zugrichtung und erhöht seine Stabilität entlang dieses Kraftvektors.

Es gibt drei Möglichkeiten, die Intensität und/oder die Schwierigkeit der Übungen mit dem Schlingentrainer zu variieren:

- Veränderung der Standstabilität, beispielsweise durch Verwendung eines statt beider Griffe oder Veränderung der Fußstellung
- Veränderung des Winkels
- Verlagerung des Körperschwerpunkts

Standfläche

Die Übungsintensität lässt sich über die Standfläche und den Körperschwerpunkt steuern. Eine größere Standfläche lässt den Übungsausführenden stabiler stehen und vereinfacht die Übung. Eine schmalere Standfläche reduziert die Stabilität und erschwert die Übung entsprechend. Am schwierigsten ist der Stand auf nur einem Glied (Bein oder Arm). Abb. 1.1 zeigt verschiedene Möglichkeiten des Stands.

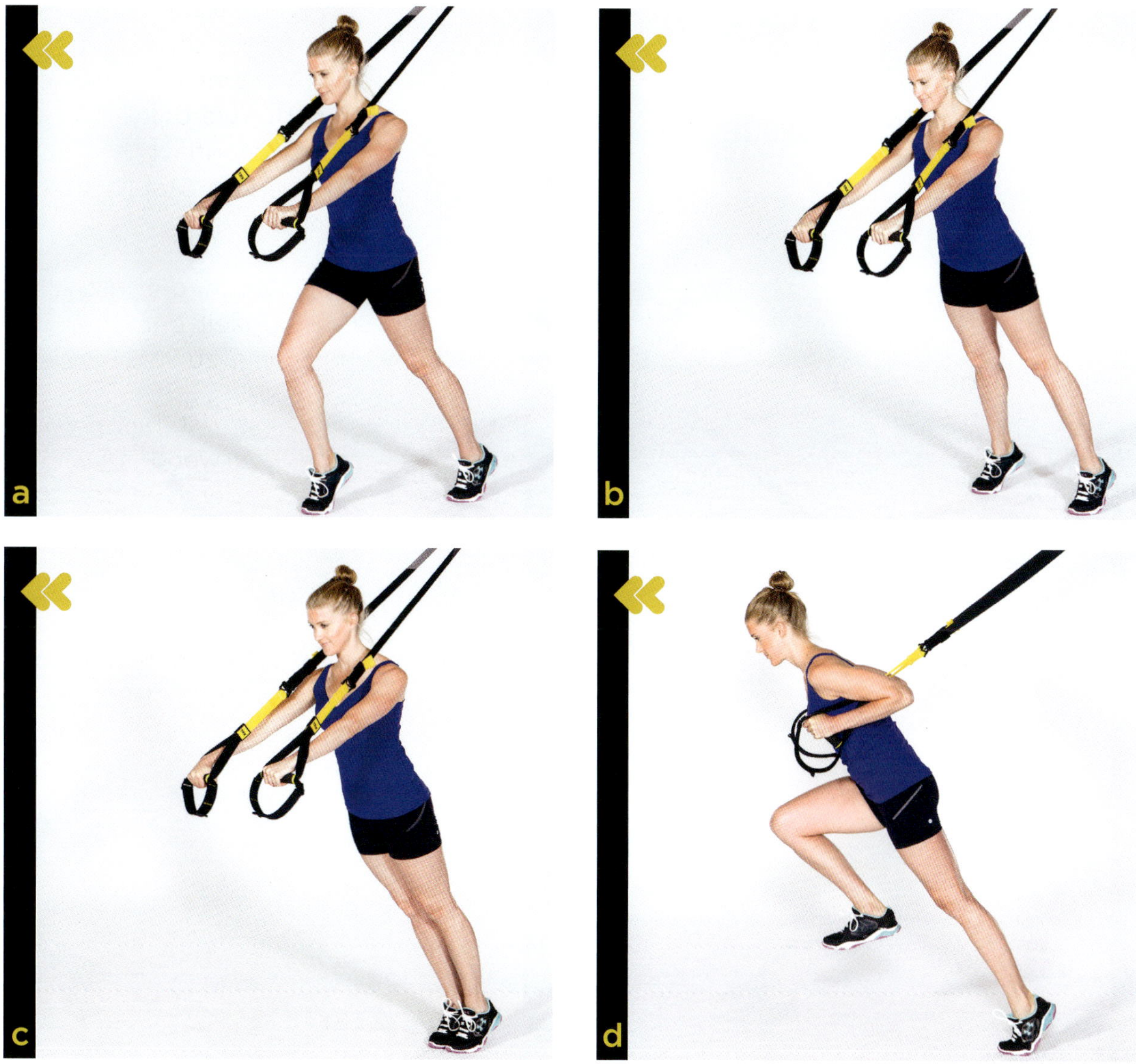

Abb. 1.1 Standfläche: (a) leicht, (b) mittel, (c) schwerer, (d) am schwersten

Zugwinkel

Indem man den Zugwinkel ändert, steigert man die Intensität der Übung. Anders ausgedrückt: Je weiter man aus der Senkrechten gerät und je flacher damit der Winkel zwischen Körper und Boden ist, desto größer ist die Anstrengung. Abb. 1.2 zeigt einige Beispiele.

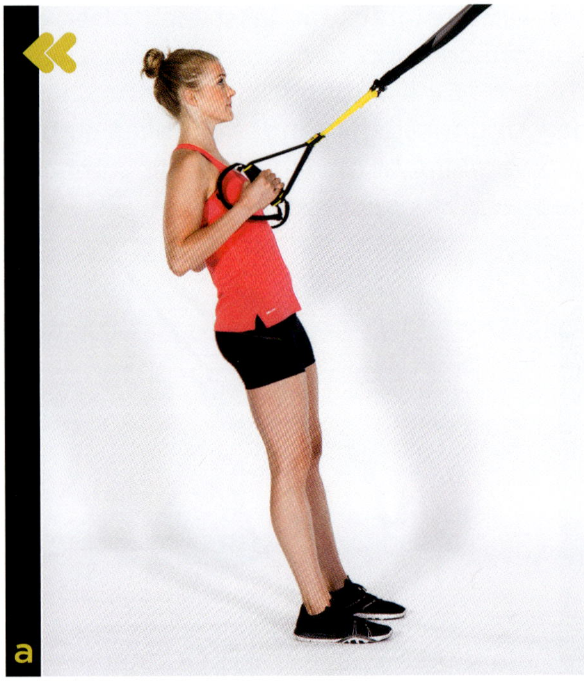

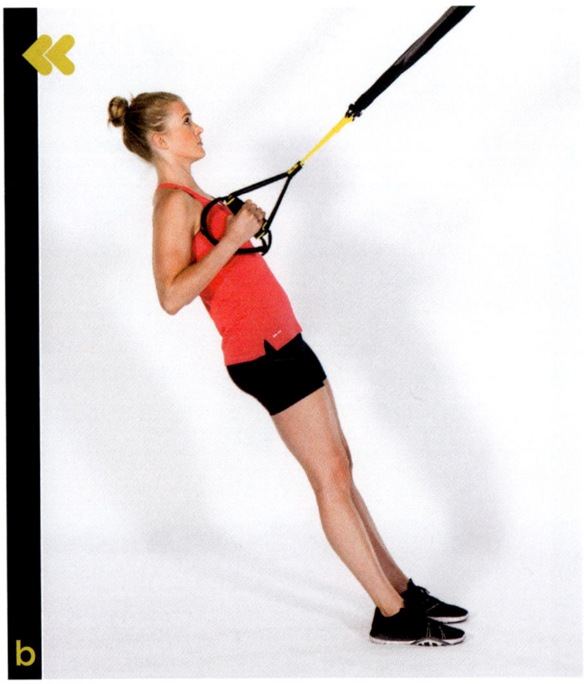

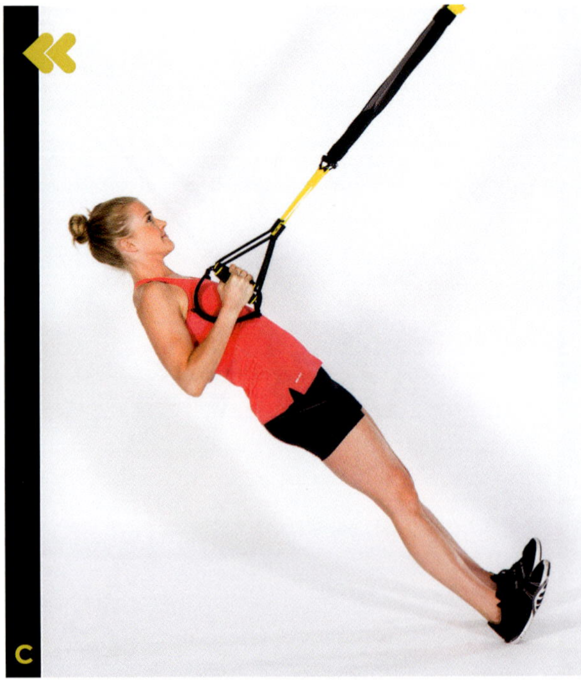

Abb. 1.2 Zugwinkel: (a) leicht, (b) mittel, (c) schwer

Pendelkraft

Die Pendelkraft kommt bei Übungen zum Einsatz, bei denen die Füße in den Schlingen stecken und die Hände vom Boden abgehoben sind. Die Position des Körperschwerpunkts in Bezug auf den Zug der Schwerkraft bestimmt die Übungsintensität. Mit wenigen Ausnahmen sind die Übungen schwieriger, bei denen Kopf und Füße auf einer Seite des Ankerpunkts liegen, statt auf gegenüberliegenden Seiten. Abb. 1.3 zeigt einige Beispiele für Pendelübungen.

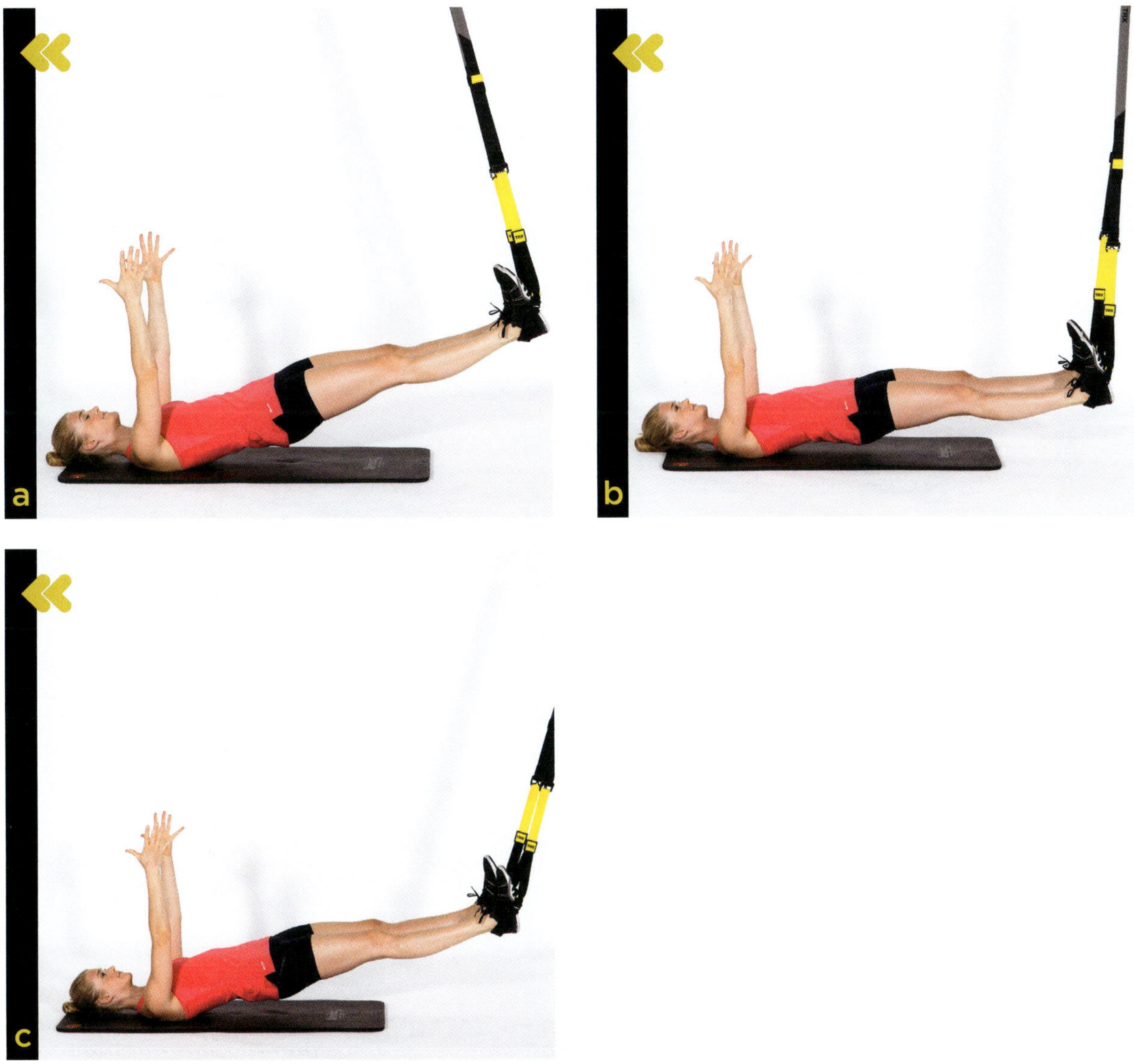

Abb. 1.3 Pendelübungen: (a) leicht, (b) mittel, (c) schwer

Handgriffe

Die Nutzung nur eines Griffs kann die Schwierigkeit und Intensität mancher Übungen erhöhen, da dies größere neuromuskuläre Kontrolle und Stabilität erfordert. Der einhändige Griff ist zudem für die Rumpfmuskulatur deutlich anspruchsvoller. Bei einseitigen Übungen versucht der Zug der Schwerkraft, die freie Körperseite nach unten zu rotieren. Der aktive Widerstand gegen diese Körperrotation baut die Rumpfmuskulatur auf ideale Weise auf und senkt das Verletzungsrisiko. Darüber hinaus sorgen asymmetrische Übungen, bei denen sich nur eine Hand oder ein Fuß in der Schlinge befindet, für eine ungleichmäßige Belastung und erfordern eine größere Gelenkstabilität als traditionelle symmetrische Übungen, bei denen die Belastung gleichmäßig verteilt ist. Richtig eingesetzt, kann dies eine großartige Alternative zum Aufbau von Kraft und Stabilität in den Gelenken sein.

Für eine sichere einseitige Übung müssen die Griffe eng beieinanderliegen. Um dies zu erreichen, greift man beide Griffe mit den Händen (siehe Abb. 1.4a), zieht den rechten Griff durch das Dreieck der linken Schlinge (siehe Abb. 1.4b) und greift mit den Händen um. Jetzt greift man den nun rechten Griff mit der rechten Hand, zieht diesen durch das Dreieck der nun linken Schlinge (siehe Abb. 1.4c) und zieht ihn straff nach unten, um die Schlingen ineinanderzuziehen (siehe Abb 1.4d). Überprüfen Sie vor der Übung die Stabilität der Konstruktion.

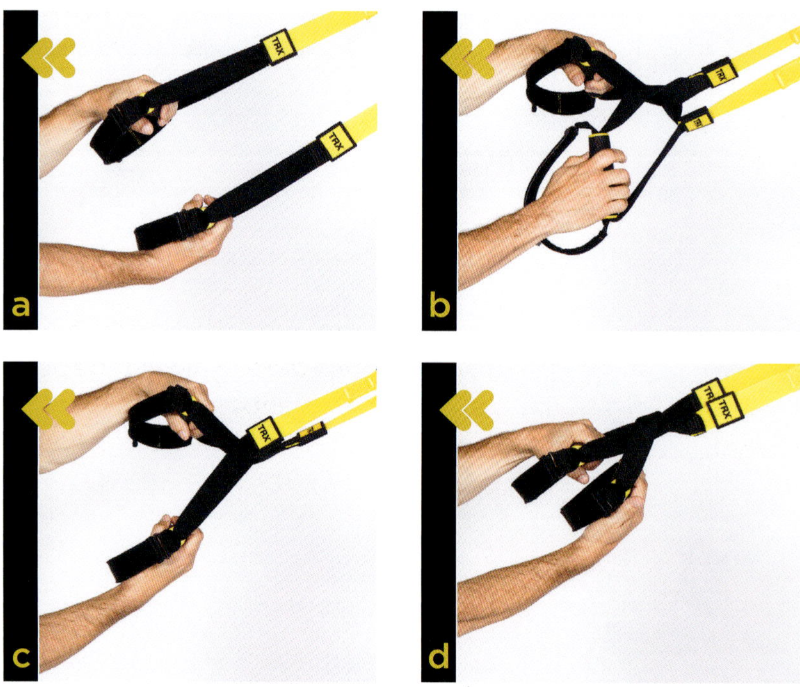

Abb. 1.4 Einhändige Konfiguration

Für die meisten erfordert eine Übung, die auf nur einem Bein stehend absolviert wird, trotzdem den beidhändigen Griff (siehe Abb. 1.5). Die Verwendung nur eines Griffs, während ein Bein Bodenkontakt hat, setzt ein hohes Maß an Koordination, Gleichgewicht und Kraft voraus. Solche Übungen sollten deshalb nur von austrainierten und erfahrenen Sportlern ausgeführt werden.

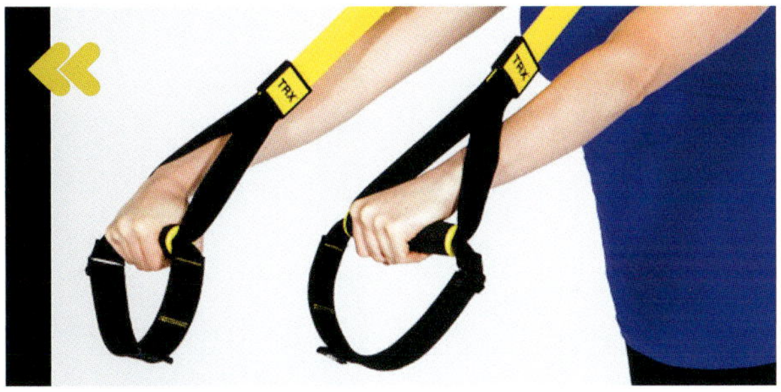

Abb. 1.5 Beidhändige Konfiguration

Fußstellung

Die Position der Füße ist bei Übungen im Stand entscheidend an der Intensität beteiligt. Je weiter die Füße auseinanderstehen, desto niedriger sind Intensität und Schwierigkeitsgrad der Übung, je näher die Füße zusammenstehen, desto intensiver und schwieriger wird die Übung. Man kann die Standbreite auch während der Übung verändern, um die Schwierigkeit zu erhöhen oder zu verringern. Man unterscheidet sieben Fußstellungen:

- Schulterbreit: Die Fußrücken liegen in einer Linie unterhalb der Achseln (siehe Abb. 1.6a).
- Hüftbreit: Füße und Fußgelenke stehen direkt unterhalb der Hüftknochen (siehe Abb. 1.6b).
- Füße geschlossen: Die Füße stehen zusammen und berühren sich (siehe Abb. 1.6c).
- Versetzt: Die Füße stehen hüftbreit auseinander und die Zehen des einen Fußes liegen auf einer Linie mit dem Spann des anderen (siehe Abb. 1.6d).
- Einbeiniger Stand: Man steht auf einem Fuß (siehe Abb. 1.6e).
- Ausfallschritt: Die Füße stehen hüftbreit auseinander. Ein Bein ist nach vorn gesetzt, das andere nach hinten. Das vordere Knie ist gebeugt, sodass das Schienbein senkrecht über dem Fuß steht. Das Knie des hinteren Beins ist im 90-Grad-Winkel gebeugt. Der vordere Fuß steht flach auf dem Boden. Der hintere Fuß steckt in den Schlaufen des Schlingentrainers (siehe Abb. 1.6f).
- Brettstellung: Oberkörper, Hüften und Beine liegen auf einer Linie und bilden einen langen Hebel (siehe Abb. 1.6g).

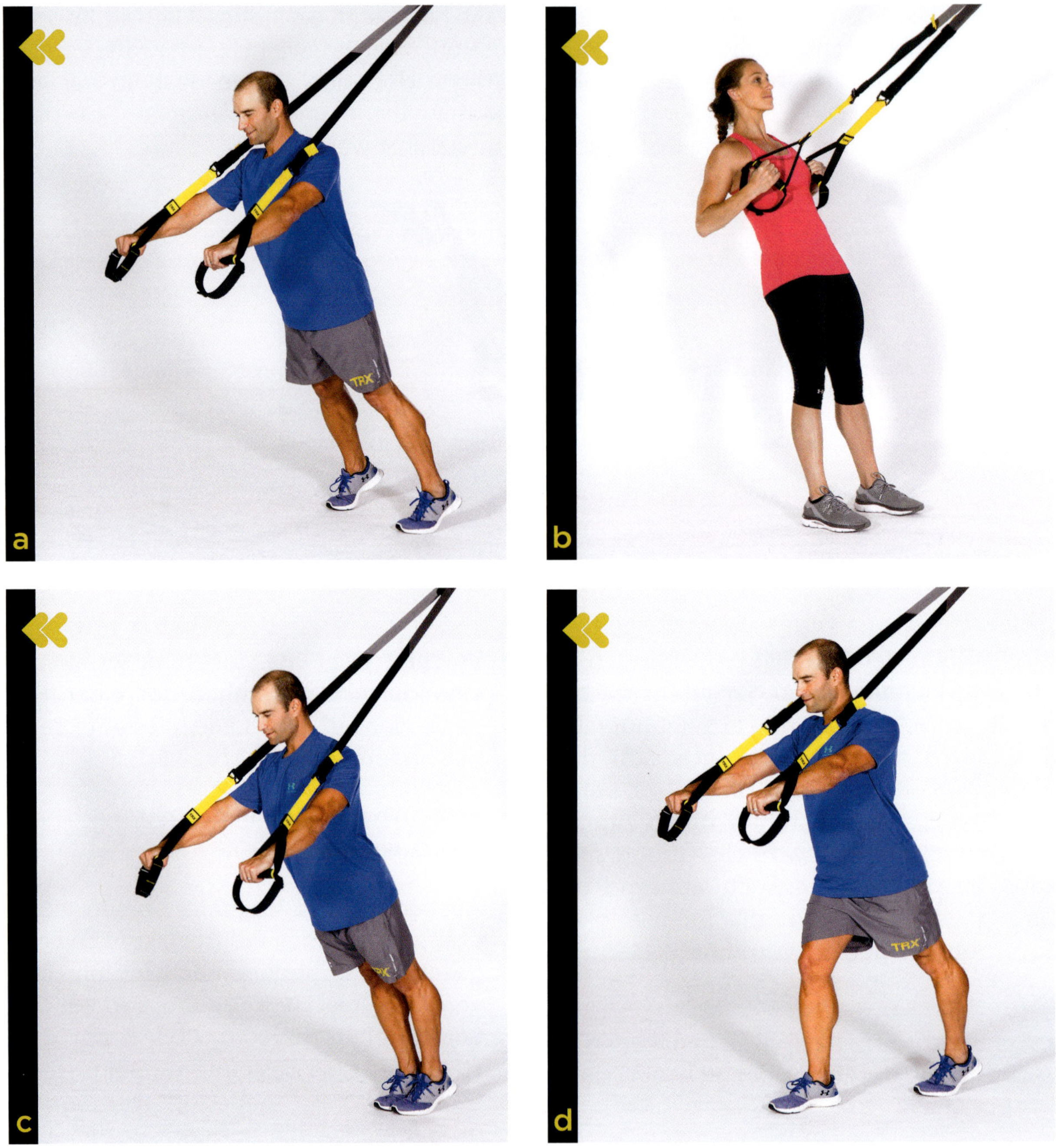

Abb. 1.6 Fußstellungen: (a) schulterbreit, (b) hüftbreit, (c) geschlossen, (d) versetzt

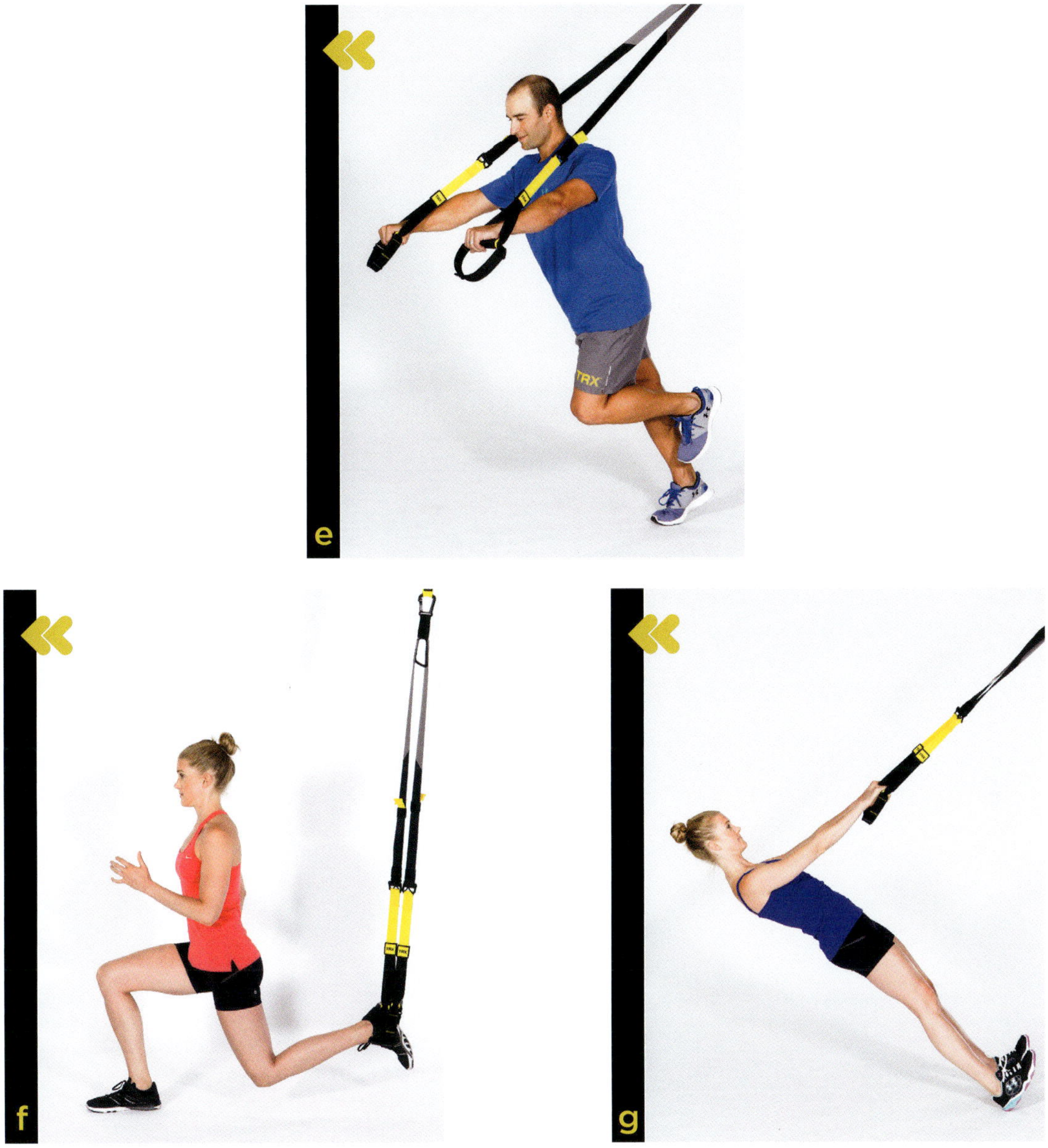

Abb. 1.6 Fußstellungen: (e) einbeinig, (f) Ausfallschritt, (g) Brettstellung

Das Schlingentraining fördert die Gesundheit, die Fitness und die Leistungsfähigkeit auf sehr effiziente Weise. Hat man einmal die dem Training zugrunde liegenden Prinzipien verstanden, kann man sich unabhängig vom Trainingsstand selbst ein individuell abgestimmtes Programm aus den unterschiedlichsten Übungen zusammenstellen. Die folgenden Kapitel zeigen, wie Sie diese Prinzipien zur Entwicklung Ihrer eigenen umfassenden Trainingsprogramme nutzen können.

Kapitel 2

Vorzüge des Schlingentrainings

Wie in Kapitel 1 erwähnt, ist das Schlingentraining so beliebt, weil es vielseitig einsetzbar, überall ausführbar und relativ preisgünstig ist. In diesem Kapitel möchten wir die vielen Vorzüge dieser einzigartigen Trainingsmethode vorstellen.

Funktionelles Training

Functional Training zählt zu den beliebtesten Trends in der Fitness-Szene. Mit der Zeit ist es zum Inbegriff für verschiedenste Übungen mit neuartigen Trainingsgeräten verwendet worden, vom Balance-Board über Kettlebells bis hin zu Widerstandsbändern und Schwungkeulen. Allerdings macht ein Fitnessgerät eine bestimmte Aktivität noch lange nicht zu einer funktionellen Übung. Außerdem können Übungen, die sehr ähnlich aussehen, auf völlig anderen körperlichen Grundlagen aufbauen und damit sogar für das eigene Training hinderlich sein. Ein Beispiel: Das Ziehen eines Schlittens mit Gewichten kann das Lauftraining verbessern und damit funktionell sein. Ist das Gewicht aber zu schwer, muss der Läufer dies durch ein zu weites Vorbeugen des Oberkörpers ausgleichen. Das wirkt sich auf die Biomechanik der Übung aus, schränkt die Beweglichkeit ein und beeinträchtigt schließlich die Einprägung der Bewegung ins motorische Gedächtnis.

Da wir jetzt eine Vorstellung davon haben, was nicht funktionell ist, werfen wir einen Blick darauf, was funktionell ist. Einfach ausgedrückt, bedeutet es »auf die Funktion bezogen«. Hinsichtlich der menschlichen Leistungsfähigkeit bezieht sich dies meist auf die Fähigkeit, sich in der erforderten Geschwindigkeit mit angemessenem Kraftaufwand flüssig bewegen zu können, um eine bestimmte Aufgabe zu erfüllen. Functional Training lässt sich also umschreiben als Training, das die Bewegungsqualität und damit auch die Leistungsfähigkeit in der jeweiligen Sportart verbessert (Siff 2003).

Statt Übungen aber als ausschließlich funktionell oder ausschließlich nicht funktionell zu betrachten, kann man sie auch als zusammenhängende Einheit begreifen. Wie »funktionell« eine Übung ist, hängt schließlich davon ab, wie sehr sie bei einer bestimmten Aktivität von Nutzen ist. Wer beispielsweise seine Leistung im Klimmzug verbessern will, hat die besten Chancen, wenn er genau diese Übung trainiert. Aber auch andere Übungen für den Rücken, wie der Low Row an den Schlingen, Latissimus-Ziehen, Rudern im Gerät oder vorgebeugtes Kurzhantelrudern, können die Leistung im Klimmzug verbessern, da sie ähnliche Muskelgruppen trainieren. Selbst Bizeps-Curls, die normalerweise als isolierte, nicht funktionelle

Übungen betrachtet werden, können die Klimmzugleistung verbessern, da der Bizeps als Sekundärmuskel beteiligt ist. Als weiteres Beispiel dient die Glute Bridge. Die Übung scheint auf den ersten Blick keinerlei Verbindung zu einem sportlichen Bewegungsablauf zu haben. Sie stärkt aber die Gesäßmuskulatur, die die Hüften bei Bewegungsabläufen wie Laufen oder Springen kontrolliert und stützt. Unterentwickelte Gesäßmuskeln können etwa beim Laufen, Sprinten oder Springen zu einer Valgusstellung (Nach-innen-Fallen) der Knie beitragen, was die Verletzungsgefahr erhöht.

Generell haben Übungen, die eine stärkere Stabilität fördern, einen höheren funktionellen Wert (Orr 1999). Bei den meisten Aktivitäten, sei es im Sport oder im Alltag, muss unser Körper Kräfte erzeugen, reduzieren und stabilisieren (siehe Abb. 2.1). Dies erfordert grundsätzlich die Kombination aus Stabilität (d.h. Widerstand gegen Bewegung) und Beweglichkeit. Diese beiden Eigenschaften scheinen zwar diametral entgegengesetzt zu sein, aber ohne die eine Fähigkeit leidet die andere. Damit die Gelenke effizient für Bewegung sorgen können, benötigt man eine stabile Basis (d.h. eine hohe Rumpfstabilität), die es Armen und Beinen erlaubt, den gewünschten Bewegungsablauf (d.h. die Beweglichkeit der Extremitäten) flüssig auszuführen. So können etwa Einschränkungen in der Beweglichkeit und Stabilität Bewegungen beeinträchtigen. Deshalb konzentriert sich das Trainingsprogramm zunächst auf das Erhöhen der Stabilität und Bewegungskontrolle im Rumpf, da so die Beweglichkeit der Extremitäten besser unterstützt wird.

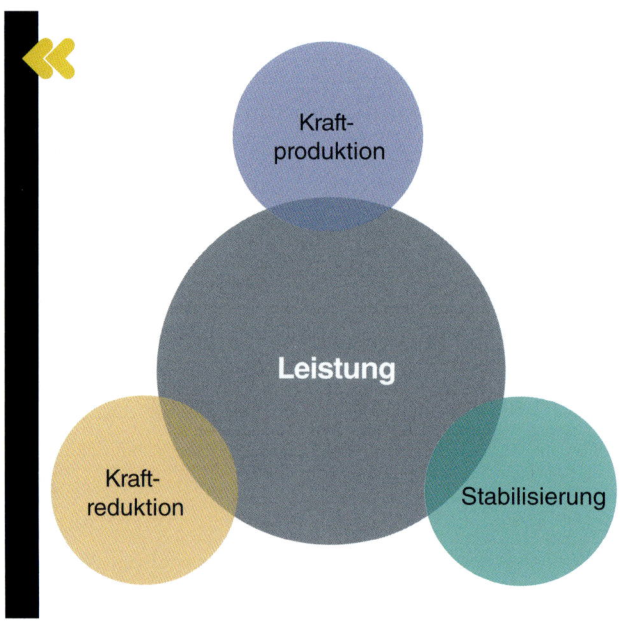

Abb. 2.1 Grundlegende Elemente der Leistung

Im Schlingentraining werden eine Hand oder ein Fuß oder beide Hände oder Füße in die Hand- oder Fußschlaufen des Geräts gelegt. An dessen anderem Ende befindet sich der Ankerpunkt (die Befestigung). Durch diese Anordnung muss der Trainierende sein Körpergewicht in verschiedenen Bewegungsebenen und mit verschiedenen Gelenken kontrollieren, während er unterschiedliche, sich steigernde Instabilitätsgrade durchläuft. Dies verbessert auch die sogenannte Top-down-Stability. Andere Geräte, wie etwa Turnringe, verbessern ebenfalls die Top-down-Stability. Im Gegensatz zu den Ringen haben fast alle Schlingentrainer aber nur einen Verankerungspunkt mit einer Befestigungsschlaufe. Dadurch kann der Trainierende die Instabilität nach und nach steigern und so für eine bessere Stabilität der Gelenke, ein verbessertes Körpergefühl und eine Kräftigung der Rumpfmuskulatur sorgen.

Auch wenn der Faktor der Instabilität dafür sorgt, dass die Hauptgelenke gegenüber dem Training im stabilen Stand oder Sitz weniger Kraft erzeugen können, wird die Aktivität der stabilisierenden Muskeln um die Gelenke und im Rumpf gefördert, indem sie unerwünschte Bewegungen unterdrücken müssen. Schlingentraining kann besonders für Sportler in Über-Kopf-Sportarten wie Baseball, Softball, Volleyball, Handball oder American Football hilfreich sein und akute oder chronische Schulterbeschwerden verhindern helfen, da es die Schulterkontrolle erhöht und die vorderen Sägemuskeln sowie die Muskeln des Schultergürtels stärkt. Schlingentraining kann zudem die kinesthetische und propriozeptive Wahrnehmung verbessern, also den Lage-, Kraft- und Bewegungssinn für den eigenen Körper verbessern helfen. Dies wiederum wirkt sich positiv auf die Leistungsfähigkeit und die Verletzungsgefahr aus. Schulterverletzungen sind allgemein sehr häufig, da das Schultergelenk bei Hebebewegungen über Kopf sehr anfällig ist. Das Stabilitätstraining kann also auch im Alltag vor Verletzungen schützen und für eine Leistungssteigerung bei gleichzeitiger Senkung des Verletzungsrisikos im Breitensport sorgen.

Aus funktioneller Sicht fordert Schlingentraining die stabilisierende Rumpfmuskulatur. Da das muskuläre Stützkorsett des Körpers und die Gelenke gekräftigt werden, können Schlingenübungen auch dazu genutzt werden, die eigene Hebekraft zu verbessern. Beansprucht man die Muskelgruppen um ein Gelenk herum – durch Kontraktion sowohl der Agonisten als auch der Antagonisten – kommt es zu einer stärkeren neuromuskulären Aktivierung, was das Gelenk stabilisiert. Da das Schlingentraining eine stabile Basis (Unterstützungsfläche) erfordert, kann es auch als dynamisches Aufwärmprogramm für traditionellere oder komplexere Übungen dienen. So können Brustpresse oder Liegestütz an den Schlingen beispielsweise zum Aufwärmen vor dem Bankdrücken genutzt werden, um die unterstützenden Sekundärmuskeln im Schulterbereich vor dem progressiven Überbelasten der Primärmuskeln (z. B. großer Brustmuskel, vorderer Deltamuskeln und Trizeps) zu aktivieren. Zudem können isolierte Übungen, wie etwa Bizeps-Curls, an den Schlingen zu Ganzkörperübungen werden, da sie zusätzlich die Rumpfstabilität fördern. Da die Fähigkeit, ungewollte Bewegungen im

Rumpfbereich zu vermeiden, auch bei vielen Alltagsaktivitäten und im Sport sehr wichtig ist, sind solche Übungen an den Schlingen eher als funktionelles Training zu betrachten, als wenn sie im Sitzen oder an der Maschine mit festgelegtem Bewegungsweg ausgeführt werden.

Fitness und Leistung

Schlingentraining sorgt bei Freizeitsportlern nachweislich zu einer Steigerung der Fitness und der Leistungsfähigkeit. Janot und Kollegen (2013) fanden heraus, dass jüngere (19–25 Jahre) Erwachsene durch zweimaliges Schlingentraining pro Woche Beweglichkeit, Gleichgewicht, Ausdauer und Kraft der unteren Körperhälfte deutlich verbessern konnten. Dieselbe Studie zeigte auf, dass auch Erwachsene mittleren Alters (44–64 Jahre) eine deutliche Verbesserung bei Ausdauer und Kraft der unteren Körperhälfte verbuchen konnten. Eine Verbesserung von Gleichgewicht und Beweglichkeit war zwar auch signifikant erkennbar, fiel aber nicht statistisch bedeutend aus. Alle Ergebnisse waren vergleichbar mit denen der Kontrollgruppe, die traditionelles Krafttraining absolvierte. Nur hinsichtlich des Kraftzuwachses in der unteren Körperhälfte erzielte die Kontrollgruppe mit Widerstandstraining ein besseres Ergebnis als die Schlingengruppe. Dies lag vermutlich daran, dass die traditionelle Trainingsgruppe höhere Gewichte verwendete. Es sollte aber nicht als Argument gegen das Schlingentraining betrachtet werden, sondern eher dafür, dass vielfältige Trainingsverfahren vielfältige Ergebnisse hervorrufen.

Garnacho-Castaño und seine Kollegen (2014) erkannten, dass untrainierte Männer, die an drei Tagen der Woche ein Zirkeltraining absolvierten, in dem ein BOSU-Balance- und ein Schlingentrainer (TRX®) eingesetzt wurden, sowohl beim Bankdrücken als auch bei Back Squats deutliche Steigerungen der Maximalkraft, der durchschnittlichen und maximalen Geschwindigkeit sowie der durchschnittlichen maximalen Schnellkraft erzielen konnte. Sie verbesserten dadurch auch die vertikale Sprunghöhe im Squat Jump und im Countermovement Jump. Obwohl dies überzeugende Belege für die Wirksamkeit des Schlingentrainings in den frühen Stadien eines Widerstandstrainings sind, kann es sein, dass die Ergebnisse bei trainierteren Sportlern weniger deutlich ausfallen. Vermutlich ist es für diese Sportler eher sinnvoll, Schlingentraining als Teil ihres allgemeinen Krafttrainings zu nutzen, etwa als Präventionstraining, um gezielt Verletzungen vorzubeugen. So können sie ihren Rumpf stärken und gleichzeitig der Monotonie der immer gleichen Trainingsabläufe entgegenwirken.

Schlingentraining kann zum Krafttraining, zum Ausdauertraining oder auch für beides genutzt werden. In welchem Bereich ein Sportler größere Fortschritte macht, hängt auch von den Voraussetzungen ab, die er mitbringt. Wer bereits über große Muskelmasse und Kraft verfügt, wird vermutlich mit Schlingentraining nicht zusätzlich Kraft aufbauen, da er im Vergleich zu seinem üblichen Krafttraining an den Geräten weniger Gewicht bewegt. Diese Sportler sollten mehr Wert auf die muskuläre Ausdauer legen, die sie durch das Schlingentraining steigern können.

Sportler, die hinsichtlich ihrer Kraft weniger gut austraininert sind, können durch Schlingentraining sowohl die Muskelmasse aufbauen als auch ihre Muskelausdauer verbessern, da sie einen größeren Trainingsspielraum haben als bereits trainierte Kraftsportler. Als einfache Faustregel kann gelten: Wer eine Übung nicht häufiger als zehnmal wiederholen kann, sollte eher Muskelmasse als -ausdauer trainieren. Wer allerdings deutlich mehr als zehn Wiederholungen einer Schlingenübung absolviert, sollte sich auf die Übungen konzentrieren, die die Muskelausdauer trainieren. Bei der Verlagerung des Trainingsschwerpunkts kann es möglicherweise nötig sein, den Übungswiderstand zu verringern, um die Ausdauer zu trainieren, oder zu erhöhen, um sich auf die Kraft zu konzentrieren. Dies lässt sich einfach dadurch erreichen, dass man Übungen wählt, bei denen unterschiedlich viel Körpergewicht getragen wird – entweder durch eine Erhöhung des externen Widerstands (etwa mit einer Gewichtsweste) oder durch eine Veränderung der Körperlage (in Bezug auf den Ankerpunkt).

Kraft- und Ausdauerübungen an den Schlingen sollten als Teil des allgemeinen Krafttrainings absolviert werden. Dabei bestimmt das aktuelle Kraftniveau bei den einzelnen Übungen meist darüber, wann und wie das Workout an Schlingen in das Trainingsprogramm integriert wird, um den größtmöglichen Trainingseffekt zu erzielen. So würden beispielsweise Squats oder Lunges am Schlingentrainer die Kraft bei jemandem, der bereits Back Squats mit hohem Gewicht absolviert, kaum weiter verbessern. Dennoch könnten diese Übungen an den Schlingen zu verschiedenen Zwecken durchgeführt werden: etwa zur Mobilitätssteigerung, als Teil eines Verbundsatzes beim Muskelaufbau, als Möglichkeit, die stabilisierenden Muskeln der Hüften isoliert zu trainieren, um das Verletzungsrisiko zu reduzieren oder um die neuromuskuläre Kontrolle und das Gleichgewicht zu verbessern.

Verletzungsprävention und Rehabilitationssport

Vorbelastungen durch Verletzungen, eingefahrene Bewegungsmuster und wiederholte Belastung können zu verschiedenen anatomischen Einschränkungen führen. Sie können die Beweglichkeit reduzieren und zu Kompensationsbewegungen verleiten. Wenn diese Bewegungsmuster chronisch werden, sind häufig neuromuskuläre Leistungsschwäche und Gewebeschäden die Folge, die Schmerzen und ein erhöhtes Verletzungsrisiko nach sich ziehen.

Die Rumpfstabilität dank starker Muskeln rund um Rumpf und Becken ist wichtig, um Kraft durch die Wirbelsäule zu erzeugen, abzufangen, zu stabilisieren und über sie abzuleiten (Mok et al. 2015). Die Fähigkeit, den Rumpf stabil zu halten, ist gerade für die Verletzungsprophylaxe von großer Bedeutung. Da sich das Schlingentraining als effektive Trainingsmethode für die Rumpfstabilität erwiesen hat (Byrne et al. 2014; Mok et al. 2015; Snarr und Esco 2014), ist es sinnvoll, es in präventive Trainingsprogramme zu integrieren. Push-ups in den Schlingen können den geraden Bauchmuskel ebenso effektiv stärken wie Crunches. Da Training an Schlingen die Lendenmuskulatur weniger verkürzt, ist es bei Menschen mit Schmerzen im unteren Rückenbereich bevorzugt anzuwenden (Sarr et al. 2013).

Einfach anzuwenden und leicht anpassbar

Der Aufbau eines Schlingentrainers erlaubt es dem Trainierenden, den Winkel, in dem er seinen Körper trainieren will, frei zu wählen. Dadurch kann er die Muskelbelastung für jede Übung individuell anpassen. Melrose und Dawes (2015) führten eine Studie durch, die untersuchte, welches Körpergewicht die Trainierenden bei Trainingswinkeln von etwa 30, 45, 60 und 75 Grad mit ihrem Rumpf bewegen mussten, wenn die Füße direkt unter dem Ankerpunkt aufsetzten. Es überrascht kaum, dass der Widerstand sich erhöhte, je stärker sich die Trainierenden nach hinten lehnten (37,44 ± 1,45 Prozent des Körpergewichts bei 30 Grad, 52,88 ± 0,59 Prozent bei 45 Grad, 68,08 ± 1,95 Prozent bei 60 Grad und 79,38 ± 2,14 Prozent bei 75 Grad).

Zwischen den einzelnen Übungen ist es viel einfacher, eine leichte Änderung der Körperneigung vorzunehmen, als Gewichte an einem Gerät auszuwechseln. Das ist besonders bei Gruppentrainings vorteilhaft, bei dem Teilnehmer unterschiedlicher Fitnessstufen die gleichen Übungsgeräte nutzen. Zudem können durch Veränderung der Standfläche (z. B. durch Anheben eines Beins) spezifische Probleme einzelner Personen einfacher präzise angesprochen und Gleichgewicht oder Skelettmuskulatur gezielter trainiert werden.

Preisgünstig und überall einsetzbar

Einer der größten Vorteile des Schlingentrainers ist, dass man verschiedenste Übungen auf relativ kleinem Raum ausführen kann. Daher ist er als Trainingsgerät für Zuhause und für Menschen, die viel reisen, ideal. Außerdem ist ein Schlingentrainer wesentlich preiswerter als die Mitgliedschaft in einem Fitnessstudio. Da das Trainingsgerät leicht demontierbar und transportabel ist, wird es häufig vom Militär und Ersthelfern genutzt, da sie es ins Einsatzgebiet mitnehmen können.

Schlingentraining hat eine einzigartige stabilisierende Wirkung auf die Rumpf- und Skelettmuskulatur sowie die Gelenke. Das Trainingsgerät ist leicht anpassbar, tragbar und vielseitig einsetzbar, wodurch man Muskelkraft und -ausdauer tatsächlich überall trainieren kann. Die Integration des Schlingentrainings in ein normales Workout-Programm kann zudem die Hilfsmuskulatur weiter festigen, was den allgemeinen Kraftaufbau fördert.

Im Rehabilitationssport kann die Stärkung der Rumpfmuskulatur zur Stabilisierung und Entlastung verschiedenster Körperregionen beitragen. Zudem lässt sich Schlingentraining mit geringem Einweisungs- und Überwachungsaufwand durch Personal in das tägliche Training integrieren.

Kapitel 3

Die richtige Montage und Einstellung

Für ein effizientes Training und um Verletzungen zu vermeiden, muss der Schlingentrainer korrekt eingerichtet und zuverlässig verankert werden. Wie bei jeder sportlichen Betätigung empfiehlt es sich auch hier, sich zuvor sportmedizinisch beraten zu lassen, vor allem wenn bereits Muskel- oder Gelenkverletzungen bestehen. Das Schlingentraining nutzt zwar das Körpergewicht für die meisten Übungen, setzt aber auch die Muskeln über längere Strecken unter Spannung, und die Instabilität, die den Übungen zugrunde liegt, kann Gelenke und Bänder stark belasten.

Aufbau des TRX®-Schlingentrainers

Es ist wichtig, den Aufbau des Schlingentrainers zu verstehen. Abb. 3.1 zeigt seine Bestandteile.

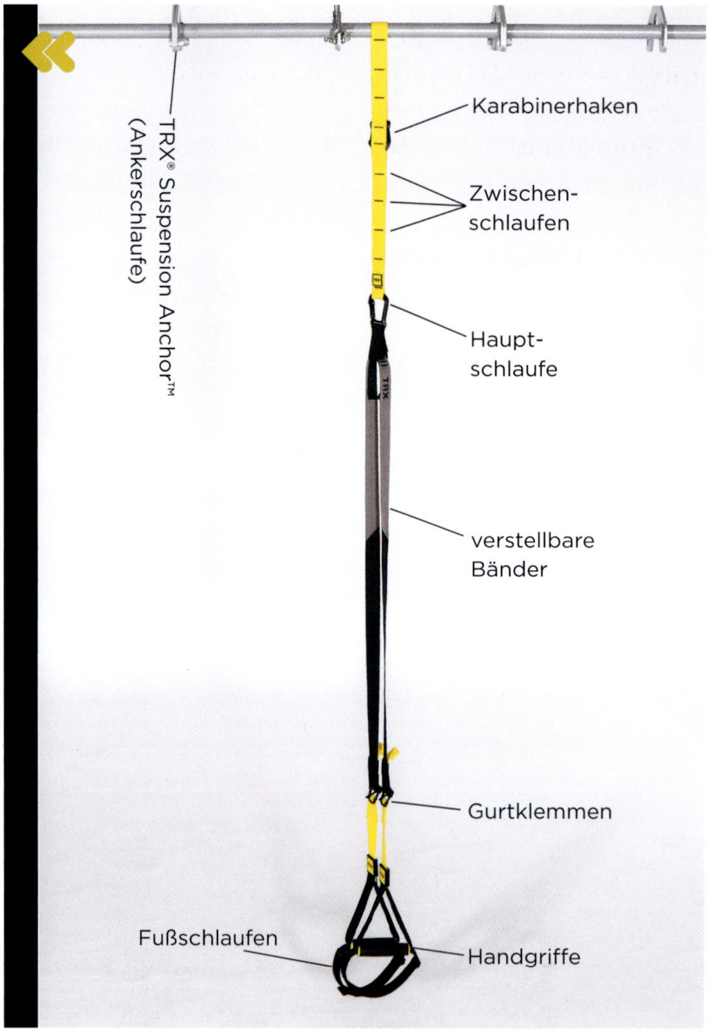

Abb. 3.1 Die Einzelteile des TRX®-Schlingentrainers

Verankerung der Schlingen

Der TRX®-Schlingentrainer braucht eine stabile Verankerung, etwa einen Balken, eine Stange oder den kräftigen Ast eines Baums, die das Gewicht des Benutzers tragen kann. Es dürfen keine Gegenstände in den Übungsbereich ragen. Mit einem Türanker kann man die Schlingen auch an einer geschlossenen Tür befestigen.

Legen Sie die Ankerschlaufe um den Befestigungspunkt (siehe Abb. 3.2a) und befestigen Sie sie mit dem Karabinerhaken an der passenden Zwischenschlaufe (siehe Abb. 3.2b), sodass der Schlingentrainer senkrecht herabhängt (siehe Abb. 3.2c). Ziehen Sie kräftig an den Bändern und belasten Sie sie zunehmend mit Ihrem Körpergewicht, um sicherzustellen, dass die Verankerung hält.

Wenn Sie eine Tür nutzen, befestigen Sie die Ankerschlaufe an einem Türanker (siehe Abb. 3.3a), den Sie anschließend über das Türblatt legen (siehe Abb. 3.3b). Drücken Sie die Tür fest ins Schloss (siehe Abb. 3.3c). Die Tür sollte sich vom Benutzer weg öffnen, damit die obere Türzarge zusätzlichen Halt geben kann.

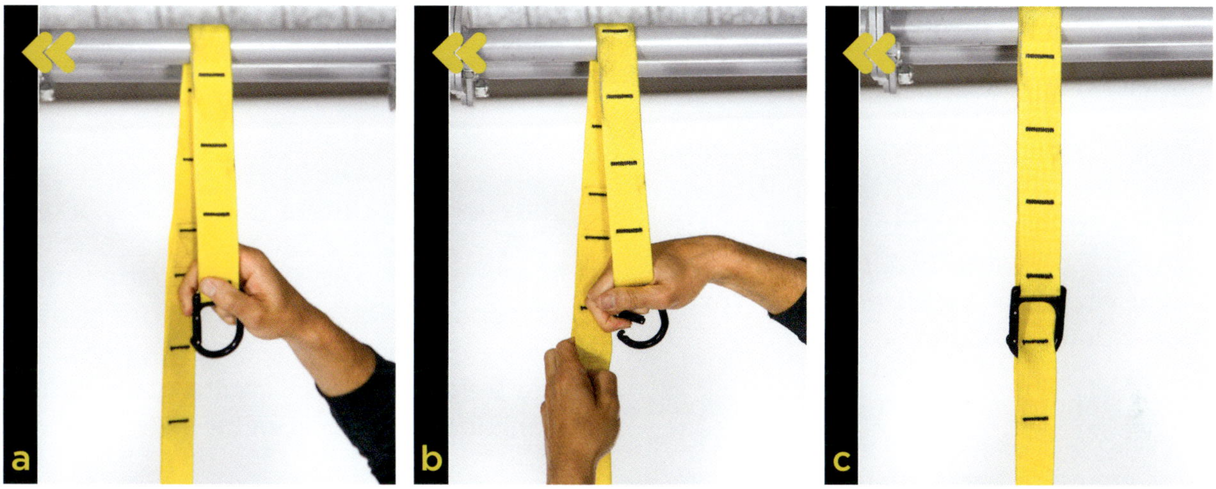

Abb. 3.2 Verankerung an einer Stange

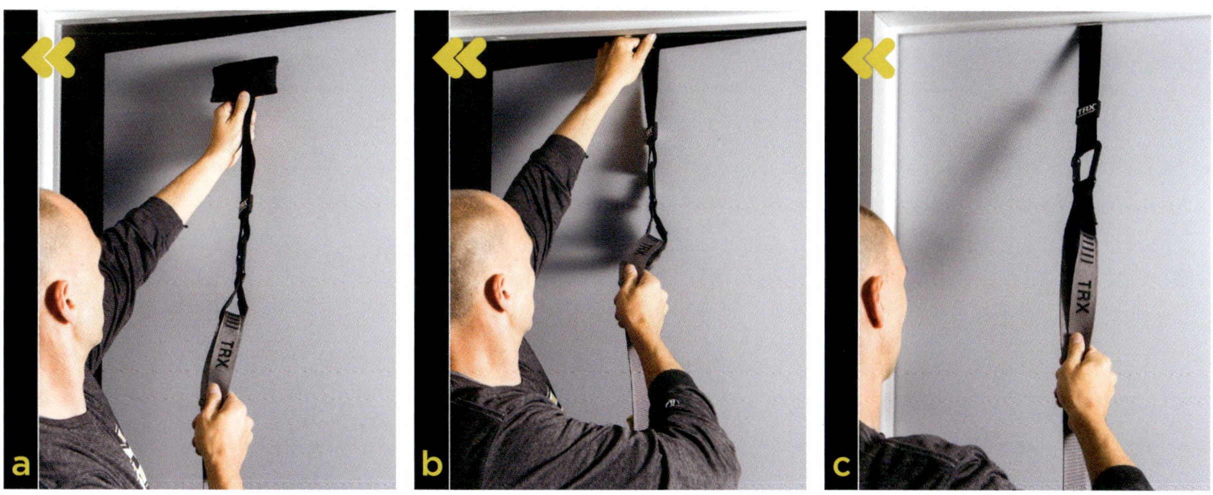

Abb. 3.3 Verankerung zwischen Türblatt und Zarge

Einstellung des TRX®-Schlingentrainers

Das Einstellen der Schlingen auf die richtige Länge ist wichtig, damit während jeder Übung die optimale Belastung erzielt wird. Hier einige Beispiele für gebräuchliche Längeneinstellungen:

- Vollständig gekürzt: den Karabiner in der höchsten Schlaufe dicht am Anker einhaken (siehe Abb. 3.4a). Diese Einstellung ist vor allem für das Rückentraining wie die Ruderübungen geeignet.
- Mittlere Länge: den Karabiner etwa in der Mitte des Bands einhaken (siehe Abb. 3.4b). Diese Einstellung eignet sich vor allem für Bizeps- und Trizepsübungen im Stehen.
- Auf Höhe der Wadenmitte: die Schlaufen so einhaken, dass die Fußschlaufen bis zur Mitte von Schienbein oder Wade herabhängen, also etwa 30 Zentimeter über dem Boden enden (siehe Abb. 3.4c). Diese Einstellung eignet sich vor allem für Übungen im Liegen und in der Brettposition.
- Volle Länge: die Länge so einstellen, dass die Fußschlaufen etwa acht Zentimeter über dem Boden hängen. Diese Einstellung eignet sich vor allem für alle BrustDruckübungen.

Griffarten beim Training

Man kann die Griffe des Schlingentrainers auf verschiedene Arten umfassen. Manche Übungen erfordern einen bestimmten Griff, bei anderen lässt sich der Griff variieren, um den Schwierigkeitsgrad zu verändern. Prinzipiell gibt es drei Gundgriffarten:

- Untergriff: Die Handflächen zeigen nach oben. Dieser Griff belastet Bizeps und Unterarmbeuger stärker.
- Obergriff: Die Handflächen weisen nach unten. Dieser Griff belastet die Rautenmuskeln und Unterarmstrecker stärker.
- Hammergriff: Die Daumen zeigen nach oben, und die Handflächen sind einander zugewandt. Dieser Griff reduziert die Belastung des Schultergelenks und kann jede Übung abmildern.

Sicheres Schlingentraining

Überprüfen Sie während des Trainings vor jeder Übung, ob der Schlingentrainer noch fest verankert ist und Ihr Gewicht trägt. In der Regel liegt das Problem dabei nicht beim Gerät selbst (das stabil gebaut ist), sondern bei der Aufhängung, an der es verankert wurde. So ist bei Verwendung des Türankers eine solide Außentür deutlich sicherer als ein meist hohles Türblatt einer Zimmertür. Schließen Sie die Tür während der Übungen zur Sicherheit nach Möglichkeit ab. Wenn Sie den Schlingentrainer einhändig nutzen, überprüfen Sie außerdem vor jeder Übung, ob die Griffe sicher befestigt sind.

Die Trainingsfläche sollte völlig eben, trocken und frei von Hindernissen sein. Wenn Sie im Freien trainieren, räumen Sie alle losen Hindernisse von der Trainingsfläche. Nutzen Sie niemals Strommasten als Ankerpunkt und halten Sie gebührenden Abstand zu elektrischen Leitungen.

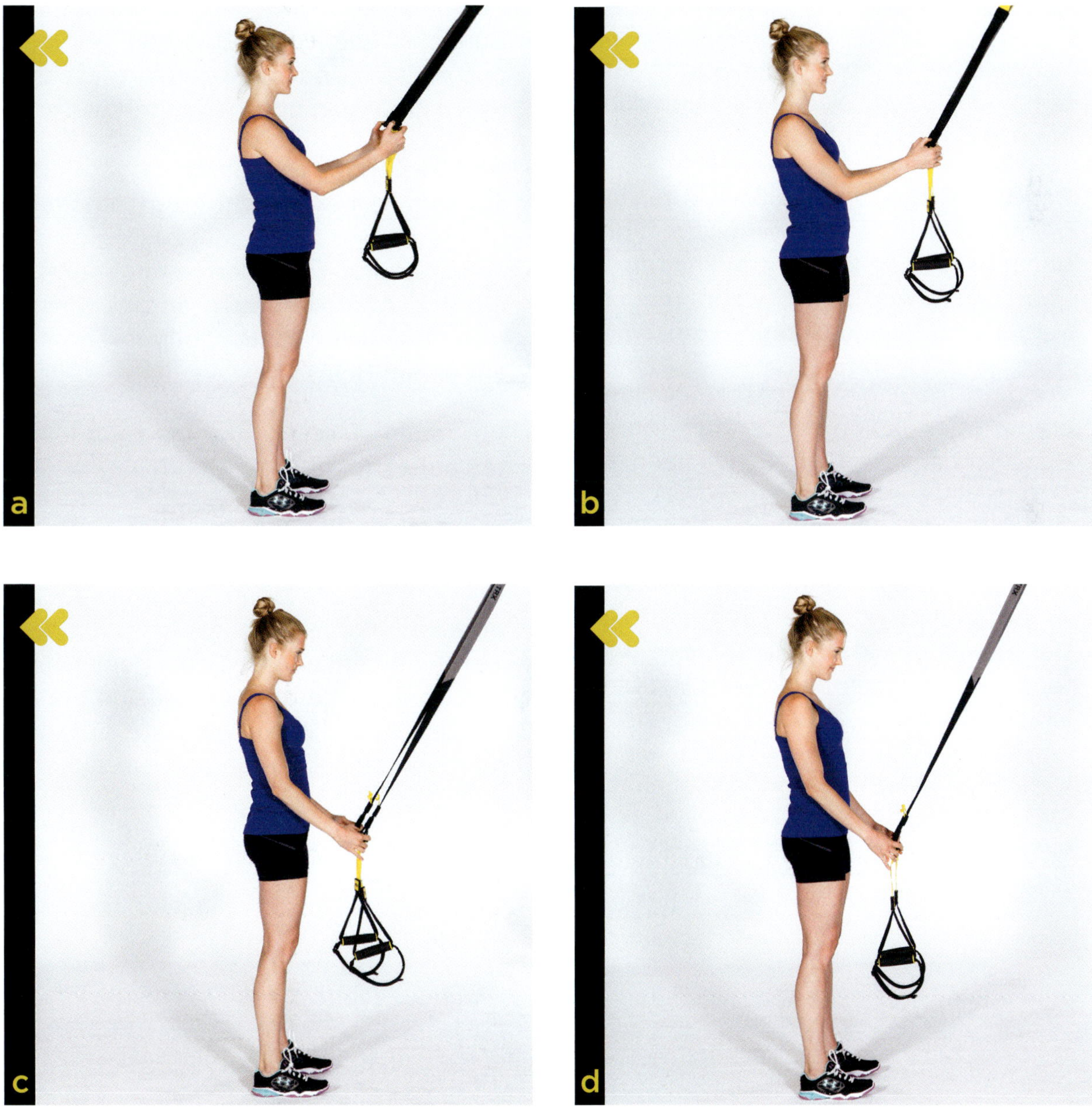

Abb. 3.4 Längeneinstellungen des Schlingentrainers: (a) vollständig gekürzt, (b) mittlere Länge, (c) auf Höhe der Wadenmitte, (d) mit voller Länge

Hier eine Reihe weiterer wichtiger Regeln für ein sicheres Schlingentraining:

- Nicht in die Handgriffe oder Fußschlingen stellen.
- Den Schlingentrainer nicht als Schaukel nutzen.
- Schweiß immer sofort von Boden, Griffen und Fußschlingen wischen, damit niemand ausrutscht.
- Bänder, Griffe und Fußschlaufen regelmäßig mit antibakteriellem Spray behandeln, um keine Krankheiten zu übertragen, vor allem, wenn mehrere Personen dasselbe Gerät nutzen.
- Vor dem Training möglichst keine Handcreme oder -lotion verwenden, die die Handflächen rutschig machen kann.
- Alle Übungen nur auf rutschsicherem Boden ausführen, um die Gelenke nicht zu überlasten und Stürze zu vermeiden.
- Darauf achten, dass die Bänder während der Übungen nicht über Hautstellen scheuern.
- Leichte, bequeme Sportkleidung tragen, die die Bewegungsfähigkeit nicht einschränkt.
- Das Übungsumfeld frei von Hindernissen und scharfkantigen Gegenständen halten.
- Darauf achten, dass sich aktuelle und ältere Verletzungen nicht durch das Training verschlimmern.
- Zunächst die Grundübungen erlernen und meistern, bevor zu den fortgeschrittenen Übungen übergegangen wird.
- Bei Bewegungseinschränkungen oder starkem Übergewicht zurückhaltend trainieren und zumindest zu Beginn des Trainings auf Übungen verzichten, die erhöhte Anforderungen an das Gleichgewicht stellen (z. B. Übungsvarianten auf einem Bein).
- Vor jedem Training fünf bis zehn Minuten aufwärmen.

Die Sicherheit ist bei Aufbau und Nutzung des TRX®-Schlingentrainers oberstes Gebot. Wenn Sie die oben aufgeführten Sicherheitsrichtlinien beachten, steht einem sicheren und effizienten Schlingentraining nichts im Weg. Letzten Endes sind Sie als Benutzer dafür verantwortlich, auf Ihre Umgebung zu achten und für ein sicheres Trainingsumfeld zu sorgen.

Kapitel 4

Den Fitnessstand überprüfen

Durch eine regelmäßige Überprüfung des eigenen Fitnesstands kann man leicht erkennen, ob das Training angepasst und die Intensität einzelner Übungen vielleicht erhöht werden sollte. Dieses Kapitel erklärt, wie man die eigene Fitness überprüft, und schlägt geeignete Übungen mit dem TRX®-Schlingentrainer vor.

Vor der Überprüfung

Bevor Sie Ihre eigene Fitness testen, sollten Sie mit den Übungen, die Sie für diesen Test nutzen, vertraut sein. Außerdem muss die Überprüfung fundierte und zuverlässige Ergebnisse liefern, damit sie Ihnen exakte und hilfreiche Informationen liefert. Damit werden wir uns in diesem Kapitel genauer befassen.

Vorbereitung

Das Einüben der Übungsroutinen verhindert, dass die Übungen während der eigentlichen Überprüfung mit fehlerhafter Technik ausgeführt werden. Außerdem empfiehlt sich ein fünf- bis zehnminütiges Aufwärmen vor dem eigentlichen Test. Das Aufwärmen sollte Bewegungen beinhalten, die Herzfrequenz, Atemfrequenz und Transpirationsrate fortschreitend steigern. Drei bis fünf Minuten Walken oder Joggen, gefolgt von leichten Gewichtsübungen am Schlingentrainer wären ein angemessenes Aufwärmtraining. Dabei sollte auf jeden Fall sichergestellt sein, dass die für das Aufwärmen gewählten Übungen und ihre Intensität den späteren Fitnesstest nicht negativ beeinflussen. Ermüden die Muskeln schon während des Aufwärmtrainings, kann dies zu schwächeren Ergebnissen im eigentlichen Fitnesstest führen.

Aussagekraft

Die Aussagekraft eines Tests bezieht sich auf die Parameter, bestimmte Faktoren korrekt zu messen. Um beispielsweise die Kraft des Unterkörpers zu bestimmen, sollte eine Übung die Kraft in diesem Bereich messen. Dazu bieten sich beispielsweise TRX® Lunges an. Zum Test der Oberkörperkraft wären hingegen Push-ups oder Low Rows angemessene Übungen. Um einen Kraftgewinn im Bizeps festzustellen, sind Curls die beste Möglichkeit, den Muskel isoliert zu testen. Die Wahl der Testübung hängt also hauptsächlich von den zu testenden Eigenschaften ab. Je spezifischer die Übungswahl, desto eindeutiger und aussagekräftiger die Testergebnisse.

Zuverlässigkeit

Die Ergebnisse des Fitnesstests müssen stimmig sein. Im Folgenden lernen Sie einige Richtlinien kennen, mit denen Sie die Zuverlässigkeit der Überprüfung Ihrer Fitness verbessern können:

- Führen Sie alle Tests im Innenbereich und unter möglichst konstanten Bedingungen (wie Temperatur, Luftfeuchtigkeit, Trainingsuntergrund) durch.
- Stellen Sie Handgriffe und Fußschlaufen bei jedem Test auf dieselbe Länge ein und setzen Sie die Füße in identischem Abstand zum Aufhängungspunkt auf. Dies ist wichtig, da beim Schlingentrainer schon eine kleine Veränderung des Stands und der Schlingenlänge die Last während des Tests stark beeinflusst. Bei Abweichungen im Aufbau und Stand sind präzise Testergebnisse kaum möglich.
- Berücksichtigen Sie Ihr Körpergewicht. Eine starke Zu- oder Abnahme des Körpergewichts kann die Testergebnisse beeinträchtigen, da mehr oder weniger Gewicht bewegt werden muss. Das ist besonders bei Personen wichtig, die stark an Muskelmasse zugelegt haben. Sie mögen zwar um einiges stärker sein, müssen aber auch einiges mehr an Gewicht bewegen als im ursprünglichen Test. Daher ist die allgemein bewegte Masse größer. So kann es sein, dass sich bei der Zahl der ausgeführten Wiederholungen oder der Zeit, für die eine isometrische Position gehalten wird, keinerlei Verbesserung ergibt. Die Verbesserung zeigt sich aber daran, dass Sie dabei eine wesentlich größere Masse bewegen und stabilisieren.
- Führen Sie den Test nie mit ermüdeten Muskeln oder mit Muskelkater durch. Sie verfälschen das Testergebnis. Grundsätzlich sollte der Fitnesstest 48 bis 72 Stunden nach der letzten Trainingseinheit absolviert werden, um die Beeinträchtigung durch müde oder schmerzende Muskeln zu minimieren.
- Überprüfen Sie den Trainingsstand am besten alle vier bis sechs Wochen.
- Führen Sie den Test immer mit vollem Einsatz aus.

Für den Fitnesstest geeignete Übungen

Dieser Abschnitt stellt grundlegende Übungen zur Überprüfung des Fitnessstands vor. Die hier ausgewählten Übungen geben einen guten Überblick, aber grundsätzlich lässt sich jede Übung in diesem Buch für einen Test verwenden. Wenn Sie bei einer dieser Übungen Schmerzen haben, suchen Sie vor Beginn eines Trainingsprogramms an den Schlingen einen Arzt auf.

TRX® Plank

Legen Sie sich mit dem Gesicht nach unten auf den Boden, strecken Sie die Unterarme nach vorn und schieben Sie die Füße in die Fußschlaufen. Heben Sie dann Hüften und Oberkörper in einer fließenden Bewegung so vom Boden ab, dass die Ellenbogen direkt unter den Schultern liegen und die Arme einen rechten Winkel bilden (siehe Abb.). Messen Sie bei dieser Übung, wie lange Sie die TRX® Plank in korrekter Haltung absolvieren können. Sobald die Exaktheit bei der Ausführung der Übung nachlässt, sollten Sie den Test abbrechen. Absolvieren Sie die TRX® Plank als erste Übung Ihres Fitnesstests. Sind Sie nicht in der Lage, sie auszuführen, können Sie auch mit der Standing Plank (siehe S. 149) beginnen.

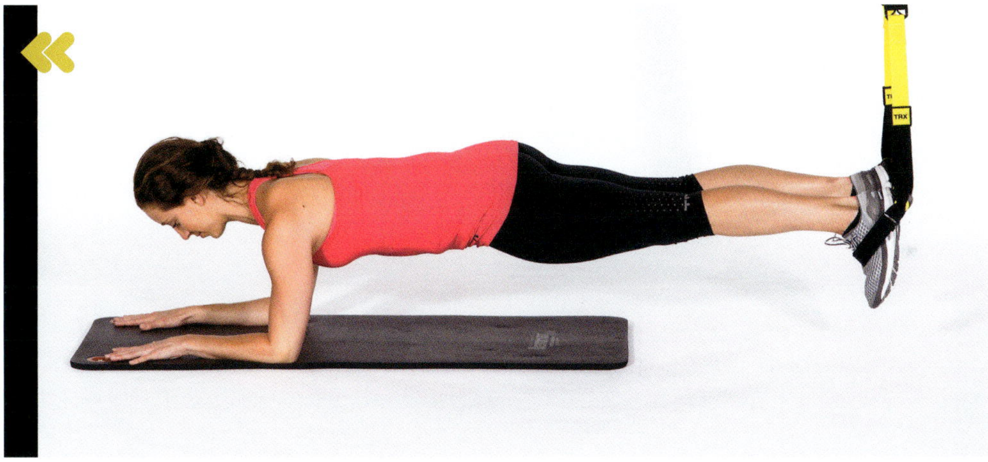

Push-up

Legen Sie sich mit den Füßen unter den Ankerpunkt, stecken Sie die Füße in die Fußschlaufen und setzen Sie die Hände schulterbreit direkt unterhalb der Schultern auf. Spannen Sie den Körper an und heben Sie ihn in die Ausgangsposition an. Balancieren Sie den Rumpf mit gestreckten Armen aus und ziehen Sie die Schulterblätter nach hinten und zusammen (siehe Abb. a). Beugen Sie dann die Ellenbogen und senken Sie den voll angespannten Körper ab, bis die Ellenbogen im 90-Grad-Winkel gebeugt sind (siehe Abb. b). Drücken Sie den Körper wieder nach oben in die Startposition. Zum Test des Fitnessstands misst man die Zahl der Wiederholungen innerhalb einer vorgegebenen Zeit (z.B. eine oder zwei Minuten) oder die Zahl der Wiederholungen, die man ohne Nachlassen in der Technik ausführen kann. Während des Tests dürfen Sie in der Startposition pausieren. Sobald die Exaktheit bei der Ausführung der Übung nachlässt (wenn etwa die Hüften durchhängen oder angehoben werden), sollten Sie den Test abbrechen und die bis dahin absolvierten Wiederholungen zählen.

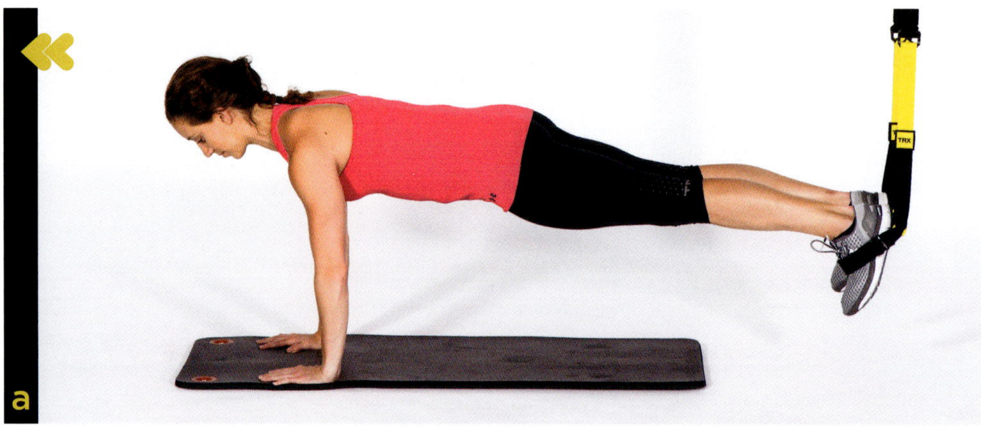

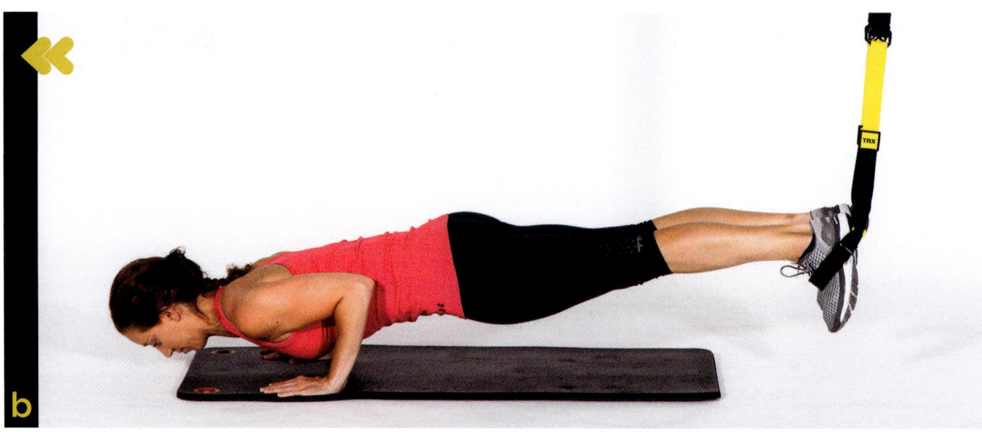

Low Row

Stellen Sie sich mit dem Blick zum Ankerpunkt auf und greifen Sie die Handgriffe (jeden mit einer Hand) mit Hammergriff. Positionieren Sie die Füße mit gestreckten Armen direkt unterhalb des Ankerpunkts und lehnen Sie sich zurück, bis der Rumpf etwa einen 45-Grad-Winkel zum Boden bildet (siehe Abb. a). Ziehen Sie die Schulterblätter nach unten und zusammen. Ziehen Sie dann den Körper durch Beugen der Arme Richtung Ankerpunkt (siehe Abb. b). Strecken Sie die Arme langsam wieder aus und spannen Sie die Schultern erneut an, um in die Ausgangsposition zurückzukehren. Zum Test des Fitnessstands misst man die Zahl der Wiederholungen innerhalb einer vorgegebenen Zeit (z.B. eine oder zwei Minuten) oder die Zahl der Wiederholungen, die man ohne Nachlassen in der Technik ausführen kann. Während des Tests dürfen Sie in der Startposition pausieren. Sobald die Exaktheit bei der Ausführung der Übung nachlässt (wenn etwa die Hüften durchhängen oder angehoben werden), sollten Sie den Test abbrechen und die bis dahin absolvierten Wiederholungen zählen.

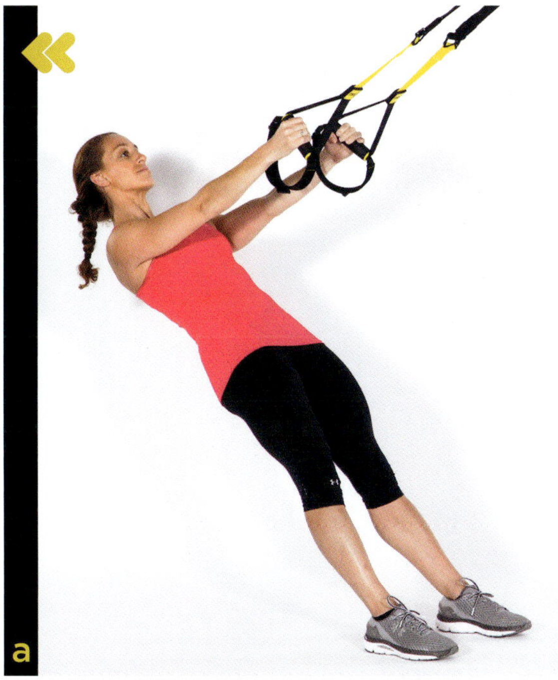

a

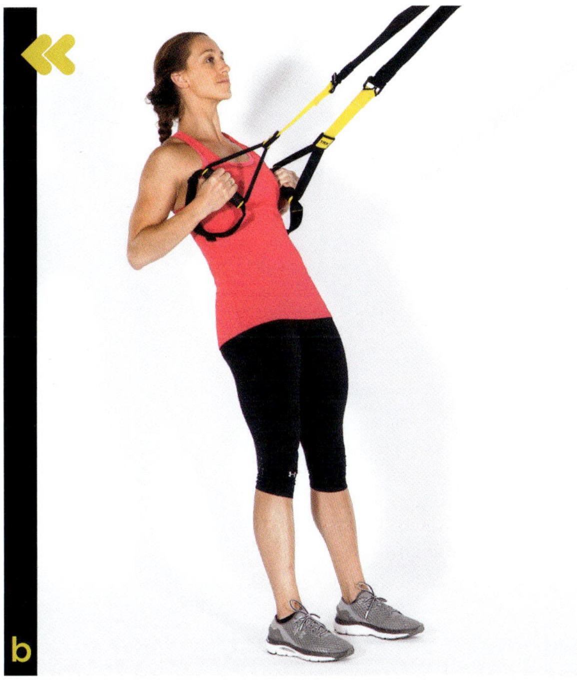

b

Suspended Lunge

Stellen Sie sich mit dem Rücken zum Ankerpunkt auf. Stecken Sie einen Fuß in die Fußschlaufen (siehe Abb. a) und legen Sie die Hände auf die Hüften. Der andere Fuß steht stabil auf dem Boden, das Gewicht sollte gleichmäßig über die ganze Sohle verteilt sein. Halten Sie den Körper angespannt und beugen Sie das Standbein im Fuß-, Knie- und Hüftgelenk, bis der Oberschenkel parallel zum Boden steht (siehe Abb. b). Drücken Sie dabei den hinteren Fuß so weit nach hinten, dass er senkrecht unter dem Ankerpunkt hängt. Strecken Sie das Bein und ziehen Sie den Hinterfuß wieder in die Ausgangsposition heran.

Für den Fitnesstest misst man die Zahl der Wiederholungen innerhalb einer vorgegebenen Zeit (z. B. eine oder zwei Minuten) oder die Zahl der Wiederholungen, die man ohne Nachlassen in der Technik ausführen kann. Während des Tests dürfen Sie in der Startposition pausieren. Sobald die Exaktheit bei der Ausführung der Übung nachlässt, sollten Sie den Test abbrechen und die bis dahin absolvierten Wiederholungen zählen. Wechseln Sie nach dieser Übung das Standbein, schieben Sie den anderen Fuß in die Fußschlaufen und wiederholen Sie die Übung mit dem anderen Bein.

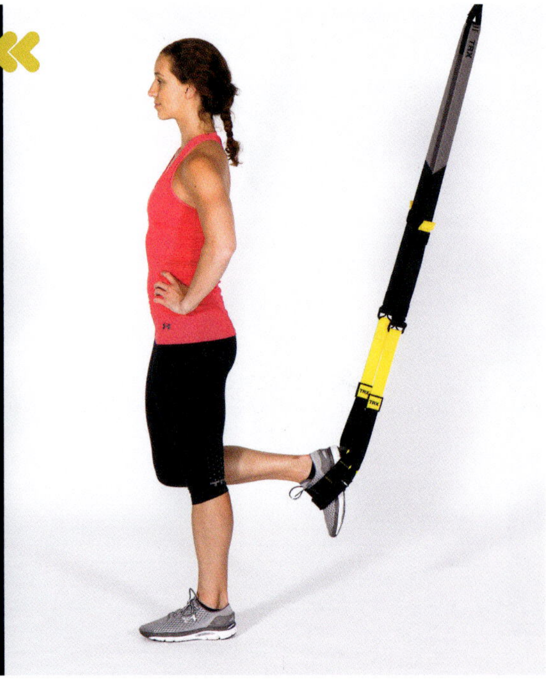

a

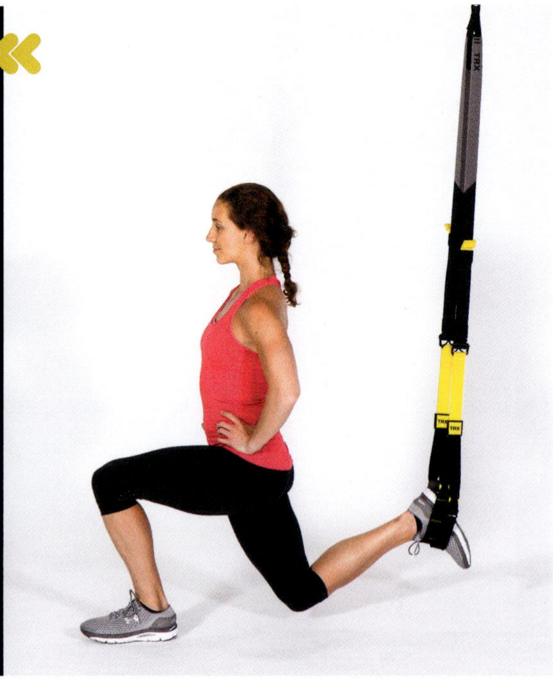

b

Auswertung

Sie können die Testergebnisse auf unterschiedliche Weise nutzen. Hier erfahren Sie, wie Sie Ihren Test auswerten und feststellen können, wie effektiv Ihr Trainingsprogramm ist und wie Sie es für weitere Fortschritte anpassen können.

Fortschritte messen

Abb. 4.1 zeigt eine Fitnesstest-Tabelle, in der Sie Ihre Fortschritte eintragen und damit dokumentieren können.

Veränderungen feststellen

Eine Möglichkeit, die Verbesserung der Fitness zu messen, ist schlicht, die Veränderung (in Anzahl oder Prozent) von einem Testdatum zum nächsten zu betrachten. Um die Veränderung zu bemessen, ziehen Sie einfach das vorherige Testergebnis vom aktuellen Ergebnis ab. Sehen Sie sich die Beispieltabelle auf S. 42 (Abb. 4.2) an.

Wenn der Trainierende beim ersten Test 20 Push-ups durchführen konnte und zwölf Wochen später 30 Push-ups, bedeutet das eine Veränderung von zehn Push-ups. Die prozentuale Verbesserung berechnet sich folgendermaßen:

1. Ziehen Sie den vorherigen Wert vom aktuellen ab:
   30 Push-ups (aktueller Test) – 20 Push-ups (vorheriger Test) = 10 Push-ups

2. Teilen Sie den Veränderungswert durch das alte Ergebnis:
   10 Push-ups (Veränderungswert)/ 20 Push-ups (alter Wert) = 0,50

3. Multiplizieren Sie den Wert mit 100, um die prozentuale Steigerung zu erhalten:
   0,50 × 100 = 50 % Steigerung

Abb. 4.1 Vorlage für eine Fitnesstest-Tabelle

	Datum: ______________	Datum: ______________	Datum: ______________
Push-up			
Low Row			
Suspended Lunge (Standbein links)			
Suspended Lunge (Standbein rechts)			
TRX® Plank			

Aus J. Dawes, 2017: *Complete guide to TRX® suspension training*. Champaign, IL: Human Kinetics

Abb. 4.2 Beispiel für eine ausgefüllte Fitnesstest-Tabelle

	Datum: 11. September	Datum: 10. Oktober	Datum: 12. November
Push-up	20	25	30
Low Row	12	15	18
Suspended Lunge (Standbein links)	10	13	15
Suspended Lunge (Standbein rechts)	8	11	14
TRX® Plank	35 Sek.	50 Sek.	75 Sek.

Verbesserte Symmetrie

Mit Asymmetrie ist der Unterschied gemeint, der beim Ausführen der Übungen zwischen den beiden Körperhälften auftritt. Das Beispiel in Abb. 4.2 zeigt für den Suspended Lunge beim ersten Test eine Asymmetrie von 20 Prozent zwischen den beiden Standbeinen. Nach etwa acht Wochen Training ist die Asymmetrie auf rund acht Prozent Unterschied zurückgegangen. Obwohl die Experten sich nicht ganz einig sind, gilt eine Asymmetrie von mehr als zehn Prozent allgemeinhin als gesteigertes Verletzungsrisiko. Nach zwölf Wochen Training konnte der Sportler dieses Verletzungsrisiko deutlich verringern, da es ihm gelungen war, seine Symmetrie stark zu verbessern.

Die Trainingslast anpassen

Die Testübungen vermitteln eine Vorstellung vom aktuellen Fitnessstand. Will man bestimmte Ziele mit einem Trainingsprogramm erreichen, muss man den Widerstand anpassen und damit die Anforderungen der Übungen nach und nach steigern, um im angestrebten Wiederholungsrahmen zu bleiben (siehe Tabelle 8.1, S. 179).

Das Überprüfen der eigenen Fitness ist ein wichtiger Schritt beim Erstellen eines Trainingsprogramms. Die regelmäßige Überprüfung gilt als beste Methode, um die gesteckten Ziele mit einem Trainingsprogramm zu erreichen.

Teil II

Die Übungen

In den Kapiteln 5 bis 7 stellen wir Übungen am TRX®-Schlingentrainer in drei unterschiedlichen Kategorien vor: Anfänger, Fortgeschrittene und Profis. Sie sollten die Anfängerübungen beherrschen, bevor Sie sich an die beiden schwierigeren Kategorien heranwagen. Wir haben hier nicht jede mögliche Variante (wie Fußstellung, Standfläche oder Zugwinkel) aufgeführt, einfach, weil die Möglichkeiten endlos sind. Blättern Sie zurück zu den Kapiteln 1 und 2 – sie beschreiben die Methoden, mit denen die Übungen an die eigenen Möglichkeiten und Grenzen angepasst werden können.

Oberkörperübungen

Die Übungen in diesem Kapitel zielen darauf ab, die Kraft und Ausdauer sowie die Flexibilität und Beweglichkeit der Oberkörpermuskulatur zu entwickeln. Ein großer Vorteil des Schlingentrainings ist zweifellos das mühelose Regulieren der Übungsintensität, indem man sich einfach in unterschiedlicher Entfernung zum Ankerpunkt aufstellt. Fortgeschrittene Kraftsportler können die Intensität noch weiter erhöhen, indem sie einen äußeren Widerstand wie beispielsweise eine Gewichtsweste hinzufügen oder aber Kurzhanteln oder Kettlebells in die Hände nehmen.

Liegestütz Plus im Stand

Ziel

Die Übung trainiert die vorderen Sägemuskeln, die die Schultern an den Schulterblättern stabilisieren. Sie ist eine gute Präventionsmaßnahme für alle Sportler, die regelmäßig Über-Kopf-Wurfbewegungen ausführen. Außerdem hilft sie, die Haltung zu verbessern wenn man viel Zeit im Sitzen verbringt. Die Bewegung ist zwar sehr subtil, kann aber durch Haltungsfehler verursachte Verletzungen und Schmerzen lindern.

Voraussetzungen

Die Fähigkeit, die Brettstellung während der gesamten Übung zu halten; keine Schulter- oder Rückenschmerzen

Einstellung der Schlingen

Volle Länge

Ausgangsstellung

Stellen Sie sich aufrecht in der Brettstellung mit dem Rücken zum Ankerpunkt. Halten Sie die Griffe schulterbreit mit den Händen neben dem Körper. Die Füße sind hüftbreit auseinander.

Übungsablauf

- Spannen Sie den Rumpf an und treten Sie mit gestreckten Armen zurück, bis die Bänder auf Zug sind und der Körper in Schräglage ist. Ziehen Sie gleichzeitig die Schulterblätter nach unten und zusammen (siehe Abb. a).

- Schieben Sie dann die Schulterblätter nach vorn, ohne die Schultern dabei rund zu machen (siehe Abb. b).

- Kehren Sie in die Startposition zurück und führen Sie die gewünschte Anzahl an Wiederholungen aus.

Übungstipps

- Stellen Sie sich vor, Sie wollten die Unterkanten der Schulterblätter in die Gesäßtaschen schieben.

- Spannen Sie die Rumpfmuskeln an, als erwarteten Sie einen Schlag in den Magen.

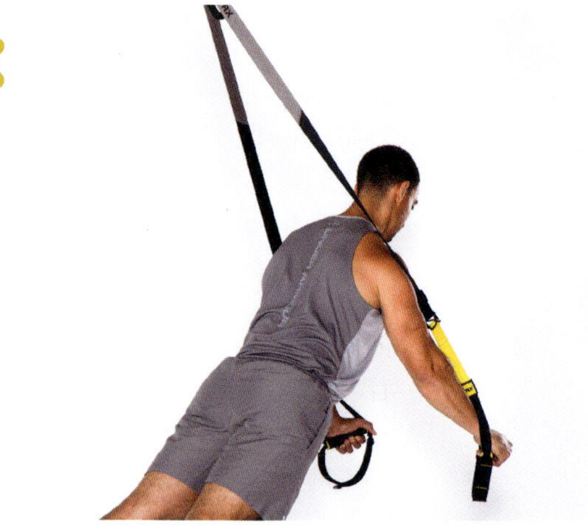

a

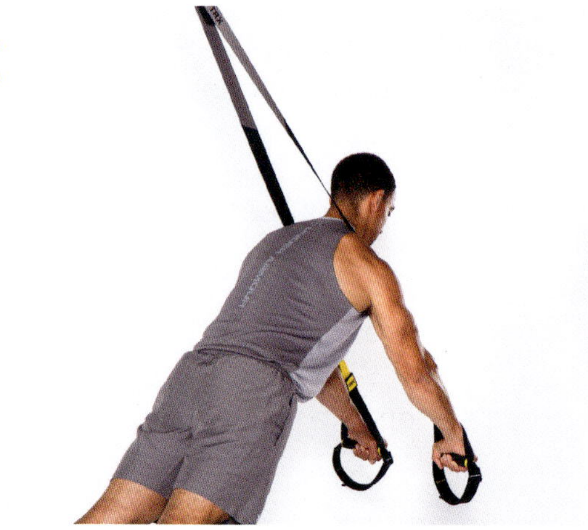

b

Anfänger // Druckübungen für den Oberkörper

Brustpresse

Ziel
Die Übung verbessert die Ausdauer der Brust- und Schultermuskulatur sowie des Trizeps. Außerdem entwickelt sie Kraft und Stabilität in Rumpf und Schultern.

Voraussetzungen
Die Fähigkeit, die Brettstellung während der gesamten Übung zu halten; keine Schulter- oder Rückenschmerzen

Einstellung der Schlingen
Volle Länge

Ausgangsstellung
Stellen Sie sich aufrecht in der Brettstellung mit dem Rücken zum Ankerpunkt. Halten Sie die Griffe schulterbreit mit den Händen vor dem Körper. Die Füße sind hüftbreit auseinander.

Übungsablauf
- Spannen Sie den Rumpf an und treten Sie mit gestreckten Armen langsam zurück, bis die Bänder auf Zug sind und der Körper in Schräglage ist (siehe Abb. a).
- Beugen Sie die Arme und senken Sie die Brust zwischen die Griffe ab, als wollten Sie Liegestütze machen (siehe Abb. b).
- Strecken Sie die Arme, um in die Startposition zurückzukehren.

Übungstipps
- Spannen Sie die Rumpfmuskeln an, als erwarteten Sie einen Schlag in den Magen. Halten Sie den gesamten Körper steif wie ein Brett.
- Senken Sie den Körper langsam und kontrolliert zwischen die Griffe ab.
- Wenn Sie die Übung nicht in vollem Umfang ausführen können, führen Sie sie nur teilweise aus, bis Sie über die erforderliche Kraft und Rumpfstabilität verfügen.

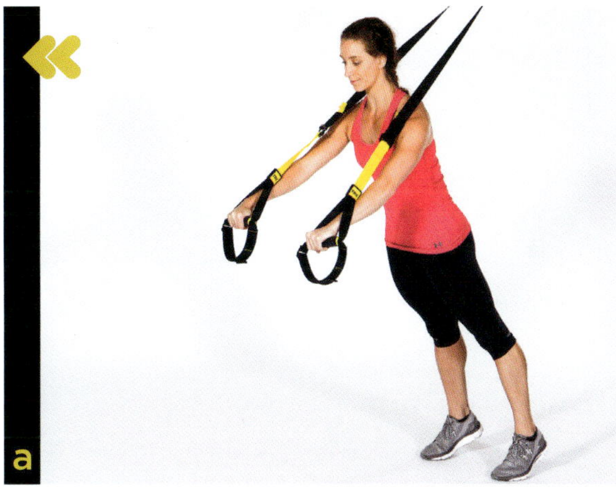

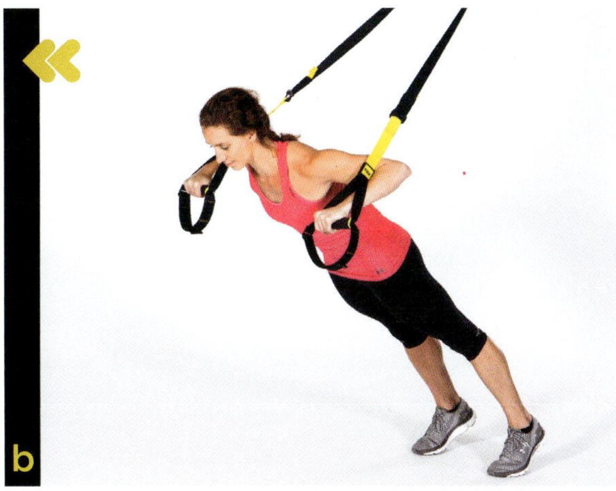

Überkopfdrücken im Stand

Ziel
Mit der Übung trainieren Sie den Trizeps isoliert und entwickeln gleichzeitig die isometrische Rumpfstabilität. Durch die Verwendung des Schlingentrainers wird der Körper umfassender trainiert als mit Lang- oder Kurzhanteln.

Voraussetzungen
Die Fähigkeit, den Rumpf während der Übung fest angespannt zu halten

Einstellung der Schlingen
Mittlere Länge

Ausgangsstellung
Stellen Sie sich mit dem Rücken zum Ankerpunkt. Fassen Sie die Griffe mit ausgestreckten Armen und lehnen Sie sich mit fest angespanntem Körper nach vorn, bis Sie mindestens im 45-Grad-Winkel zum Boden stehen. Stellen Sie sich auf die Fußballen.

Übungsablauf
- Heben Sie die gestreckten Arme über den Kopf, sodass die Oberarme neben den Ohren sind (siehe Abb. a)
- Beugen Sie die Ellenbogen um 90 Grad. Die Griffe fassen Sie jetzt im Hammergriff, die Hände befinden sich hinter dem Kopf. Ihr Körper ist nun etwas weiter nach vorn geneigt (siehe Abb. b).
- Strecken Sie anschließend die Arme wieder nach oben und bringen Sie den Oberkörper zurück in die aufrechte Startposition.

Übungstipps
- Halten Sie den Körper während der Übung steif wie ein Brett.
- Bewegen Sie sich nur aus den Ellenbogengelenken heraus.

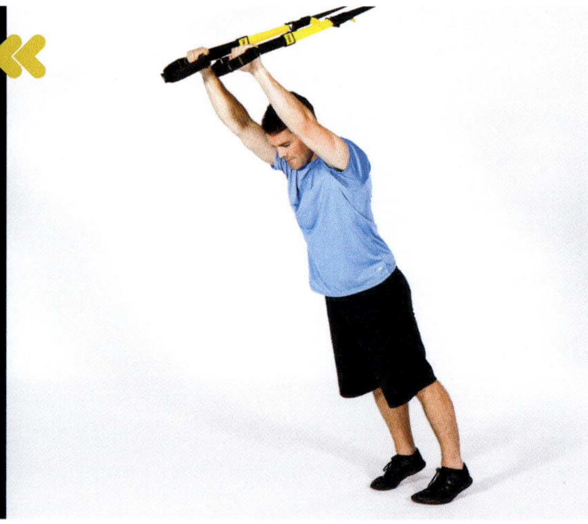
a

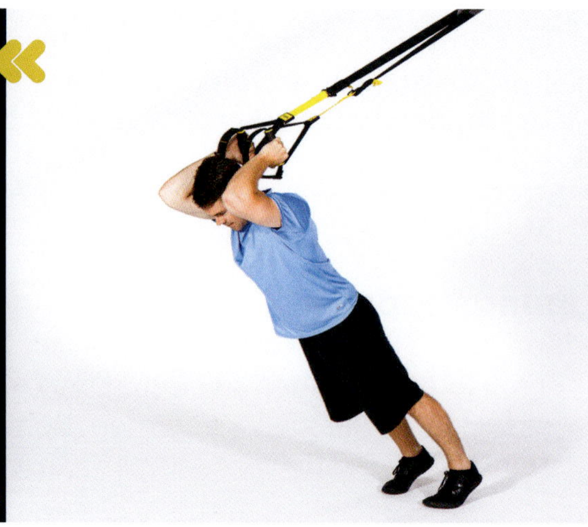
b

Fortgeschrittene // Druckübungen für den Oberkörper

Brustpresse auf einem Bein

Ziel
Die Übung kräftigt die Schulter-, Arm- und Brustmuskulatur sowie die Rumpfstabilität.

Voraussetzungen
Die Fähigkeit, auf einem Bein zu stehen und die Brettstellung zu halten

Einstellung der Schlingen
Volle Länge

Ausgangsstellung
Stellen Sie sich mit dem Rücken zum Ankerpunkt. Strecken Sie die Arme nach vorn, die Griffe halten Sie schulterbreit auseinander. Nehmen Sie mit geschlossenen Füßen die Brettstellung ein.

Übungsablauf
- Spannen Sie den gesamten Körper an und treten Sie langsam zurück, bis die Bänder auf Zug sind und der Körper in Schräglage ist.
- Heben Sie einen Fuß 15–30 Zentimeter vom Boden ab (siehe Abb. a).
- Beugen Sie die Arme und senken Sie die Brust ähnlich wie beim Liegestütz zwischen die Griffe ab (siehe Abb. b).
- Strecken Sie die Arme und kehren Sie in die Startposition zurück.

Übungstipps
- Spannen Sie die Rumpfmuskeln an, als erwarteten Sie einen Schlag in den Magen.
- Halten Sie den Körper von Kopf bis Fuß steif wie ein Brett.
- Senken Sie den Körper langsam und kontrolliert zwischen die Griffe ab.
- Wenn Sie die Übung nicht in vollem Umfang absolvieren können, führen Sie sie nur teilweise aus, bis Sie über die erforderliche Kraft und Rumpfstabilität verfügen.

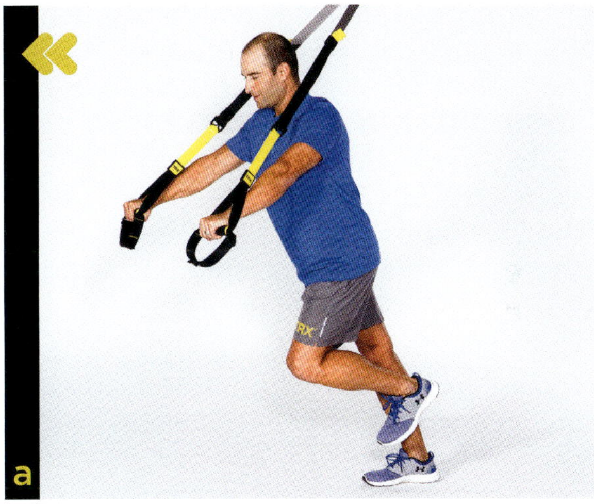

a

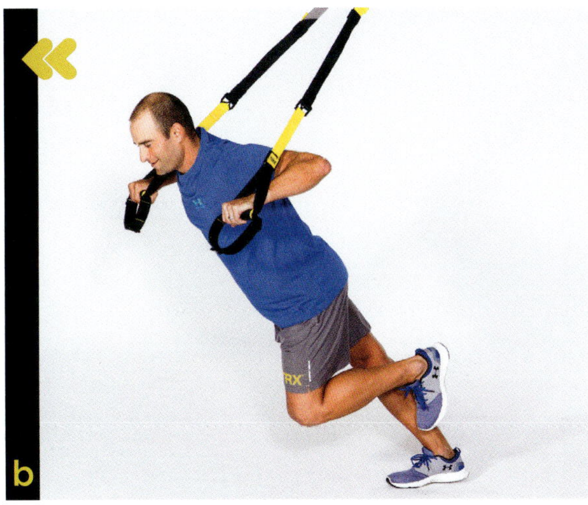

b

Liegestütz Plus

Ziel

Mit dieser Übung werden ganz gezielt nur die vorderen Sägemuskeln trainiert, die dafür sorgen, die Schulterblätter bei Stützübungen aktiv zu stabilisieren. Die Übung ist eine fortgeschrittene Variante des Liegestütz Plus im Stand (siehe S. 46), denn hier muss man einen größeren Bereich des Körpers stabil halten können.

Voraussetzungen

Die Fähigkeit, die Brettstellung während der gesamten Übung zu halten; keine Schulter- oder Rückenschmerzen

Einstellung der Schlingen

Mittlere Wadenhöhe

Ausgangsstellung

Stecken Sie die Füße in die Fußschlingen und drehen Sie sich auf den Bauch. Setzen Sie die Hände in schulterbreitem Abstand zueinander auf den Boden und drücken Sie den Körper in die Brettstellung hoch.

Übungsablauf

- Stabilisieren Sie den Körper mit durchgestreckten Armen und ziehen Sie die Schulterblätter nach unten und zusammen (siehe Abb. a).

- Schieben Sie die Schulterblätter nach vorn, ohne die Schultern dabei rund zu machen (siehe Abb. b).

- Kehren Sie in die Startposition zurück und führen Sie die gewünschte Anzahl an Wiederholungen aus.

Übungstipps

- Stellen Sie sich vor, Sie wollten die Unterkanten der Schulterblätter in die Gesäßtaschen schieben.

- Drücken Sie die Schulterblätter Richtung Decke.

- Spannen Sie die Rumpfmuskeln an, als erwarteten Sie einen Schlag in den Magen.

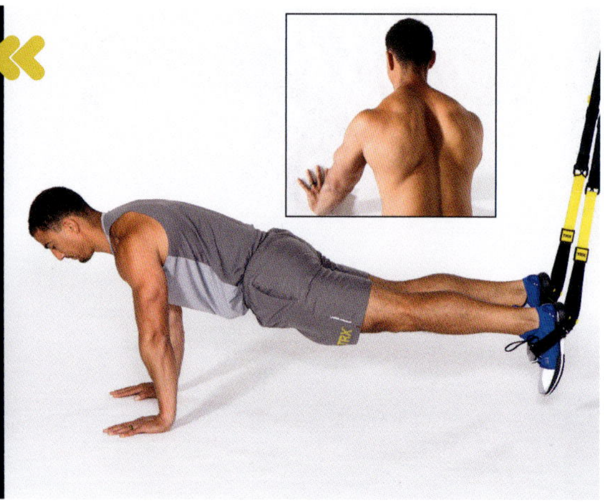

a

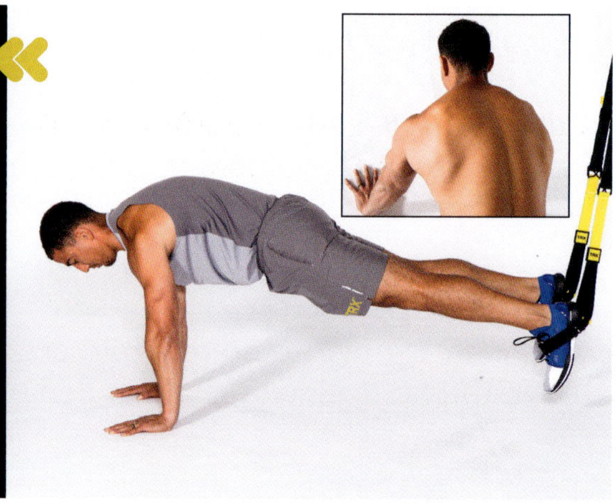

b

Kreuzhaltung in Vorlage

Ziel
Die Übung baut Kraft und Stabilität in Schultern und Rumpf auf.

Voraussetzungen
Die Fähigkeit, die Brettstellung während der gesamten Übung zu halten; keine Schulter- oder Rückenschmerzen

Einstellung der Schlingen
Volle Länge

Ausgangsstellung
Fassen Sie die Handgriffe und stellen Sie sich mit dem Rücken zum Ankerpunkt. Legen Sie die Hände unter den Achseln an den Körper und nehmen Sie die Brettstellung ein.

Übungsablauf
- Spannen Sie den ganzen Körper an und treten Sie zurück, bis die Schlingen auf Zug sind und Ihr Körper nach vorn geneigt in Schräglage steht (siehe Abb. a).

- Strecken Sie die Arme langsam seitlich bis zur T-Stellung aus. Schultern, Arme und Hände bilden dabei eine gerade Linie (siehe Abb. b).

- Führen Sie die Arme zurück zur Brust und schließen Sie weitere Wiederholungen an.

Übungstipps
- Spannen Sie die Rumpfmuskeln an, als erwarteten Sie einen Schlag in den Magen.

- Halten Sie den Körper von Kopf bis Fuß steif wie ein Brett.

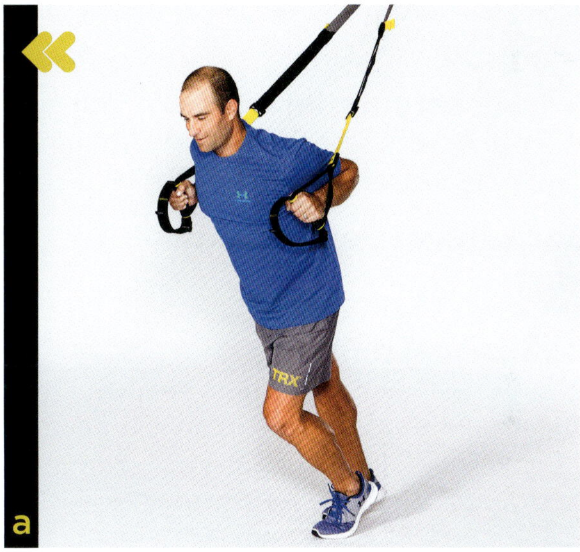
a

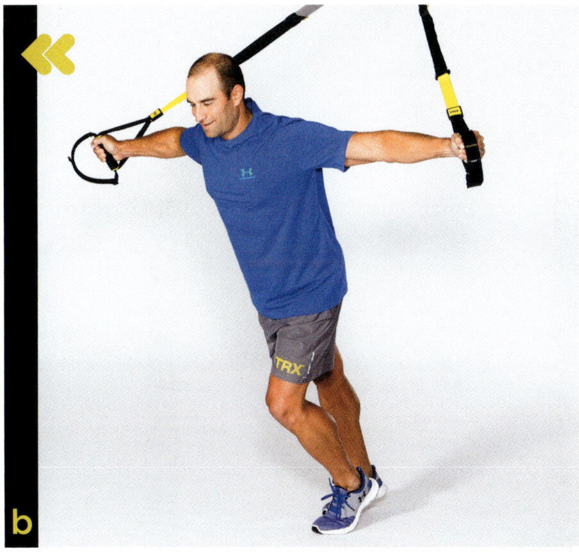
b

Brustpresse mit Sprinterschritt

Ziel
Die Übung konzentriert sich auf die Brust- und Schultermuskeln sowie den Trizeps. Ebenso wird die Stabilität im Hüftgelenk des Standbeins und die Beweglichkeit im Hüftgelenk des Schwungbeins trainiert. Den Unterkörper in diesen Stellungen stabilisieren zu können ist wichtig für alle Sportarten, in denen es um schnelles Beschleunigen geht.

Voraussetzungen
Die Fähigkeit, auf einem Bein zu stehen und die Brettstellung zu halten

Einstellung der Schlingen
Volle Länge

Ausgangsstellung
Stellen Sie sich mit dem Rücken zum Ankerpunkt und fassen Sie die Griffe. Strecken Sie die Arme in schulterbreitem Abstand zueinander nach vorn. Setzen Sie die Füße hüft- bis schulterbreit auseinander. Nehmen Sie die Brettstellung ein.

Übungsablauf
- Spannen Sie den ganzen Körper an und treten Sie zurück, bis die Schlingen auf Zug sind und Ihr Körper nach vorn geneigt in Schräglage ist. Stellen Sie sich auf die Fußballen (siehe Abb. a).
- Beugen Sie die Arme und senken Sie die Brust zwischen die Griffe ab, als wollten Sie Push-ups machen (siehe Abb. b).
- Strecken Sie die Arme wieder, halten Sie dabei das linke Bein durchgestreckt und schwingen Sie das rechte Knie mit angezogenen Zehen nach vorn. Heben Sie auf dem Höhepunkt des Schwungs die linke Ferse noch höher vom Boden ab (siehe Abb. c).
- Kehren Sie in den beidbeinigen Stand zurück.
- Wiederholen Sie die Übung mit dem rechten Bein als Stand- und dem linken als Schwungbein.

Übungstipps
- Ziehen Sie auch die Zehen des Schwungbeins nach oben.
- Halten Sie den Körper von Kopf bis Fuß steif wie ein Brett.

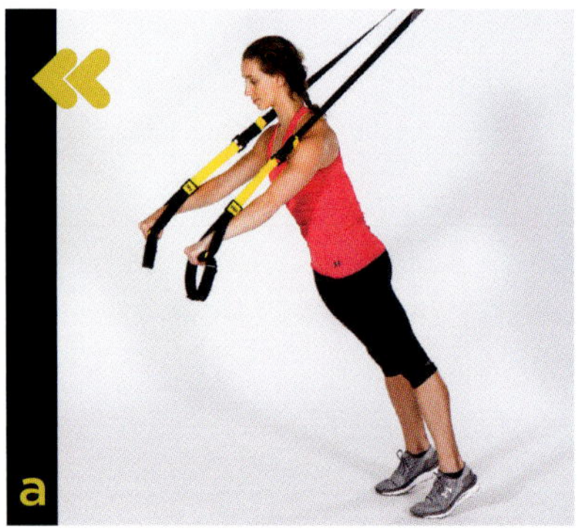
a

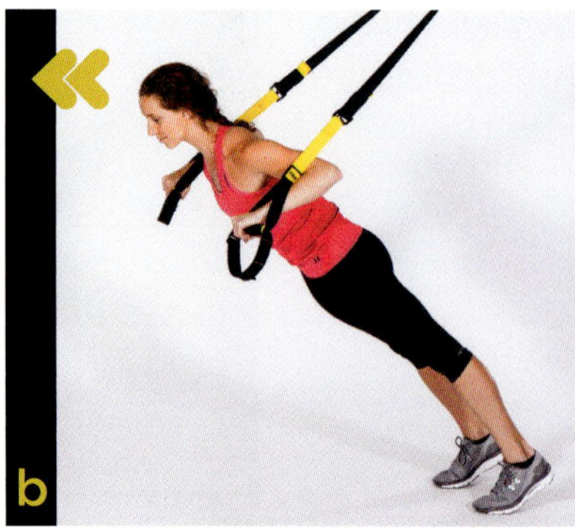
b

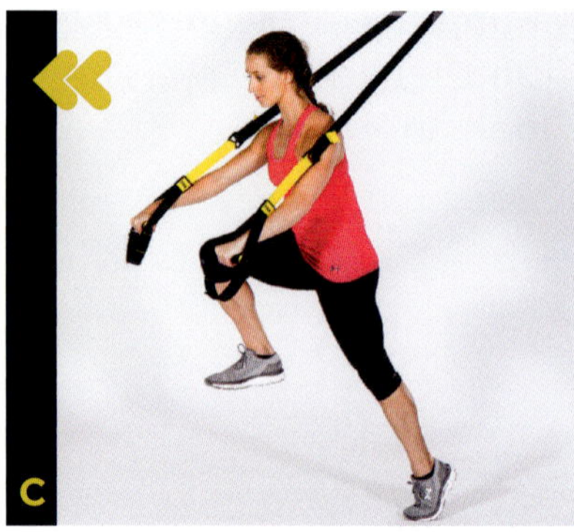
c

Fortgeschrittene // Druckübungen für den Oberkörper

Push-up

Ziel
Mit der Übung werden die Ausdauer und Stabilität der Brust- und Schultermuskeln sowie des Trizeps trainiert.

Voraussetzungen
Die Fähigkeit, die Brettstellung während der gesamten Übung zu halten; keine Schulter- oder Rückenschmerzen

Einstellung der Schlingen
Mittlere Wadenhöhe

Ausgangsstellung
Schieben Sie die Füße in Bauchlage in die Fußschlingen. Setzen Sie die Hände schulterbreit auf den Boden und drücken Sie den Körper in die Brettstellung hoch.

Übungsablauf
- Stabilisieren Sie den Körper mit durchgedrückten Armen und ziehen Sie die Schulterblätter nach unten und zusammen (siehe Abb. a).
- Beugen Sie die Ellenbogen und senken Sie den Oberkörper ab, bis die Ellenbogen mindestens im 90-Grad-Winkel stehen (siehe Abb. b).
- Stemmen Sie den Körper zurück in die Startposition.

Übungstipps
- Stellen Sie sich vor, Sie wollten die Unterkanten der Schulterblätter in die Gesäßtaschen schieben.
- Halten Sie den Körper von Kopf bis Fuß steif wie ein Brett.
- Ziehen Sie das Kinn leicht zur Brust.

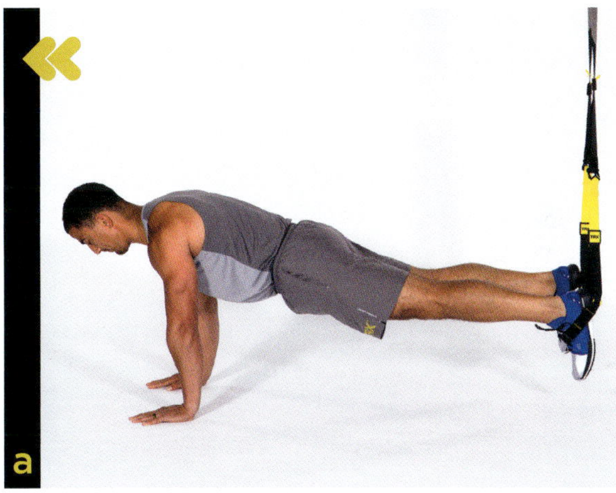

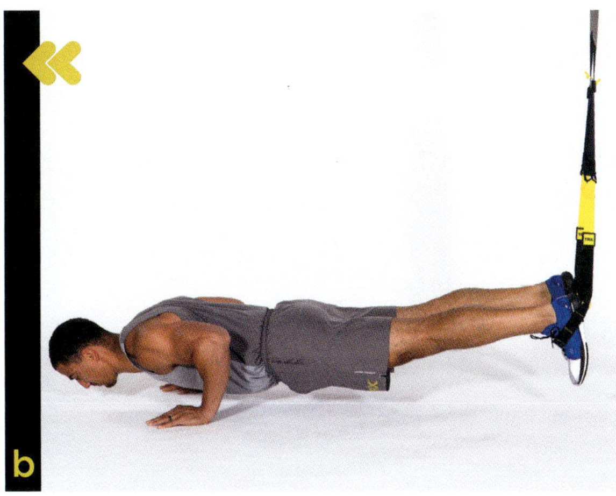

Fortgeschrittene // Druckübungen für den Oberkörper

Atomic Push-up

Ziel
Mit der Übung werden die Ausdauer und Stabilität der Brust- und Schultermuskeln, des Trizeps und der geraden Bauchmuskeln trainiert.

Voraussetzungen
Die Fähigkeit, die Brettstellung während der gesamten Übung zu halten; keine Schulter- oder Rückenschmerzen

Einstellung der Schlingen
Mittlere Wadenhöhe

Ausgangsstellung
Schieben Sie die Füße in Bauchlage in die Fußschlingen. Setzen Sie die Hände in schulterbreitem Abstand zueinander auf den Boden und drücken Sie den Körper in die Brettstellung hoch.

Übungsablauf
- Stabilisieren Sie den Körper mit durchgedrückten Armen und ziehen Sie die Schulterblätter nach unten und zusammen (siehe Abb. a).
- Beugen Sie die Ellenbogen und senken Sie den Oberkörper in den Liegestütz ab (siehe Abb. b).
- Drücken Sie sich zurück in die Startposition und absolvieren Sie dabei einen Crunch, indem Sie die Knie bis zur Brust ziehen (siehe Abb. c). Kehren Sie dann in die Startposition zurück.

Übungstipps
- Halten Sie den Körper von Kopf bis Fuß steif wie ein Brett.
- Ziehen Sie die Knie bis zur Brust.

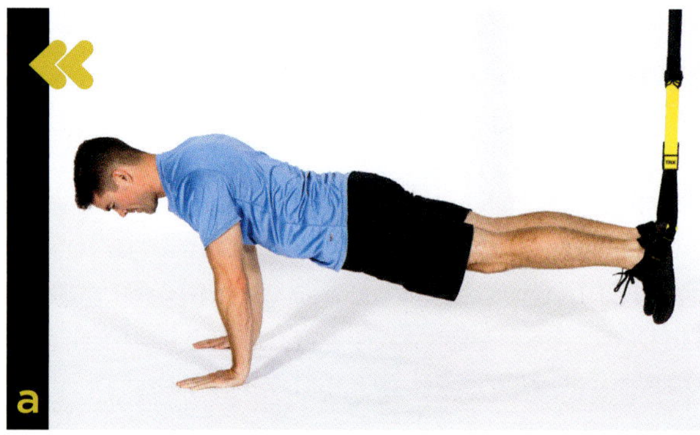
a

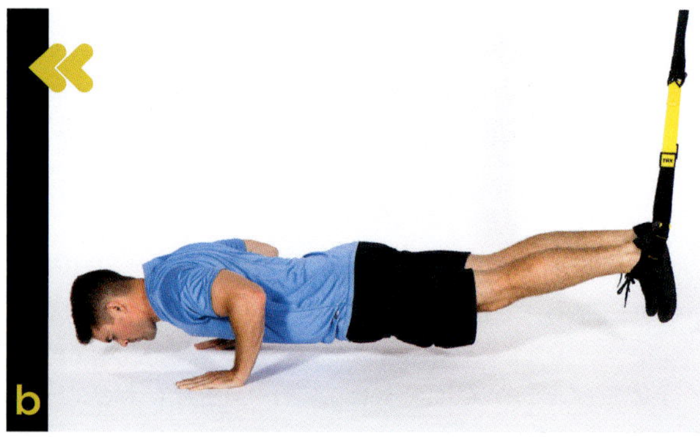
b

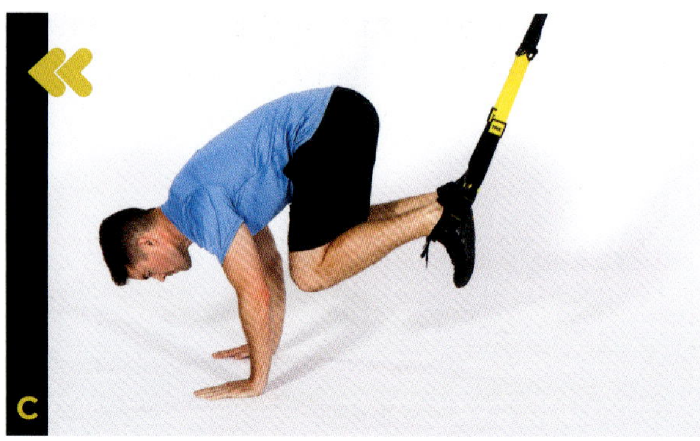
c

Fortgeschrittene // Druckübungen für den Oberkörper

Chest Fly

Ziel
Diese Isolationsübung trainiert den großen Brustmuskel, der für die horizontale Adduktion der Arme verantwortlich ist.

Voraussetzungen
Die Fähigkeit, die Brettstellung während der gesamten Übung zu halten; keine Schulter- oder Rückenschmerzen

Einstellung der Schlingen
Volle Länge

Ausgangsstellung
Stellen Sie sich aufrecht mit dem Rücken zum Ankerpunkt und halten Sie die Griffe in schulterbreitem Abstand zueinander vor dem Körper. Die Füße sind hüftbreit geöffnet.

Übungsablauf
- Spannen Sie den ganzen Körper an und strecken Sie die Arme gerade nach vorn.
- Rotieren Sie die Schultern so, dass die Ellenbogen nach außen zeigen (siehe Abb. a).
- Halten Sie die Arme in dieser Position und ziehen Sie die Hände langsam auseinander, während Sie die Schulterblätter nach unten und zusammenziehen.
- Führen Sie die Hände so weit auseinander, dass sie einander fast in einer Linie mit dem Oberkörper gegenüberliegen oder bis Sie eine starke Dehnung in der Brust spüren (siehe Abb. b).
- Ziehen Sie die Hände abschließend zurück in die Startposition.

Übungstipps
- Stellen Sie sich bei der Rückkehr in die Startposition vor, Sie legten die Hände um einen Baumstamm.
- Spannen Sie den Oberkörper während der gesamten Übung kräftig an.

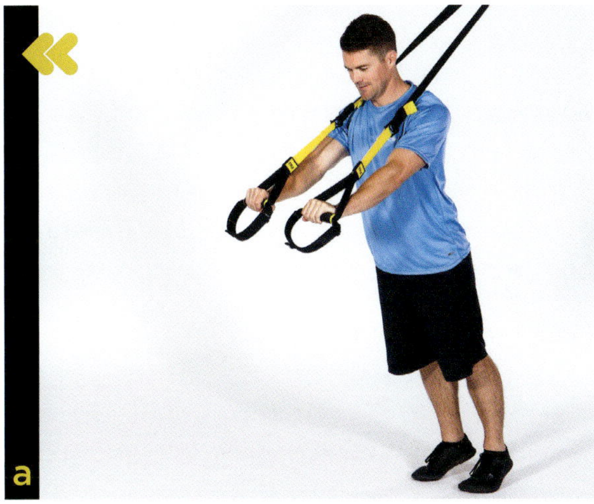

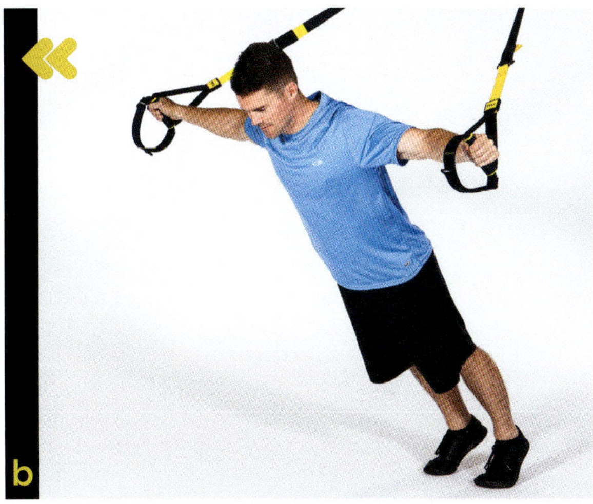

Trizepsdrücken (French Press) im Knien

Ziel

Mit der Übung trainieren Sie den Trizeps isoliert und entwickeln gleichzeitig die isometrische Rumpfstabilität. Durch die Verwendung des Schlingentrainers wird der Körper umfassender trainiert als mit Lang- oder Kurzhanteln.

Voraussetzungen

Die Fähigkeit, den Rumpf während der Übung fest angespannt zu halten

Einstellung der Schlingen

Volle Länge

Ausgangsstellung

Knien Sie mit dem Rücken zum Ankerpunkt. Nehmen Sie die Griffe in die Hände und lehnen Sie sich vor, bis Ihr Oberkörper mindestens im 45-Grad-Winkel zum Boden steht.

Übungsablauf

- Heben Sie die Oberarme im rechten Winkel zum Oberkörper und beugen Sie die Ellenbogen um 90 Grad. Ihre Stirn sollte jetzt zwischen Ihren Händen liegen (siehe Abb. a).

- Strecken Sie die Arme gerade nach vorn, während Knie und Fußspitzen Bodenkontakt halten und der Rumpf fest angespannt bleibt (siehe Abb. b). Der Oberkörper richtet sich dabei etwas auf.

- Kehren Sie langsam in die Startposition zurück, indem Sie die Arme wieder beugen und den Oberkörper nach vorn neigen.

Übungstipps

- Halten Sie den Oberkörper während der Übung ganz gerade.

- Bewegen Sie sich nur aus den Ellenbogengelenken heraus.

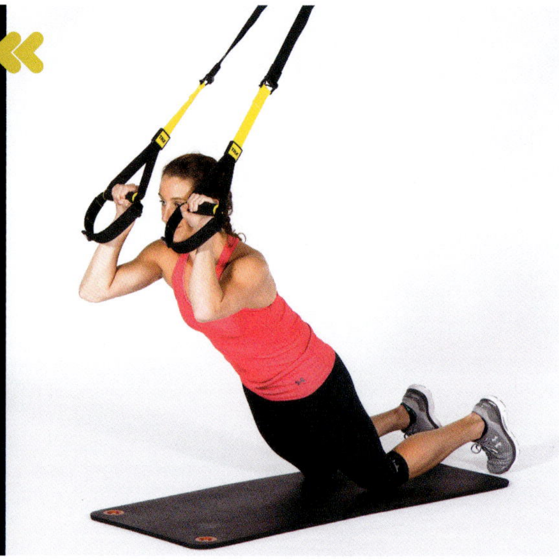

a

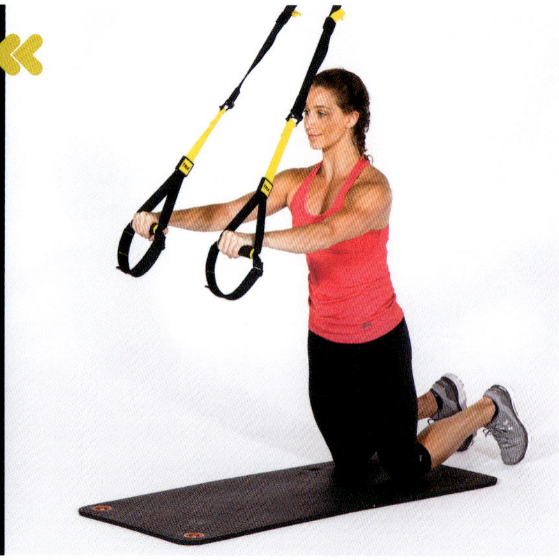

b

Fortgeschrittene // Druckübungen für den Oberkörper

Überkopfdrücken im Knien

Ziel
Mit der Übung trainieren Sie den Trizeps isoliert und entwickeln gleichzeitig die isometrische Rumpfstabilität. Durch die Verwendung des Schlingentrainers wird der Körper umfassender trainiert als mit Lang- oder Kurzhanteln.

Voraussetzungen
Die Fähigkeit, den Rumpf während der Übung fest angespannt zu halten

Einstellung der Schlingen
Volle Länge

Ausgangsstellung
Knien Sie mit dem Rücken zum Ankerpunkt. Fassen Sie die Griffe mit ausgestreckten Armen und lehnen Sie sich mit fest angespanntem Körper nach vorn, bis Sie mindestens im 45-Grad-Winkel zum Boden stehen.

Übungsablauf
- Heben Sie die gestreckten Arme über den Kopf, sodass die Oberarme neben den Ohren sind (siehe Abb. a).

- Beugen Sie die Ellenbogen um 90 Grad, während Knie und Fußspitzen Bodenkontakt halten und der Rumpf fest angespannt bleibt. Die Griffe fassen Sie jetzt im Hammergriff, die Hände befinden sich hinter dem Kopf. Ihr Oberkörper ist nun etwas weiter nach vorn geneigt (siehe Abb. b).

- Strecken Sie die Arme wieder nach oben und bringen Sie den Oberkörper zurück in die aufrechte Startposition.

Übungstipps
- Halten Sie den Oberkörper während der Übung steif wie ein Brett.

- Bewegen Sie sich nur aus den Ellenbogengelenken heraus.

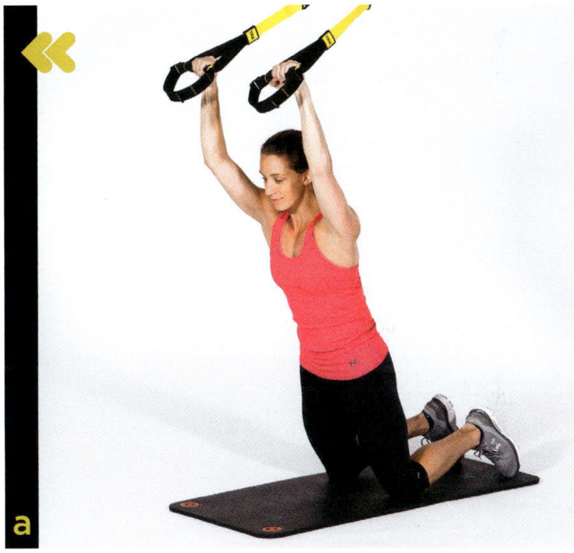

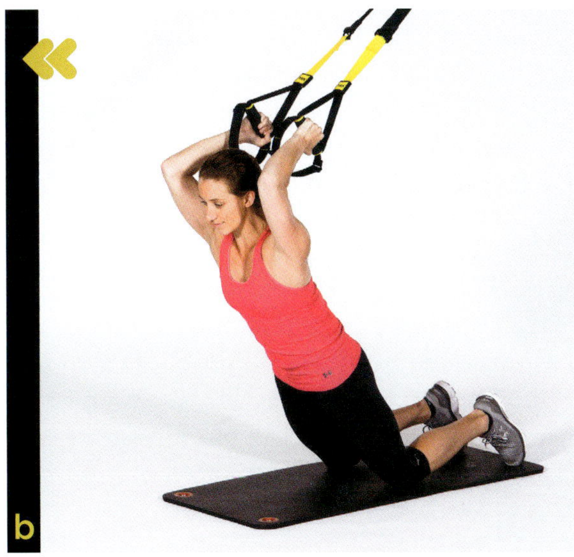

Clock Press

Ziel
Die Übung fördert die Stabilität von Schultern und Rumpf.

Voraussetzungen
Die Fähigkeit, die Brettstellung während der gesamten Übung zu halten; keine Schulter- oder Rückenschmerzen

Einstellung der Schlingen
Mittlere Länge

Ausgangsstellung
Fassen Sie die Griffe und stellen Sie sich mit dem Rücken zum Ankerpunkt. Die Füße sind hüftbreit auseinander. Legen Sie die Hände unterhalb der Achseln an den Körper und nehmen Sie die Brettstellung ein.

Übungsablauf
- Spannen Sie den ganzen Körper an und treten Sie zurück, bis die Schlingen auf Zug sind und Ihr Körper in Schräglage steht (siehe Abb. a).

- Strecken Sie die Arme zunächst langsam zu einem »T« aus. Führen Sie die Hände zurück an den Körper. Wiederholen Sie die Bewegung, indem die linke Hand die 2-Uhr- und die rechte die 8-Uhr-Position einnimmt (siehe Abb. b).

- Führen Sie die Hände erneut zurück an den Körper und wiederholen Sie anschließend die Bewegung, indem die linke Hand nun die 4-Uhr- und die rechte die 10-Uhr-Position einnimmt.

- Kehren Sie in die Startposition zurück und wiederholen Sie die Serie 4-mal.

Übungstipps
- Halten Sie den Körper von Kopf bis Fuß steif wie ein Brett.

- Wenn Sie die Arme nicht vollständig strecken können, führen Sie die Bewegung nur teilweise aus, bis Sie über die erforderliche Kraft und Stabilität verfügen.

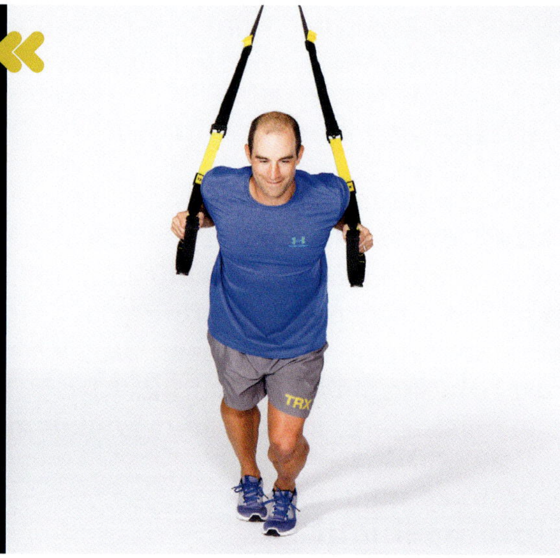

a

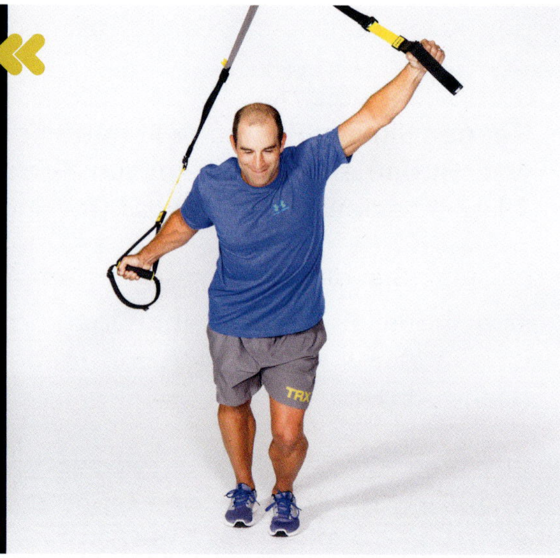

b

Brustpresse mit Gewichtsverlagerung

Ziel

Die Übung kräftigt die Brust- und Schultermuskulatur sowie den Trizeps. Außerdem fördert sie die Stabilität in Rumpf, Hüften und Schultern unter wechselnder Belastung.

Voraussetzungen

Die Fähigkeit, auf einem Bein stehend die Brettstellung zu halten

Einstellung der Schlingen

Mittlere Wadenhöhe

Ausgangsstellung

Fassen Sie die Griffe und stellen Sie sich mit dem Rücken zum Ankerpunkt. Strecken Sie die Arme schulterbreit nach vorn. Setzen Sie die Füße hüftbreit auseinander und nehmen Sie die Brettstellung ein.

Übungsablauf

- Treten Sie mit angespanntem Oberkörper langsam zurück, bis die Schlingen auf Zug sind und Ihr Körper in Schräglage steht.
- Stabilisieren Sie den Körper und führen Sie den linken Fuß, 15–30 Zentimeter vom Boden abgehoben, in die 7- oder 8-Uhr-Position (siehe Abb. a).
- Beugen Sie die Arme und senken Sie den Rumpf wie beim Liegestütz zwischen die Griffe ab (siehe Abb. b).
- Strecken Sie die Arme wieder und führen Sie die gewünschte Anzahl an Wiederholungen aus. Heben Sie dann den rechten Fuß in die 4- oder 5-Uhr-Position und wiederholen Sie die Übung.

Übungstipp

- Führen Sie auf jedem Bein die gleiche Anzahl an Wiederholungen aus.

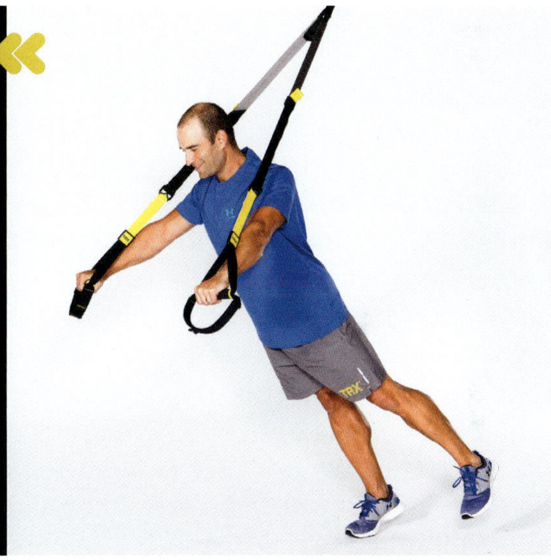
a

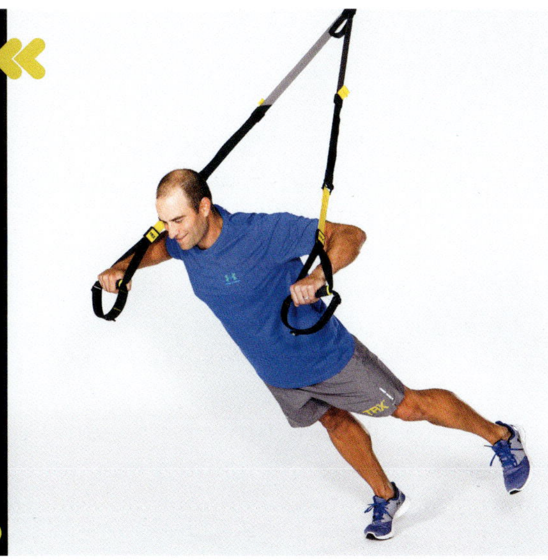
b

Einarmige Brustpresse

Ziel
Die Übung verbessert die muskuläre Ausdauer in Brust, Schultern und Trizeps bei gleichzeitigem Widerstand gegen Rotationskräfte.

Voraussetzungen
Die Fähigkeit, die Brettstellung zu halten und der Drehung von Hüften und Rumpf zu widerstehen

Einstellung der Schlingen
Volle Länge

Ausgangsstellung
Stellen Sie sich mit dem Rücken zum Ankerpunkt, greifen Sie beide Griffe mit einer Hand und strecken Sie den Arm vor. Legen Sie die andere Hand auf die Hüfte oder führen Sie die Bewegung parallel zum Arbeitsarm aus. Nehmen Sie die Brettstellung ein und setzen Sie die Füße in Schrittstellung (einfacher) oder in schulterbreitem Abstand zueinander (schwieriger) auf.

Übungsablauf
- Treten Sie mit angespanntem Oberkörper langsam zurück, bis die Schlingen auf Zug sind und Ihr Körper in Schräglage steht (siehe Abb. a).
- Beugen Sie den Arm mit den Schlingen und senken Sie die Brust wie beim Liegestütz neben den Griff ab (siehe Abb. b).
- Strecken Sie den Arm wieder, um in die Startposition zurückzukehren.

Übungstipps
- Halten Sie den Körper von Kopf bis Fuß steif wie ein Brett.
- Drücken Sie, wenn Sie die Übung in Schrittstellung absolvieren, Ihren Körper regelrecht in die Griffe, um die Stabilität und die Belastung zu erhöhen.

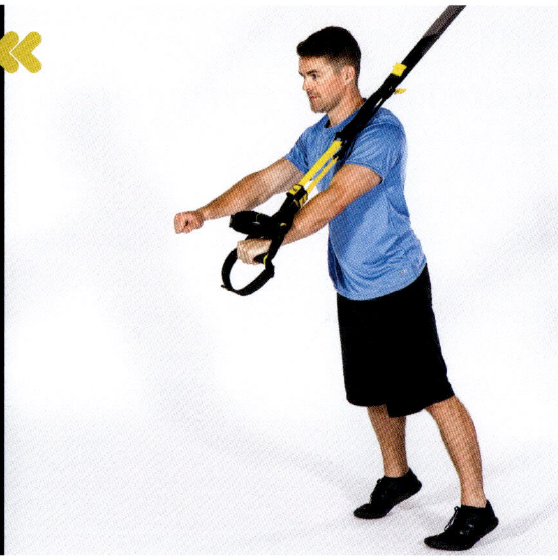
a

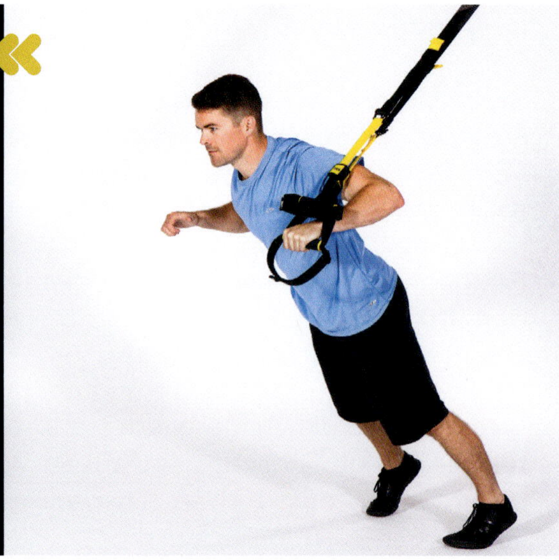
b

Profis // Druckübungen für den Oberkörper

Decline Push-up

Ziel
Mit der Übung trainieren Sie Kraft, Ausdauer und Stabilität in Brust, Schultern und Trizeps.

Voraussetzungen
Die Fähigkeit, die Brettstellung während der gesamten Übung zu halten; keine Schulter- oder Rückenschmerzen

Einstellung der Schlingen
Mittlere Wadenhöhe

Ausgangsstellung
Legen Sie sich mit dem Rücken zum Ankerpunkt auf den Bauch und stecken Sie einen Fuß in beide Fußschlaufen. Setzen Sie die Hände schulterbreit auf und nehmen Sie die Brettstellung ein.

Übungsablauf
- Stabilisieren Sie den Körper mit durchgedrückten Armen und ziehen Sie die Schulterblätter nach unten und zusammen. Halten Sie das freie Bein parallel zum Bein in der Fußschlaufe.
- Wandern Sie mit den Händen nach hinten, bis Ihre Beine oberhalb Ihres Kopfes sind und Ihr Körper in Schräglage ist (siehe Abb. a).
- Halten Sie die Ganzkörperspannung, beugen Sie die Arme und senken Sie sich in den Liegestütz ab (siehe Abb. b).
- Drücken Sie anschließend wieder in die Startposition hoch und fügen Sie die weiteren Wiederholungen an.

Übungstipps
- Stellen Sie sich vor, Sie wollten die Unterkanten der Schulterblätter in die Gesäßtaschen schieben.
- Schieben Sie nicht beide Füße in die Schlingen, das macht es viel schwerer, die korrekte Haltung einzunehmen, und erhöht die Verletzungsgefahr. Hinweis: Wechseln Sie die Beine ab, um Kraft und Muskelsymmetrie gleichmäßig auf beiden Seiten zu entwickeln.

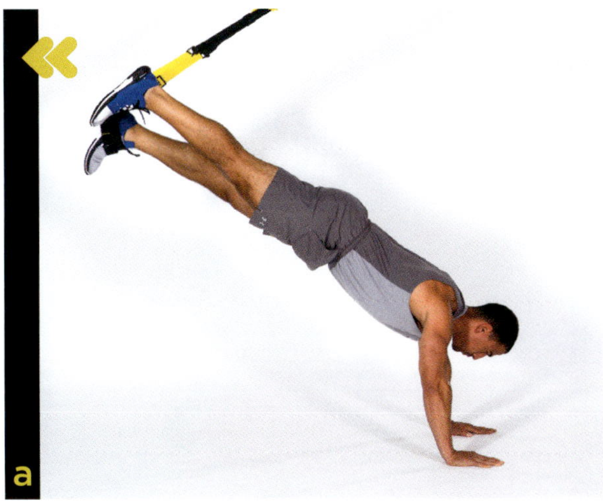

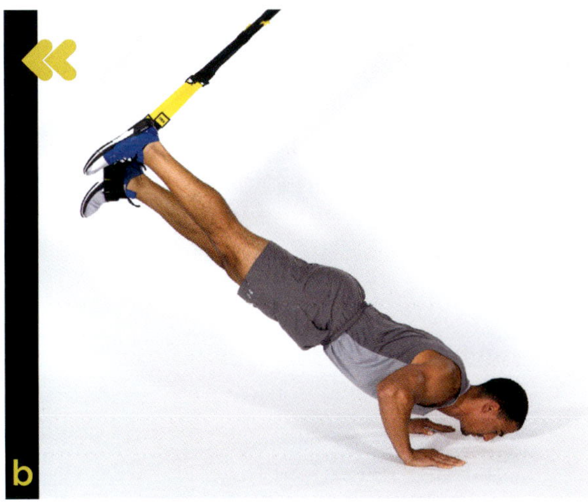

Schulterdrücken im Handstand

Ziel
Die Übung trainiert Kraft, Stabilität und muskuläre Ausdauer der Schultern.

Voraussetzungen
Keine Schulterschmerzen oder -verletzungen; ausreichend Kraft und Beweglichkeit für Handstandübungen

Einstellung der Schlingen
Mittlere Wadenhöhe

Ausgangsstellung
Legen Sie sich mit dem Rücken zum Ankerpunkt auf den Bauch und stecken Sie einen Fuß in beide Fußschlaufen. Setzen Sie die Hände schulterbreit auf und nehmen Sie die Brettstellung ein.

Übungsablauf
- Stabilisieren Sie den Körper mit durchgedrückten Armen und halten Sie das freie Bein parallel zum Bein in den Schlaufen.
- Wandern Sie mit den Händen nach hinten, bis Ihr Körper in den Handstand kommt (siehe Abb. a).
- Halten Sie die Ganzkörperspannung und beugen Sie die Ellenbogen im 90-Grad-Winkel, um den Körper zum Boden abzusenken (siehe Abb. b).
- Drücken Sie sich wieder in den Handstand hoch.

Übungstipps
- Führen Sie die Übung schrittweise aus, bis Sie so viel Kraft und Stabilität in Rumpf und Schultern aufgebaut haben, dass Sie die Ellenbogen im 90-Grad-Winkel beugen können.
- Halten Sie den Rumpf angespannt. Hinweis: Wechseln Sie die Beine ab, um Kraft und Muskelsymmetrie gleichmäßig auf beiden Seiten zu entwickeln.

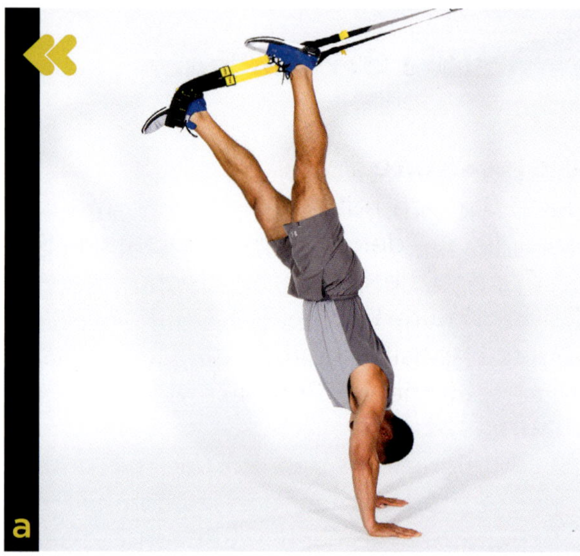
a

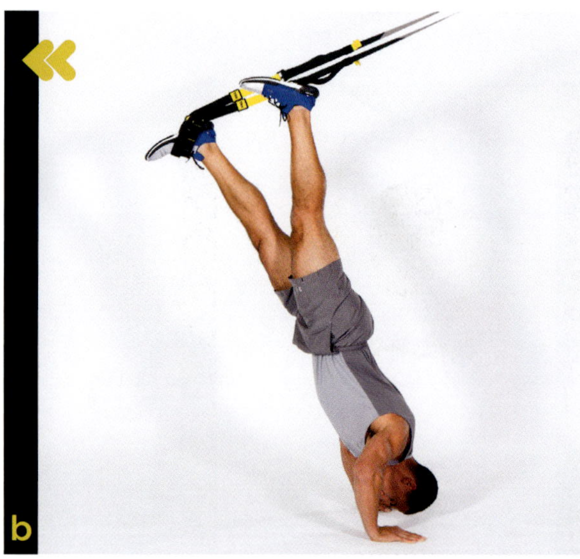
b

Atomic Side Crunch

Ziel
Die Übung trainiert Kraft und Stabilität in Brust, Schultern und Trizeps. Außerdem verbessert sie die Beweglichkeit des Oberkörpers.

Voraussetzungen
Die Fähigkeit, die Brettstellung zu halten; keine Schulter- oder Rückenschmerzen

Einstellung der Schlingen
Mittlere Wadenhöhe

Ausgangsstellung
Legen Sie sich mit dem Rücken zum Ankerpunkt auf den Bauch und stecken Sie die Füße in die Schlaufen. Setzen Sie die Hände schulterbreit auf. Nehmen Sie die Liegestützposition mit hüft- bis schulterbreit gehaltenen Füßen ein.

Übungsablauf
- Stabilisieren Sie den Körper mit durchgedrückten Armen und ziehen Sie die Schulterblätter nach unten und zusammen (siehe Abb. a).
- Beugen Sie die Ellenbogen, um den Oberkörper zum Boden abzusenken (siehe Abb. b).
- Strecken Sie die Arme wieder und führen Sie dabei einen Seit-Crunch aus, indem Sie die Knie zu einem Ellenbogen ziehen (siehe Abb. c).

Übungstipps
- Halten Sie den Körper von Kopf bis Fuß steif wie ein Brett.
- Ziehen Sie das Kinn leicht zur Brust.
- Führen Sie die Bewegung mit so wenig Schwung wie möglich aus.

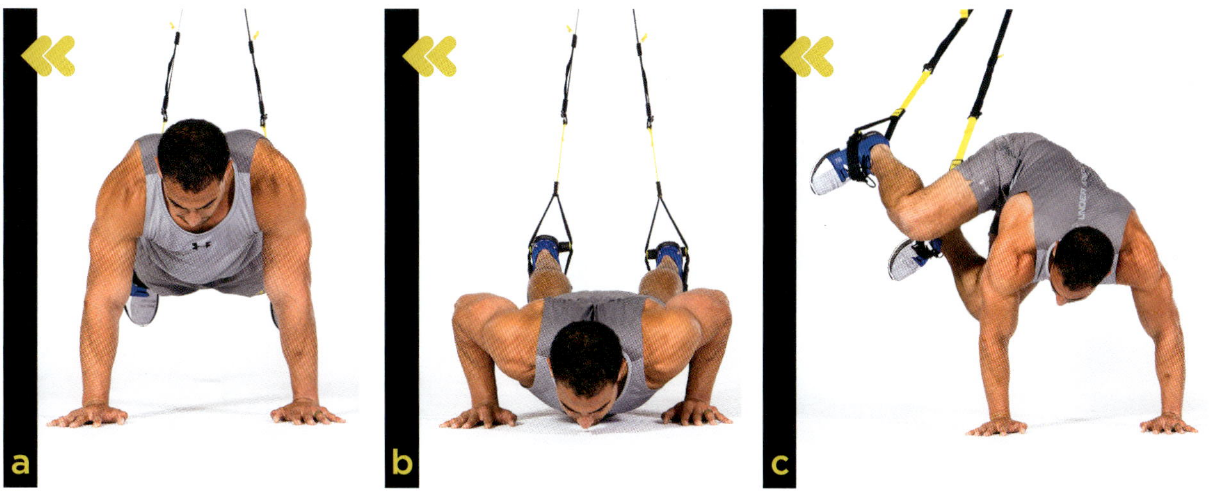

Liegestütz mit Abstoßen

Ziel

Diese Übung belastet vor allem Brust, Schultern und Trizeps. Sie ist eine gute Vorbereitung für die schwierigeren plyometrischen Liegestütze.

Voraussetzungen

Die Fähigkeiten, die Brettstellung während der gesamten Übung zu halten und das eineinhalbfache Eigengewicht im Stütz zu heben; keine Schulter- oder Rückenschmerzen

Einstellung der Schlingen

Mittlere Wadenhöhe

Ausgangsstellung

Legen Sie sich mit dem Rücken zum Ankerpunkt auf den Bauch und stecken Sie die Füße in die Schlaufen. Setzen Sie die Hände mit gestreckten Armen schulterbreit auf. Nehmen Sie die Brettstellung ein.

Übungsablauf

- Stabilisieren Sie den Körper mit durchgedrückten Armen und ziehen Sie die Schulterblätter nach unten und zusammen (siehe Abb. a).

- Beugen Sie leicht die Arme und stoßen Sie sich mit den Händen vom Boden ab. Landen Sie mit etwas mehr als schulterbreit voneinander entfernten Händen (siehe Abb. b). Federn Sie das Gewicht mit leicht gebeugten Ellenbogen ab (siehe Abb. c).

- Kehren Sie in die Startposition zurück.

Übungstipps

- Federn Sie die Landung weich ab und landen Sie so leise wie möglich.

- Halten Sie den Körper steif wie ein Brett.

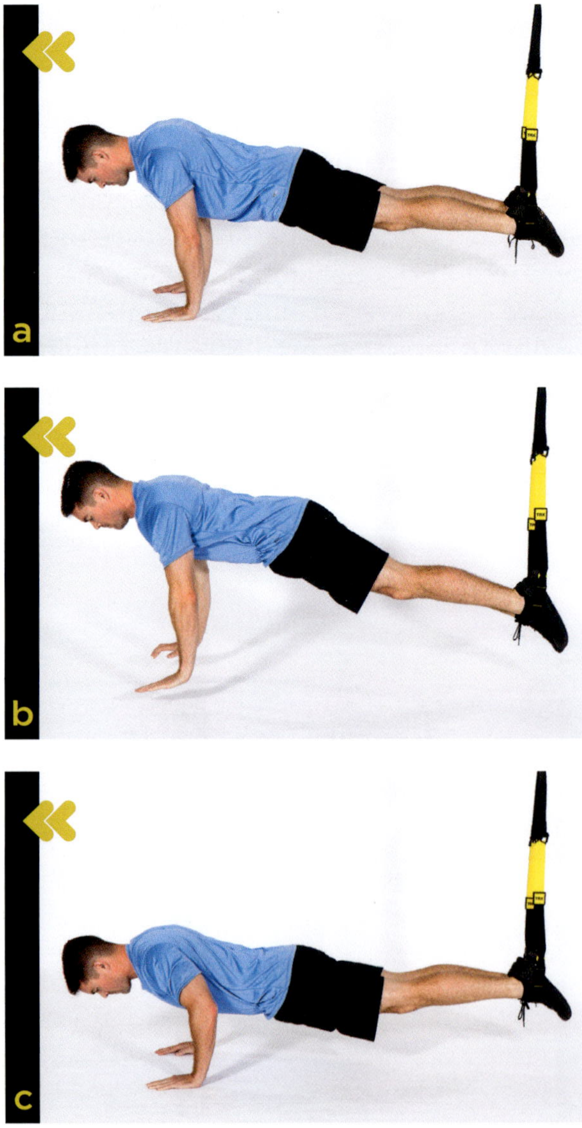

Chest Fly auf einem Bein

Ziel

Diese Isolationsübung baut den großen Brustmuskel auf, der für die horizontale Adduktion der Arme verantwortlich ist. Sie schult außerdem Balance und Stabilität des Standbeins.

Voraussetzungen

Die Fähigkeit, die Brettstellung zu halten; keine Schulter- oder Rückenschmerzen

Einstellung der Schlingen

Volle Länge

Ausgangsstellung

Stellen Sie sich mit dem Rücken zum Ankerpunkt, die Füße sind hüft- bis schulterbreit auseinander. Fassen Sie die Griffe und spannen Sie den ganzen Körper an.

Übungsablauf

- Strecken Sie Ihre Arme gerade nach vorn.
- Rotieren Sie die Schultern, bis die Ellenbogen nach außen zeigen, und heben Sie einen Fuß 15 Zentimeter vom Boden ab (siehe Abb. a).
- Führen Sie die Hände langsam auseinander, ohne die gestreckten Arme zu drehen. Ziehen Sie dabei die Schulterblätter nach unten und auseinander.
- Bringen Sie die Hände so weit auseinander, dass sie einander fast in einer Linie mit dem Oberkörper gegenüberliegen oder bis Sie eine starke Dehnung in der Brust spüren (siehe Abb. b).
- Führen Sie die Hände anschließend zurück in die Startposition.

Übungstipps

- Stellen Sie sich bei der Rückkehr in die Startposition vor, dass Sie die Hände um einen Baumstamm legen.
- Halten Sie den Rumpf während der gesamten Übung hindurch kräftig angespannt.

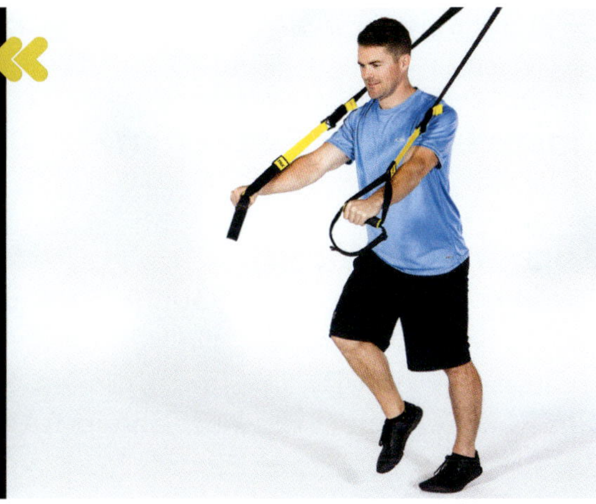

a

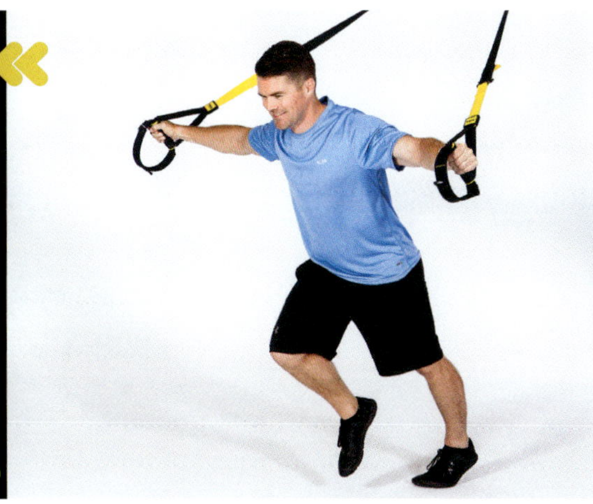

b

Plyo-Liegestütz

Ziel
Die Übung verstärkt die Kraft im Oberkörper. Sie minimiert die Effekte des Dehnungs-Verkürzungs-Zyklus und konzentriert sich auf die konzentrische Krafterzeugung. Diese Variante des traditionellen Plyo-Liegestützes (bei dem die Füße auf dem Boden stehen) erhöht die Übungslast.

Voraussetzungen
Die Fähigkeiten, die Brettstellung während der gesamten Übung zu halten und das eineinhalbfache Eigengewicht im Stütz zu heben; keine Schulter- oder Rückenschmerzen

Einstellung der Schlingen
Mittlere Wadenhöhe

Ausgangsstellung
Stecken Sie die Füße in Bauchlage in die Fußschlingen. Setzen Sie die Hände schulterbreit auf den Boden und drücken Sie den Körper hoch in die Ausgangsposition des Liegestützes.

Übungsablauf
- Stabilisieren Sie den Körper mit durchgedrückten Armen und ziehen Sie die Schulterblätter nach unten und zusammen (siehe Abb. a).
- Beugen Sie die Arme und senken Sie den Körper in Brettstellung ab, bis die Ellenbogen mindestens im 90-Grad-Winkel stehen (siehe Abb. b).
- Halten Sie die Stellung für 1 oder 2 Sekunden und stoßen Sie sich dann kraftvoll mit den Händen vom Boden ab (siehe Abb. c).
- Federn Sie die Landung mit den Ellenbogen ab, indem Sie die Arme etwas beugen. Kehren Sie zurück in die Startposition und schließen Sie die nächste Wiederholung an (siehe Abb. d).

Übungstipps
- Federn Sie die Landung weich ab und landen Sie so leise wie möglich.
- Halten Sie den Körper steif wie ein Brett.

Profis // Druckübungen für den Oberkörper

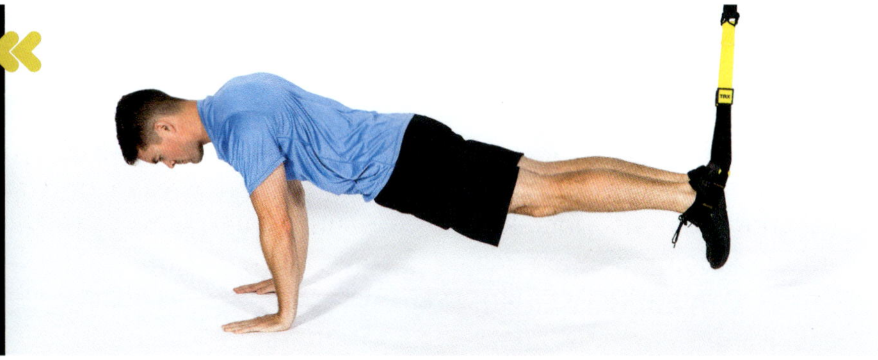

a

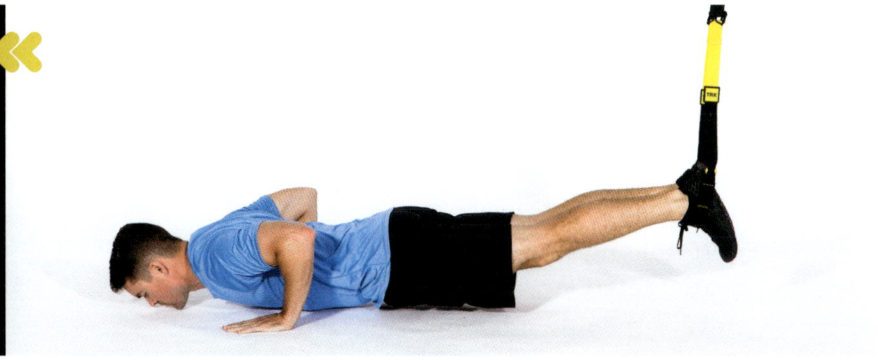

b

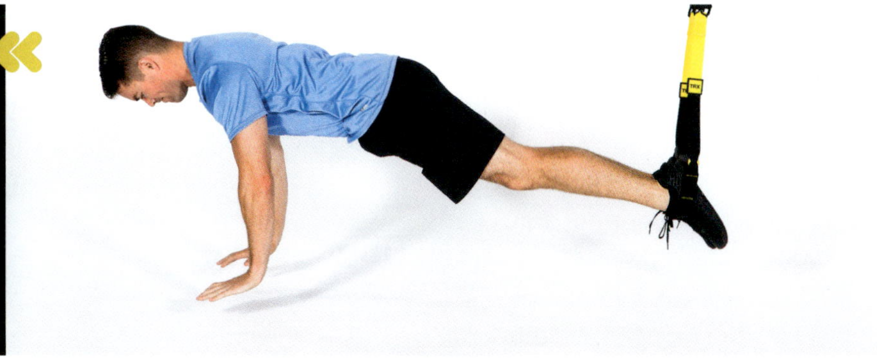

c

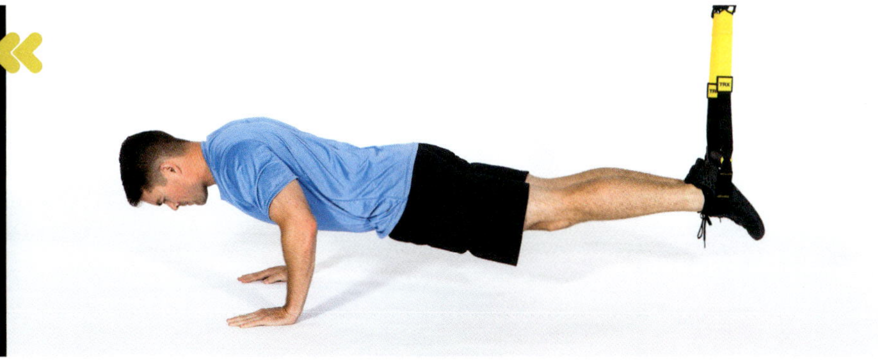

d

Plyo-Liegestütz mit Klatschen

Ziel
Die Übung dient dem Kraftaufbau im Oberkörper und dem spezifischen Training der Reaktivkraft. Sie maximiert die Effekte des Dehnungs-Verkürzungs-Zyklus und konzentriert sich auf die Nutzung der in Muskelgewebe und Sehnen gespeicherten Energie, um explosive Kraft zu entfalten. Diese Variante des traditionellen Plyo-Liegestützes mit Klatschen (bei dem die Füße auf dem Boden stehen) erhöht die Übungslast.

Voraussetzungen
Die Fähigkeiten, die Brettstellung während der gesamten Übung zu halten und das eineinhalbfache Eigengewicht im Stütz zu heben; keine Schulter- oder Rückenschmerzen

Einstellung der Schlingen
Mittlere Wadenhöhe

Ausgangsstellung
Stecken Sie die Füße in Bauchlage in die Fußschlingen. Setzen Sie die Hände schulterbreit auf den Boden und drücken Sie den Körper hoch in die Ausgangsposition des Liegestützes.

Übungsablauf
- Stabilisieren Sie den Körper mit durchgedrückten Armen und ziehen Sie die Schulterblätter dabei nach unten und zusammen (siehe Abb. a).

- Spannen Sie den Körper fest an und senken Sie ihn durch Beugen der Ellenbogen schnell zum Boden ab (siehe Abb. b).

- Sobald Ihre Arme im 90-Grad-Winkel gebeugt sind, stoßen Sie sich so kräftig wie möglich vom Boden ab, sodass Ihre Hände den Kontakt zum Boden lösen (siehe Abb. c). Hinweis: Es ist nicht notwendig, bei dieser Übung in die Hände zu klatschen.

- Federn Sie die Landung mit den Ellenbogen ab, indem Sie die Arme leicht beugen. Kehren Sie zurück in die Startposition und schließen Sie die nächste Wiederholung an (siehe Abb. d).

Übungstipps
- Federn Sie die Landung weich ab und landen Sie so leise wie möglich.

- Halten Sie den Körper steif wie ein Brett.

Profis // Druckübungen für den Oberkörper

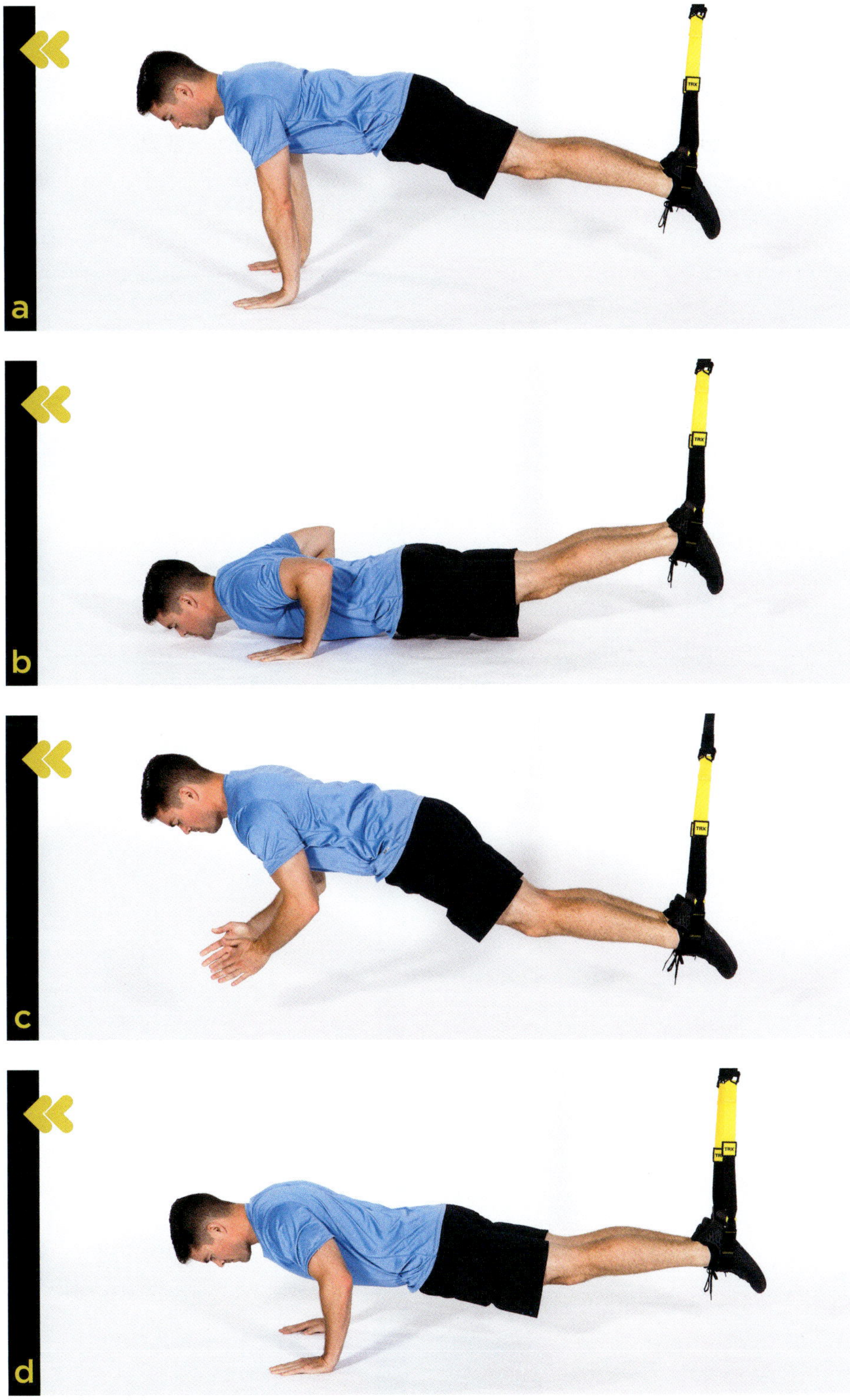

Einarmiger Chest Fly

Ziel

Diese Isolationsübung entwickelt den großen Brustmuskel, der für die horizontale Adduktion der Arme verantwortlich ist.

Voraussetzungen

Die Fähigkeit, die Brettstellung während der gesamten Übung zu halten; keine Schulter- oder Rückenschmerzen

Einstellung der Schlingen

Volle Länge

Ausgangsstellung

Stehen Sie seitlich zum Ankerpunkt in Schrittstellung. Fassen Sie beide Griffe mit der näher zum Ankerpunkt liegenden Hand und legen Sie die andere Hand auf die Hüfte. Spannen Sie den ganzen Körper an und neigen Sie sich zur Seite.

Übungsablauf

- Halten Sie den Körper mit ausgestrecktem Arm in der Brettstellung.
- Drehen Sie die Schulter des Arbeitsarms leicht nach innen, sodass der Ellenbogen zur Seite weist (siehe Abb. a).
- Halten Sie den Arm in dieser Position, während Sie langsam den Griff mit der Hand vom Ankerpunkt weg und in Richtung Ihrer Brust bis auf Schulterhöhe führen.
- Versuchen Sie, die Hand nach innen zu bringen, bis sie fast parallel zur Brust liegt oder Sie dort eine starke Dehnung spüren (siehe Abb. b).
- Führen Sie die Hand zurück in die Startposition.

Übungstipps

- Halten Sie den Ellenbogen leicht gebeugt, um das Gelenk nicht zu überstrecken.
- Lassen Sie die Hüfte nicht zur Seite durchsacken, während Sie sich in die Startposition begeben.

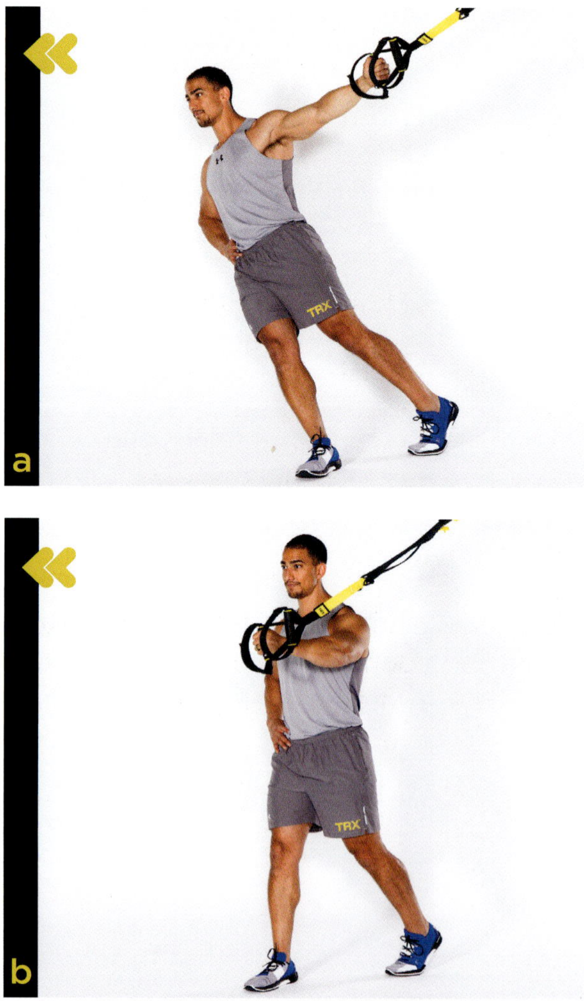

Trizepsdrücken (French Press) im Stand

Ziel

Diese Isoationsübung entwickelt den Trizeps und die isometrische Rumpfstabilität. Das Schlingentraining verhilft zu einem umfangreicheren Muskelaufbau als traditionelle Versionen dieser Übung mit Hanteln.

Voraussetzungen

Die Fähigkeit, den Körper während der Übung vollständig angespannt zu halten

Einstellung der Schlingen

Mittlere Länge

Ausgangsstellung

Stellen Sie sich mit dem Rücken zum Ankerpunkt. Fassen Sie die Griffe und lehnen Sie sich nach vorn, bis der Körper mindestens im 45-Grad-Winkel zum Boden steht. Stellen Sie sich auf die Fußballen.

Übungsablauf

- Heben Sie die Oberarme im rechten Winkel zum Oberkörper und beugen Sie die Ellenbogen um 90 Grad. Ihre Stirn sollte jetzt zwischen Ihren Händen liegen (siehe Abb. a).

- Halten Sie mit beiden Füßen Bodenkontakt und den Körper gerade, während Sie die Arme wieder strecken (siehe Abb. b).

- Kehren Sie langsam in die Startposition zurück.

Übungstipps

- Halten Sie den Körper von Kopf bis Fuß steif wie ein Brett.

- Wollen Sie die Schwierigkeit der Übung erhöhen, bewegen Sie sich nur aus den Ellenbogen heraus.

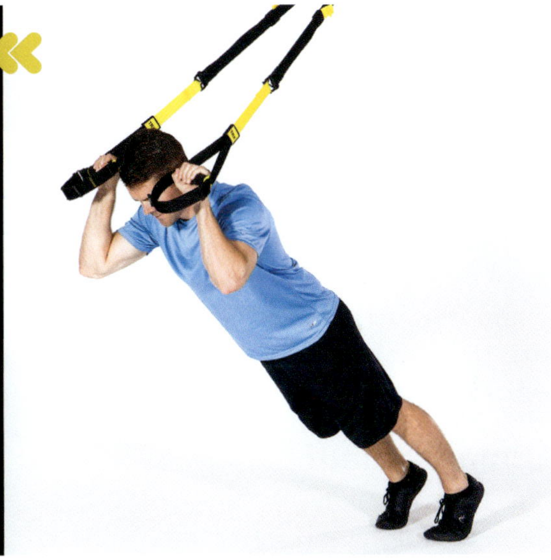

a

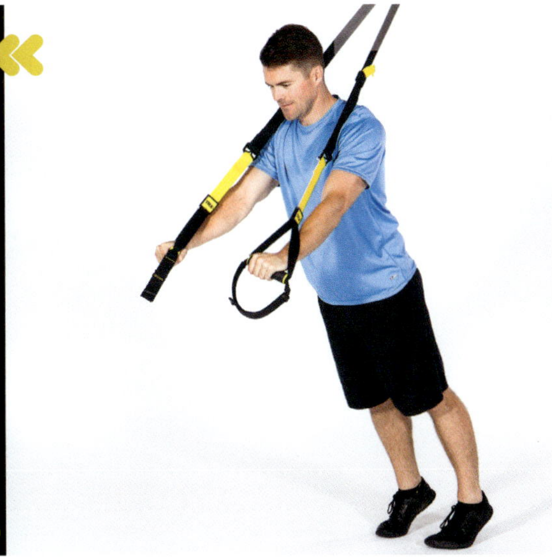

b

Schulterblatt-Retraktion

Ziel

Die Übung kräftigt die Rautenmuskeln sowie die oberen und unteren Anteile der Trapezmuskeln, die die Schulterblätter umgeben.

Voraussetzungen

Die Fähigkeit, den Rumpf während der Übung fest angespannt zu halten

Einstellung der Schlingen

Kürzeste Länge.

Ausgangsstellung

Stellen Sie sich mit dem Gesicht zum Ankerpunkt. Fassen Sie die Griffe, setzen Sie die Füße etwa hüft- bis schulterbreit auseinander und lehnen Sie sich nach hinten, bis Ihr Körper einen 45-Grad-Winkel zum Boden einnimmt (siehe Abb. a).

Übungsablauf

- Ziehen Sie die Schulterblätter zusammen und nach unten (siehe Abb. b).
- Lassen Sie die Schulterblätter langsam in die Ausgangsstellung auseinandergleiten, ohne dabei die Schultern hochzuziehen.

Übungstipps

- Stellen Sie sich vor, Sie wollten die Unterkanten der Schulterblätter in die Gesäßtaschen schieben.
- Halten Sie den Rumpf gerade.

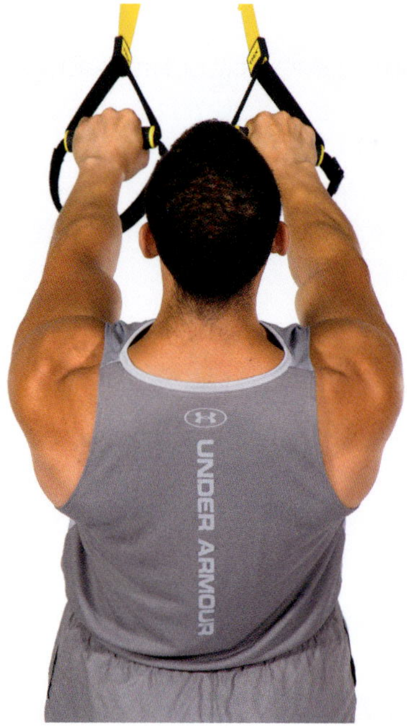

a

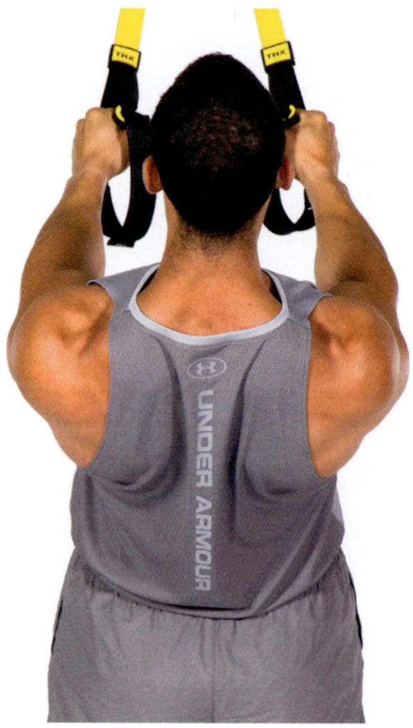

b

Anfänger // Zugübungen für den Oberkörper

Low Row

Ziel
Entwicklung der Rückenmuskulatur.

Voraussetzungen
Die Fähigkeit, den Rumpf während der Übung fest angespannt zu halten

Einstellung der Schlingen
Mittlere Länge

Ausgangsstellung
Stellen Sie sich mit dem Gesicht zum Ankerpunkt und fassen Sie die Griffe mit Ober-, Unter- oder Hammergriff. Lehnen Sie sich nach hinten, bis Ihr Körper einen 45-Grad-Winkel zum Boden einnimmt.

Übungsablauf
- Ziehen Sie die Schulterblätter zusammen und nach unten (siehe Abb. a).
- Ziehen Sie den Körper zum Ankerpunkt, indem Sie die Arme beugen, die Schultern weiten und die Brust zu den Griffen bringen (siehe Abb. b).
- Strecken Sie langsam die Arme und lockern Sie die Schultern, um in die Startposition zurückzukehren.

Übungstipps
- Halten Sie den Körper von Kopf bis Fuß steif wie ein Brett und spannen Sie die Gesäßmuskeln an.
- Ziehen Sie die Griffe bis zur Brust heran.

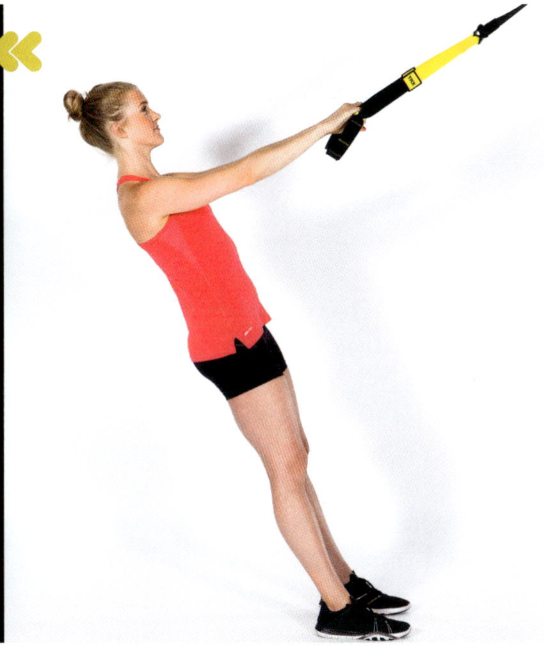
a

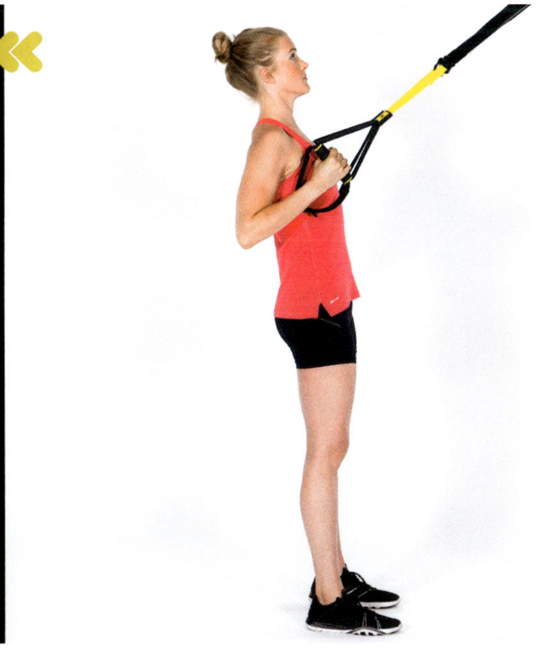
b

High Row

Ziel
Die Übung kräftigt die obere Rücken- und die Schultermuskulatur.

Voraussetzungen
Die Fähigkeit, den Rumpf während der Übung fest angespannt zu halten

Einstellung der Schlingen
Kürzeste Länge

Ausgangsstellung
Stellen Sie sich mit dem Gesicht zum Ankerpunkt und fassen Sie beide Griffe mit Ober-, Unter- oder Hammergriff. Setzen Sie die Füße hüft- bis schulterbreit auseinander. Lehnen Sie sich mit gerade ausgestreckten Armen nach hinten, bis Ihr Körper einen 45-Grad-Winkel zum Boden einnimmt. Ziehen Sie dabei die Schulterblätter zusammen und nach unten (siehe Abb. a).

Übungsablauf
- Heben Sie die Ellenbogen auf Schulterhöhe an und ziehen Sie den Körper in Richtung Ankerpunkt, indem Sie die Arme beugen und die Griffe bis zu den Achseln ziehen. Am Ende der Bewegung sollten Hände und Ellenbogen auf einer Höhe liegen (siehe Abb. b).

- Strecken Sie langsam die Arme und lockern Sie die Schultern, um in die Ausgangsstellung zurückzukehren.

Übungstipps
- Heben Sie die Ellenbogen nicht über Schulterhöhe.

- Halten Sie den Körper steif wie ein Brett und spannen Sie die Gesäßmuskeln an.

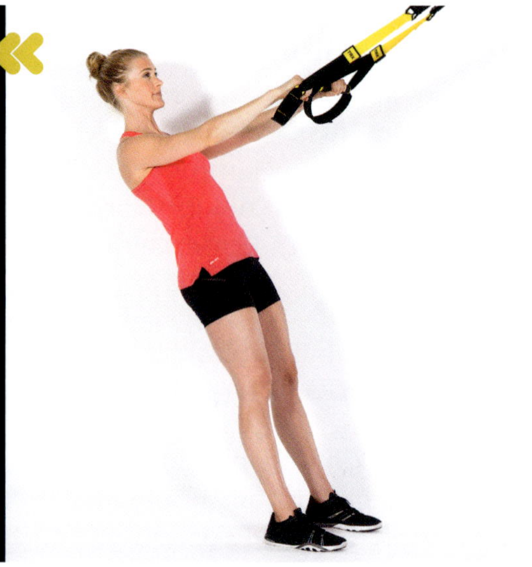

a

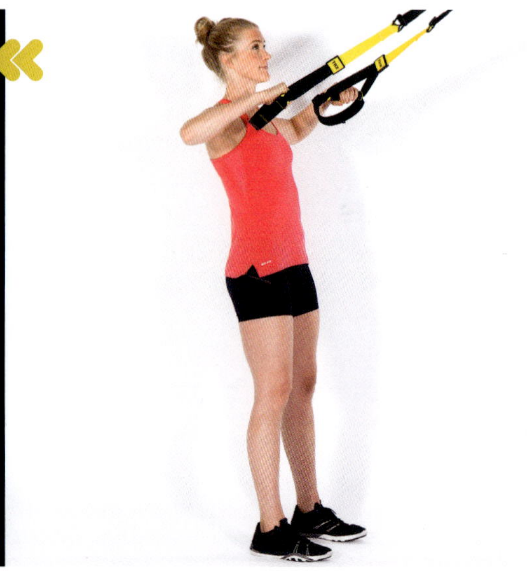

b

Anfänger // Zugübungen für den Oberkörper

Bizeps-Curl

Ziel
Die Übung isoliert den Bizeps.

Voraussetzungen
Die Fähigkeit, den Rumpf während der Übung fest angespannt zu halten

Einstellung der Schlingen
Kürzeste Länge

Ausgangsstellung
Stellen Sie sich mit dem Gesicht zum Ankerpunkt und fassen Sie beide Griffe mit Ober- oder Untergriff. Setzen Sie die Füße hüft- bis schulterbreit auseinander. Lehnen Sie sich mit gerade ausgestreckten Armen nach hinten, bis Ihr Körper einen 45-Grad-Winkel zum Boden einnimmt (siehe Abb. a).

Übungsablauf
- Ziehen Sie die Schulterblätter nach unten und zusammen. Ziehen Sie sich nach vorn, indem Sie die Ellenbogen beugen und die Hände zum Gesicht führen (siehe Abb. b).

- Strecken Sie die Arme, um in die Ausgangsstellung zurückzukehren.

Übungstipps
- Bewegen Sie sich nur aus den Ellenbogen heraus.

- Halten Sie den Körper steif wie ein Brett und spannen Sie die Gesäßmuskeln an.

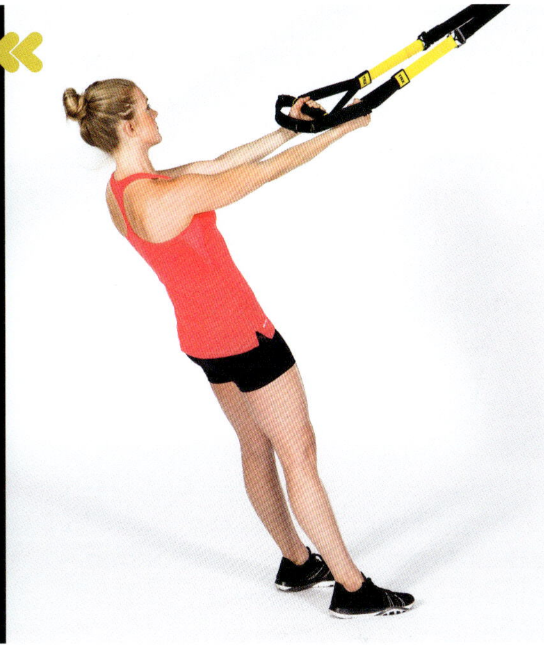
a

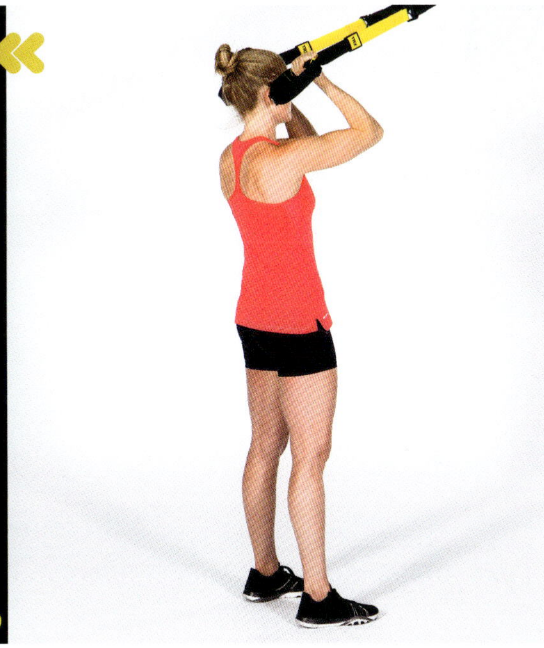
b

Handgelenkbeuger

Ziel
Die Übung trainiert die Handgelenkbeuger.

Voraussetzungen
Die Fähigkeit, den Rumpf während der Übung fest angespannt zu halten

Einstellung der Schlingen
Mittlere Länge

Ausgangsstellung
Stellen Sie sich mit dem Gesicht zum Ankerpunkt und fassen Sie beide Griffe mit Untergriff. Setzen Sie die Füße hüft- bis schulterbreit auseinander. Lehnen Sie sich mit gerade ausgestreckten Armen nach hinten, bis Ihr Körper einen 45-Grad-Winkel zum Boden einnimmt (siehe Abb. a).

Übungsablauf
- Ziehen Sie die Schulterblätter zusammen und nach unten. Beugen Sie dann die Handgelenke zum Körper hin (siehe Abb. b).

- Strecken Sie die Handgelenke und kehren Sie in die Ausgangsstellung zurück.

Übungstipps
- Bewegen Sie sich nur aus den Handgelenken heraus.

- Halten Sie den Körper steif wie ein Brett und spannen Sie die Gesäßmuskeln an.

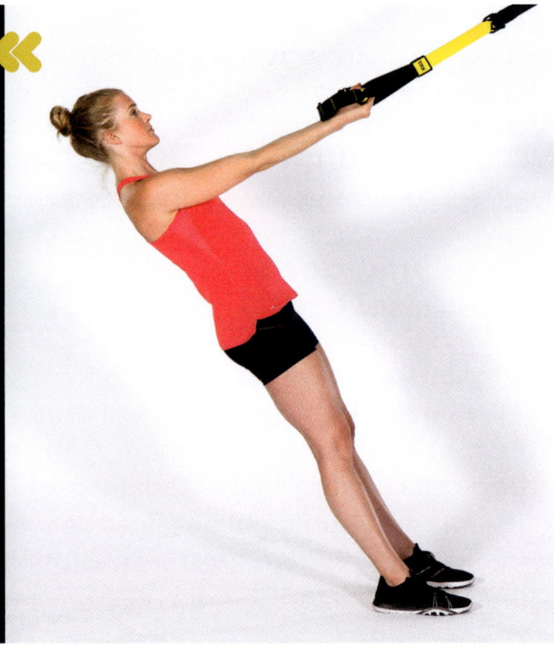
a

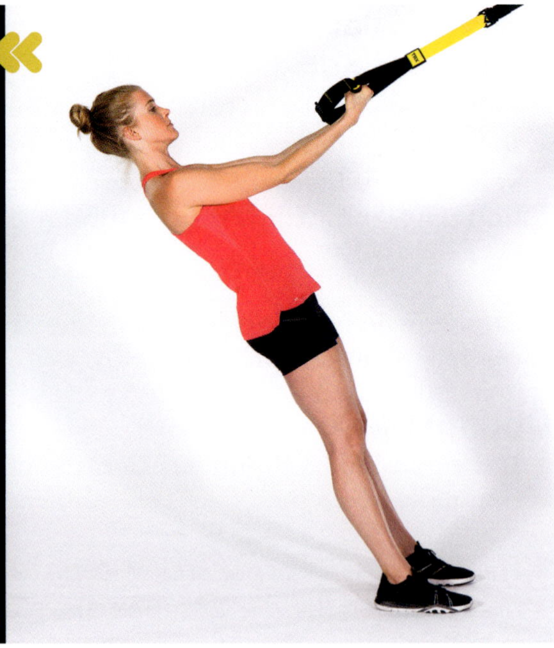
b

Schulteraußenrotation

Ziel
Die Übung kräftigt die Rotatorenmanschette und baut die Deltamuskeln auf.

Voraussetzungen
Die Fähigkeit, den Rumpf während der Übung fest angespannt zu halten

Einstellung der Schlingen
Kürzeste Länge

Ausgangsstellung
Stellen Sie sich in Schrittstellung mit dem Gesicht zum Ankerpunkt und fassen Sie beide Griffe mit Hammergriff. Beugen Sie die Ellenbogen im 90-Grad-Winkel und halten Sie die Oberarme dicht am Körper (siehe Abb. a).

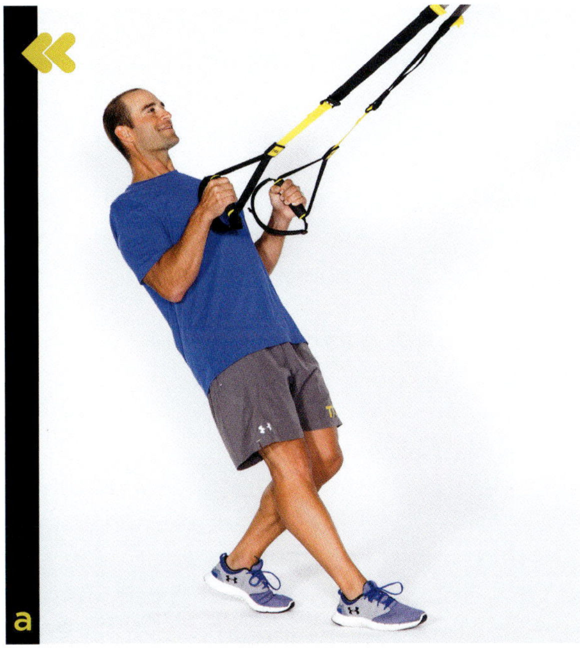

a

Übungsablauf
- Rotieren Sie die Schultern nach außen, indem Sie die Hände vom Körper weg nach außen führen, während die Ellenbogen weiterhin dicht am Körper »kleben« (siehe Abb. b).
- Kehren Sie in die Ausgangsstellung zurück und absolvieren Sie die gewünschte Anzahl an Wiederholungen.

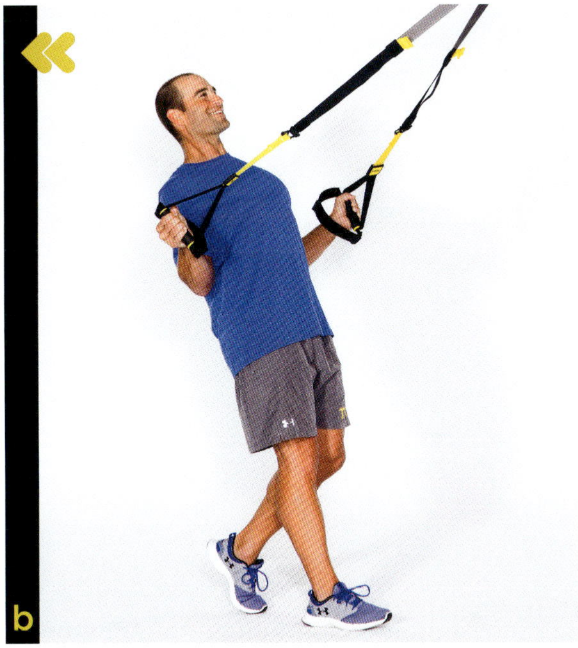

b

Übungstipps
- Die Ellenbogen bleiben stets dicht am Körper.
- Halten Sie den Rumpf gerade.

Außenrotation mit 90°-Armwinkel

Ziel
Die Übung kräftigt die Muskulatur des oberen Rückens, die Deltamuskeln und der Rotatorenmanschetten.

Voraussetzungen
Die Fähigkeit, den Rumpf während der Übung fest angespannt zu halten

Einstellung der Schlingen
Kürzeste Länge

Ausgangsstellung
Stellen Sie sich mit dem Gesicht zum Ankerpunkt und fassen Sie die Griffe mit Ober-, Unter- oder Hammergriff. Setzen Sie die Füße hüft- bis schulterbreit auseinander. Lehnen Sie sich mit im 90-Grad-Winkel gebeugten Ellenbogen nach hinten, bis Ihr Körper einen 45-Grad-Winkel zum Boden einnimmt. Ziehen Sie die Schulterblätter zusammen und nach unten (siehe Abb. a).

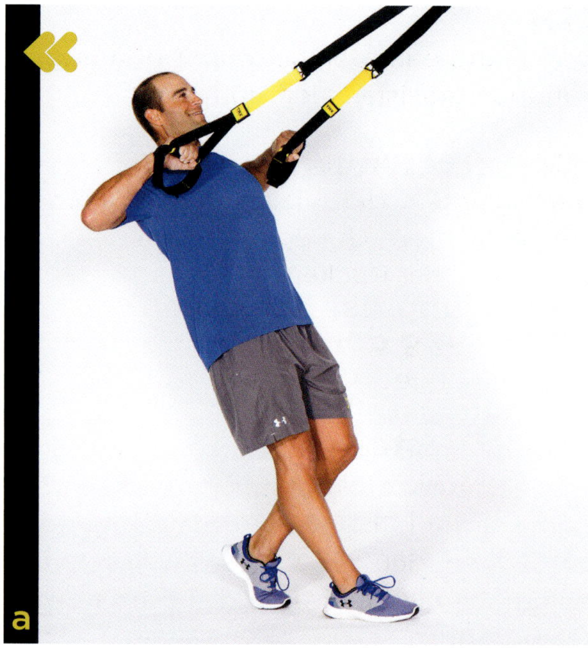
a

Übungsablauf
- Halten Sie die Ellenbogen auf Schulterhöhe und ziehen Sie die Griffe rein durch Rotieren der Schultern auf Höhe der Ohren (siehe Abb. b). In dieser Stellung sollten Hände und Ellenbogen parallel zum Körper liegen.
- Senken Sie die Arme langsam wieder ab.

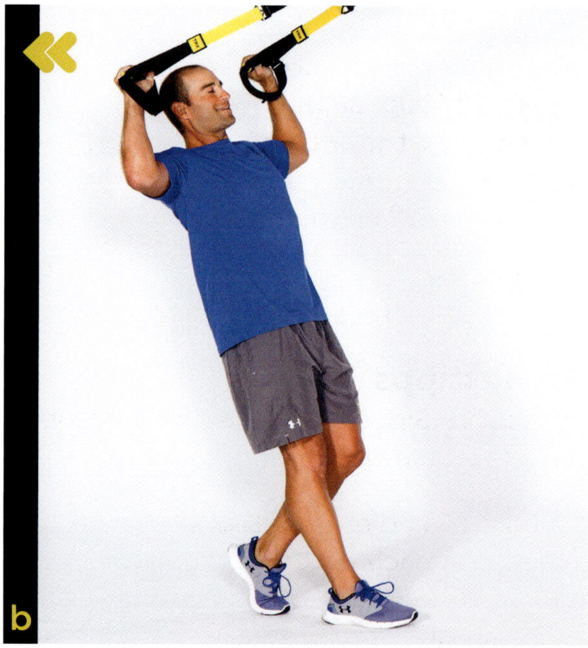
b

Übungstipps
- Führen Sie die Bewegung rein aus den Schultern aus.
- Halten Sie den Rumpf steif wie ein Brett.

Anfänger // Zugübungen für den Oberkörper

Kreuzhaltung in Rücklage

Ziel
Die Übung baut den hinteren Deltamuskel auf und stabilisiert den Rumpf.

Voraussetzungen
Die Fähigkeit, die Brettstellung während der gesamten Übung zu halten; keine Schulter- oder Rückenschmerzen.

Einstellung der Schlingen
Mittlere Länge

Ausgangsstellung
Stellen Sie sich mit dem Gesicht zum Ankerpunkt und fassen Sie beide Griffe. Ziehen Sie die Hände bis fast unter die Achseln an den Körper.

Übungsablauf
- Spannen Sie die Rumpfmuskeln an und setzen Sie die Füße vor, bis die Schlingen auf Zug sind und der Körper in Rücklage ist (siehe Abb. a).

- Strecken Sie die Arme langsam bis in die T-Position zur Seite (siehe Abb. b).

- Kehren Sie in die Startposition zurück.

Übungstipps
- Drücken Sie die Hände auf geradem Weg seitlich vom Körper weg.

- Ziehen Sie die Schulterblätter zusammen und nach unten, als wollten Sie sie in die Gesäßtaschen schieben.

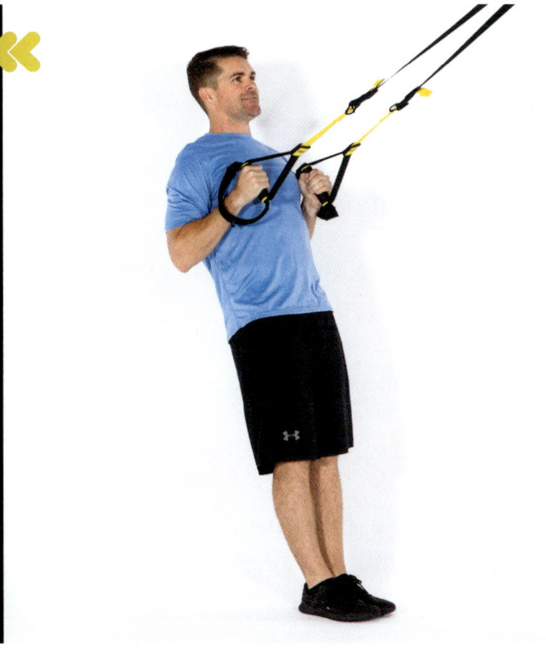
a

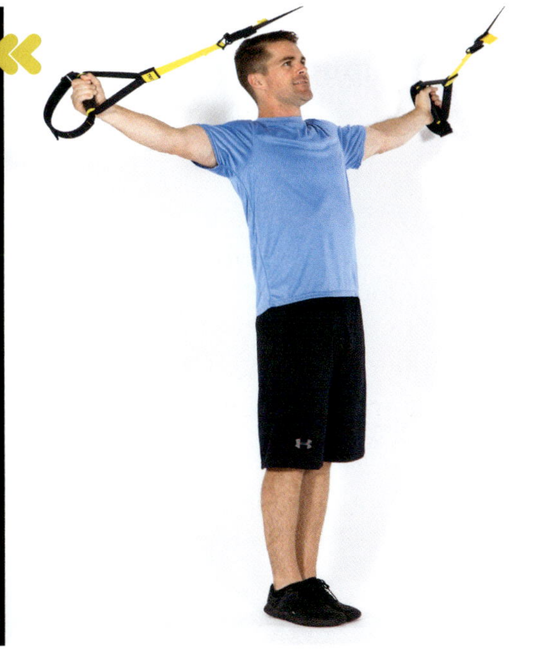
b

Fortgeschrittene // Zugübungen für den Oberkörper

Inverted Row

Ziel
Die Übung trainiert die Rückenmuskulatur.

Voraussetzungen
Die Fähigkeit, den Rumpf während der Übung fest angespannt zu halten

Einstellung der Schlingen
Kürzeste Länge

Ausgangsstellung
Stellen Sie sich mit dem Gesicht zum Ankerpunkt und fassen Sie beide Griffe mit Ober-, Unter- oder Hammergriff. Setzen Sie die Füße hüft- bis schulterbreit auseinander. Beugen Sie sich mit gestreckten Armen nach hinten, bis der Körper parallel zum Boden hängt und die Knie im 90-Grad-Winkel gebeugt sind.

Übungsablauf
- Ziehen Sie die Schulterblätter zusammen und nach unten (siehe Abb. a).

- Ziehen Sie den Körper durch Beugen der Arme und Weiten der Schultern senkrecht nach oben und strecken Sie die Knie, bis sie etwa einen 110- bis 120-Grad-Winkel bilden (siehe Abb. b).

- Senken Sie sich wieder ab, strecken Sie die Arme, ziehen Sie die Schultern zusammen und kehren Sie in die Startposition zurück. Die Intensität der Übung kann durch sehr langsames Absenken des Körpers in die Startposition erhöht werden (z. B. im Tempo 1-3 oder 1-4).

Übungstipps
- Halten Sie den Körper während der Übung steif wie ein Brett und spannen Sie die Gesäßmuskeln an.

- Ziehen Sie sich so weit hoch, bis die Griffe auf Brusthöhe sind.

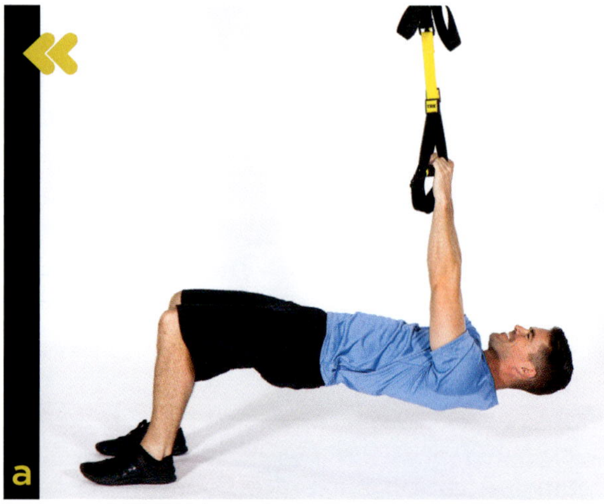

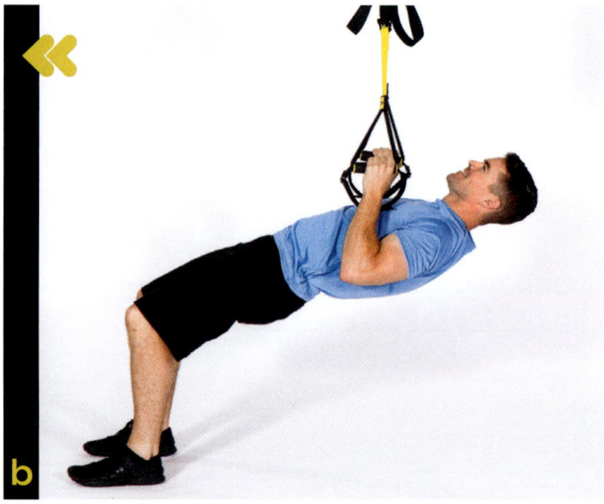

Fortgeschrittene // Zugübungen für den Oberkörper

High Row zum Y

Ziel
Diese Rudervariante stärkt die Rautenmuskeln, die oberen und unteren Anteile der Trapezmuskeln und die Rotatorenmanschetten.

Voraussetzungen
Die Fähigkeit, den Rumpf während der Übung fest angespannt zu halten

Einstellung der Schlingen
Mittlere Länge

Ausgangsstellung
Stellen Sie sich mit dem Gesicht zum Ankerpunkt und fassen Sie beide Griffe mit Hammer-, Ober- oder Untergriff. Gehen Sie in Schrittstellung oder stellen Sie die Füße hüftbreit auseinander, wenn Sie die Übungsintensität erhöhen wollen. Lehnen Sie sich mit gerade ausgestreckten Armen nach hinten, bis Ihr Körper einen 45-Grad-Winkel zum Boden einnimmt. Ziehen Sie die Schulterblätter zusammen und nach unten (siehe Abb. a).

Übungsablauf
- Heben Sie die Ellenbogen auf Schulterhöhe an und ziehen Sie den Körper in Richtung Ankerpunkt, indem Sie die Arme beugen und die Griffe bis zu den Achseln ziehen. Am Ende der Bewegung sollten Hände und Ellenbogen auf einer Höhe liegen (siehe Abb. b).

- Öffnen Sie die Arme, rotieren Sie die Schultern und heben Sie die Arme zum Y (siehe Abb. c).

- Senken Sie die gestreckten Arme langsam bis auf Schulterhöhe in die T-Stellung. Führen Sie sie dann gestreckt zurück in die Ausgangsstellung.

Übungstipps
- Heben Sie die Ellenbogen während der Ruderbewegung nicht über Schulterhöhe.

- Halten Sie den Rumpf gerade.

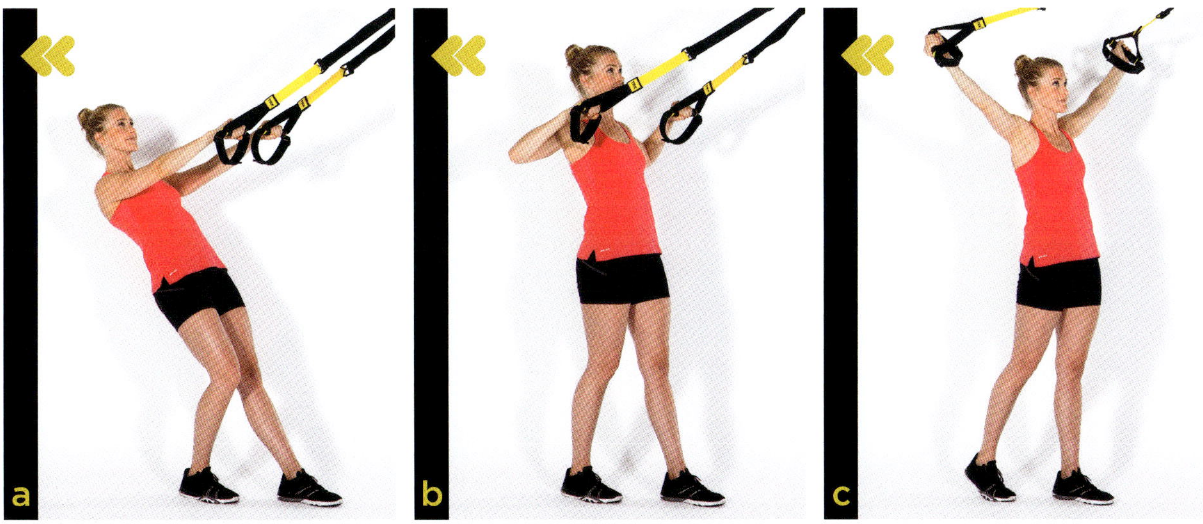

I-Y-T

Ziel

Die Übung stärkt die Rautenmuskeln, die oberen und unteren Anteile der Trapezmuskeln und die Rotatorenmanschetten.

Voraussetzungen

Die Fähigkeit, den Rumpf während der Übung fest angespannt zu halten

Einstellung der Schlingen

Mittlere Länge

Ausgangsstellung

Stellen Sie sich mit dem Gesicht zum Ankerpunkt und fassen Sie beide Griffe mit Obergriff. Gehen Sie in Schrittstellung. Lehnen Sie sich mit gerade ausgestreckten Armen nach hinten, bis Ihr Körper einen 45-Grad-Winkel zum Boden einnimmt. Ziehen Sie die Schulterblätter zusammen und nach unten (siehe Abb. a).

Übungsablauf

- Bewegen Sie die Arme nur aus den Schultern heraus gestreckt nach oben über den Kopf in die I-Stellung (siehe Abb. b). Kehren Sie anschließend zurück in die Ausgangsstellung.

- Bringen Sie nun die im 45-Grad-Winkel geöffneten, gestreckten Arme über dem Kopf in die Y-Stellung (siehe Abb. c). Kehren Sie danach zurück in die Ausgangsstellung.

- Führen Sie zum Schluss die gestreckten Arme waagerecht nach außen in die T-Stellung (siehe Abb. d). Kehren Sie anschließend zurück in die Ausgangsstellung.

Übungstipps

- Halten Sie den Rumpf steif wie ein Brett.

- Halten Sie die höchste Position jeder Bewegung eine Sekunde lang, bevor Sie in die Ausgangsstellung zurückkehren.

Fortgeschrittene // Zugübungen für den Oberkörper

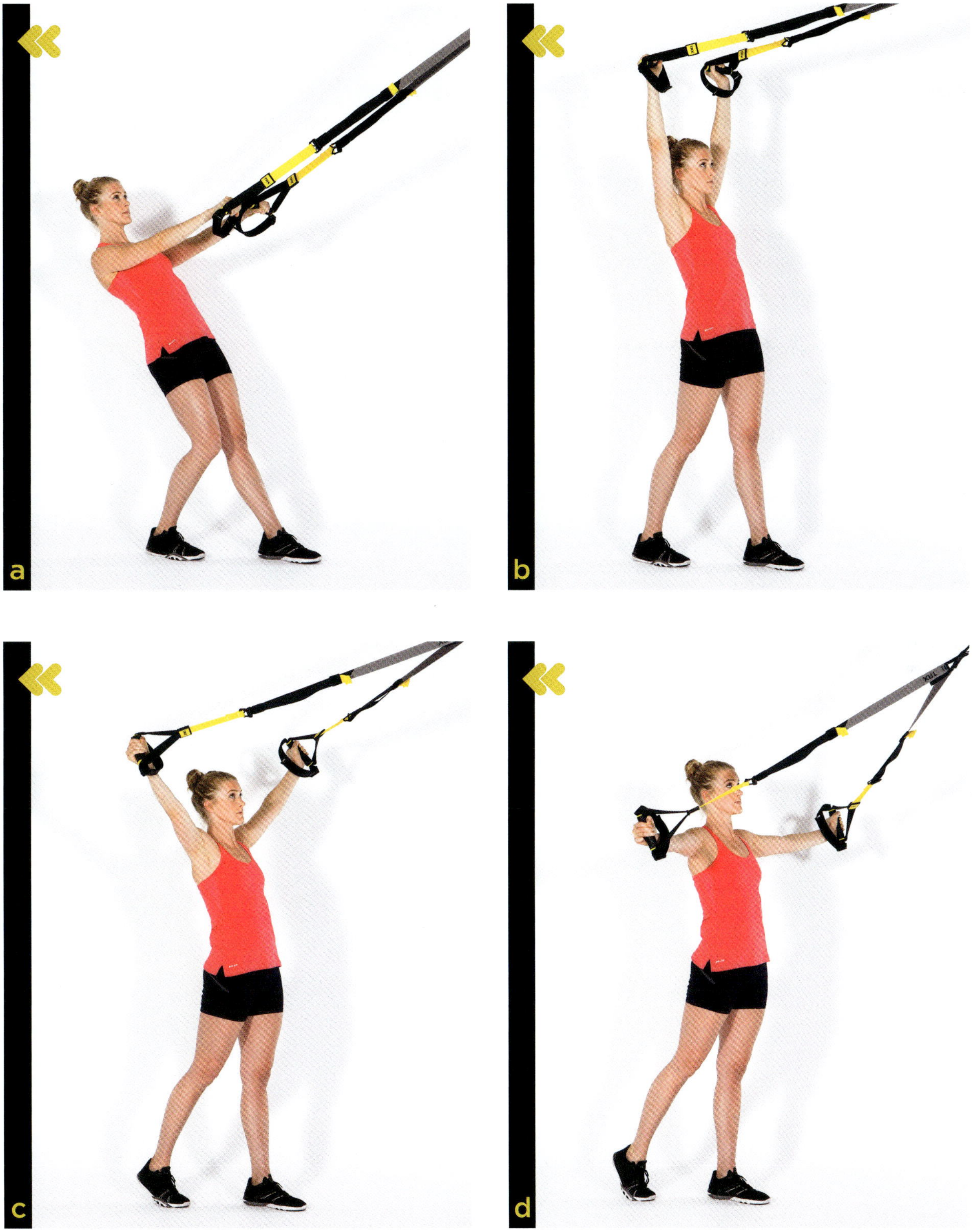

T-Delta-Fly

Ziel

Die Übung stärkt die Rautenmuskeln, die oberen und unteren Anteile der Trapezmuskeln und die Rotatorenmanschetten.

Voraussetzungen

Die Fähigkeit, den Rumpf während der Übung fest angespannt zu halten

Einstellung der Schlingen

Mittlere Länge

Ausgangsstellung

Stellen Sie sich mit dem Gesicht zum Ankerpunkt und fassen Sie beide Griffe mit Hammergriff. Setzen Sie die Füße hüft- bis schulterbreit auseinander. Lehnen Sie sich mit gerade ausgestreckten Armen nach hinten, bis Ihr Körper einen 45-Grad-Winkel zum Boden einnimmt. Ziehen Sie die Schulterblätter zusammen und nach unten (siehe Abb. a).

Übungsablauf

- Halten Sie die Arme leicht gebeugt und rotieren Sie die Schultern nach innen, sodass die Ellenbogen nach außen weisen.
- Halten Sie die Arme in dieser leicht gebeugten Streckung und führen Sie die Hände nach außen, während Sie die Schulterblätter zusammen und nach unten ziehen.
- Versuchen Sie, die Hände so weit zu öffnen, dass sie eine Linie mit den Schultern bilden (siehe Abb. b).
- Bringen Sie die Hände wieder zurück in die Ausgangsstellung.

Übungstipps

- Halten Sie die Ellenbogen während der gesamten Übung leicht gebeugt.
- Spannen Sie die Rumpfmuskeln an.
- Ziehen Sie die Schultern während der Bewegung nicht nach oben.

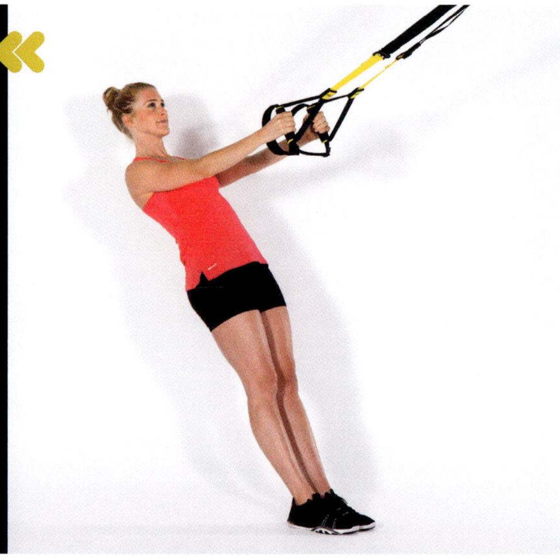

a

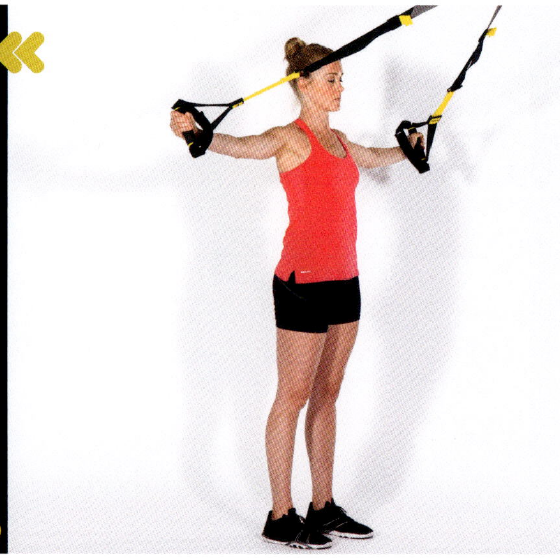

b

Bizeps-Curl mit Obergriff

Ziel
Die Übung trainiert den Bizeps und die Handgelenkstrecker.

Voraussetzungen
Die Fähigkeit, den Rumpf während der Übung fest angespannt zu halten

Einstellung der Schlingen
Mittlere Länge

Ausgangsstellung
Stellen Sie sich mit dem Gesicht zum Ankerpunkt und fassen Sie beide Griffe mit Obergriff. Setzen Sie die Füße hüft- bis schulterbreit auseinander. Lehnen Sie sich mit gerade ausgestreckten Armen nach hinten, bis Ihr Körper einen 45-Grad-Winkel zum Boden einnimmt (siehe Abb. a).

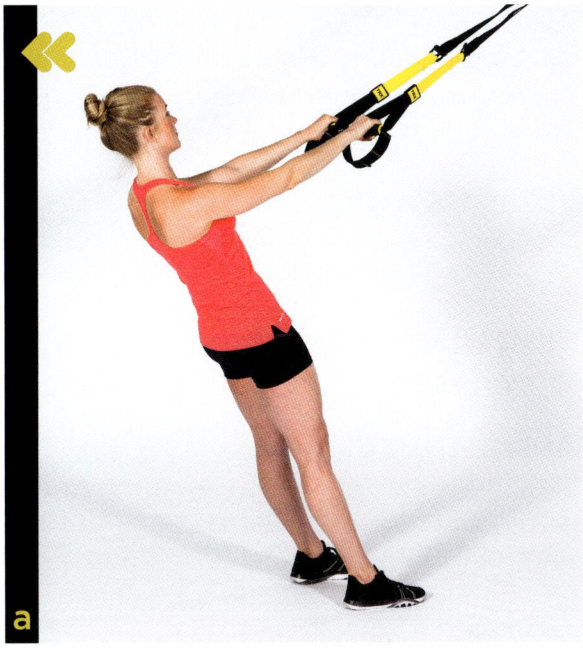
a

Übungsablauf
- Ziehen Sie die Schulterblätter zusammen und nach unten, beugen Sie die Ellenbogen und bringen Sie die Hände zum Gesicht (siehe Abb. b).
- Kehren Sie durch Strecken der Ellenbogen in die Ausgangsstellung zurück.

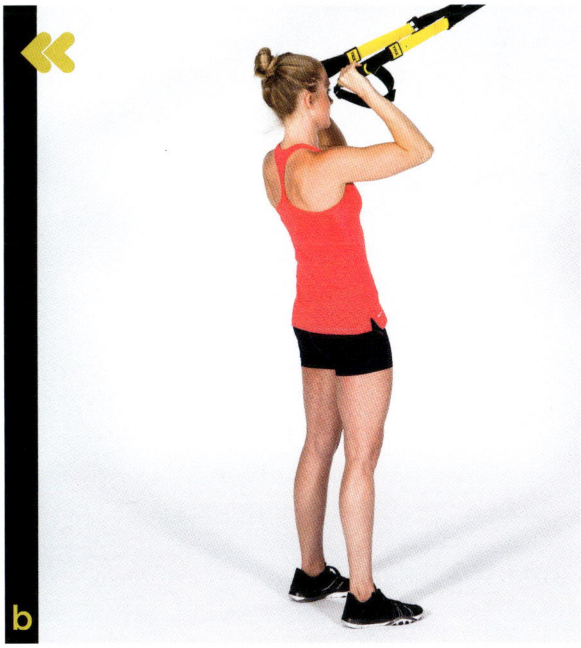
b

Übungstipps
- Führen Sie die Bewegung nur aus den Ellenbogen heraus aus.
- Halten Sie den Körper steif wie ein Brett und spannen Sie die Gesäßmuskeln an.

Schulterinnenrotation

Ziel
Mit dieser Übung kräftigen Sie die Rotationsmanschetten, der Deltamuskeln und die großen Brustmuskeln.

Voraussetzungen
Die Fähigkeit, den Rumpf während der Übung fest angespannt zu halten

Einstellung der Schlingen
Mittlere Länge

Ausgangsstellung
Stellen Sie sich mit dem Gesicht zum Ankerpunkt und fassen Sie beide Griffe mit Hammergriff. Setzen Sie die Füße hüft- bis schulterbreit auseinander. Lehnen Sie sich mit um 90 Grad gebeugten Ellenbogen nach hinten, bis Ihr Körper einen 45-Grad-Winkel zum Boden einnimmt. Halten Sie die Oberarme dabei parallel und eng am Oberkörper (siehe Abb. a).

Übungsablauf
- Rotieren Sie die Schultern nach innen, indem Sie die Hände in Richtung des jeweils gegenüberliegenden Ellenbogens nach innen führen (siehe Abb. b). Vor der Brust liegen die Hände dabei übereinander.

- Wechseln Sie bei jeder Wiederholung obere und untere Hand ab.

Übungstipps
- Halten Sie die Ellenbogen stets dicht am Körper.

- Spannen Sie die Rumpfmuskeln an.

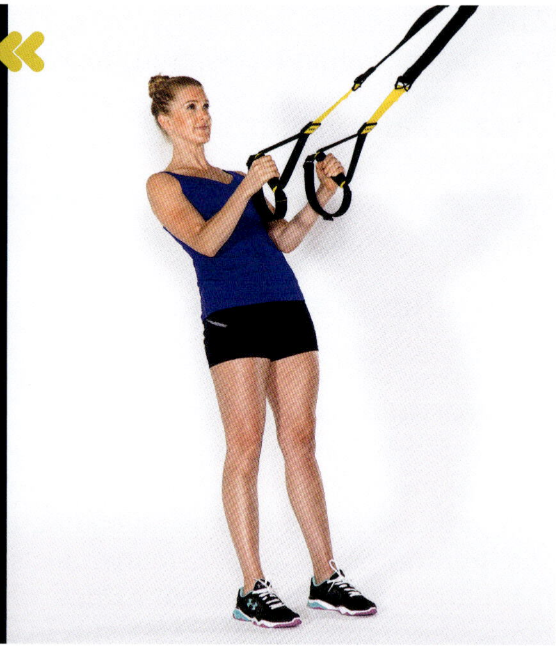

a

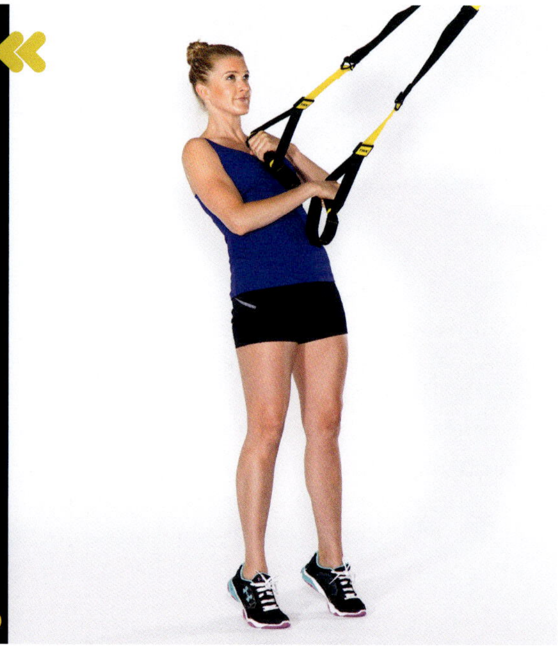

b

Einarmiger Low Row

Ziel
Die Übung baut die Rückenmuskulatur auf.

Voraussetzungen
Die Fähigkeit, den Rumpf während der Übung fest angespannt zu halten

Einstellung der Schlingen
Kürzeste Länge

Ausgangsstellung
Stellen Sie sich mit dem Gesicht zum Ankerpunkt und fassen Sie beide Griffe mit einer Hand im Ober-, Unter- oder Hammergriff. Legen Sie die freie Hand auf die Hüfte oder lassen Sie den Arm an Ihrer Körperseite herabhängen. Setzen Sie die Füße hüft- bis schulterbreit auseinander. Lehnen Sie sich mit gerade ausgestrecktem Arbeitsarm nach hinten, bis Ihr Körper einen 45-Grad-Winkel zum Boden einnimmt (siehe Abb. a). Die Übung wird schwieriger, wenn Sie den Winkel zum Boden verringern.

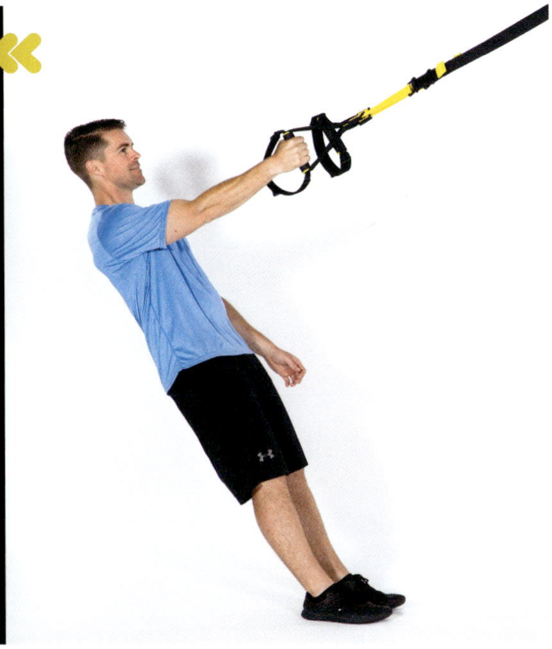

a

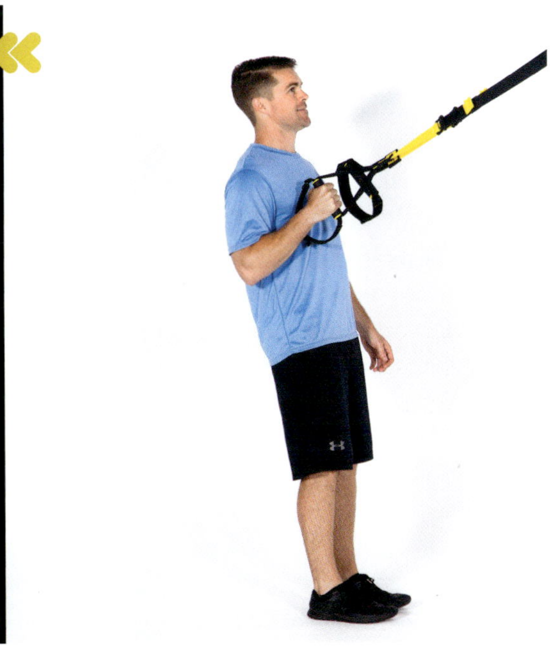

b

Übungsablauf
- Ziehen Sie den Körper zum Ankerpunkt, indem Sie den Ellenbogen des Arbeitsarms beugen und die Schultern weiten (siehe Abb. b).
- Strecken Sie den Arbeitsarm langsam wieder und lockern Sie die Schultern, um in die Ausgangsstellung zurückzukehren.

Übungstipps
- Halten Sie die Ganzkörperspannung.
- Ziehen Sie die Griffe bis zur Brust heran.

Split Fly

Ziel
Die Übung kräftigt die Rautenmuskeln, die oberen und unteren Anteile der Trapezmuskeln und die Rotatorenmanschetten.

Voraussetzungen
Die Fähigkeit, den Rumpf während der Übung fest angespannt zu halten

Einstellung der Schlingen
Mittlere Länge

Ausgangsstellung
Stellen Sie sich mit dem Gesicht zum Ankerpunkt und fassen Sie beide Griffe mit Hammergriff. Setzen Sie die Füße hüft- bis schulterbreit auseinander. Lehnen Sie sich mit leicht gebeugten Ellenbogen nach hinten, bis Ihr Körper einen 45-Grad-Winkel zum Boden einnimmt. Ziehen Sie die Schulterblätter zusammen und nach unten (siehe Abb. a).

Übungsablauf
- Halten Sie die Ellenbogen leicht gebeugt und führen Sie die Hände langsam auseinander, während Sie die Schulterblätter zusammen und nach unten ziehen.

- Bringen Sie einen Arm nach oben in die 12-Uhr-Position, den anderen nach unten in die 9-Uhr-Position. Versuchen Sie, die Hände so weit auseinanderzuführen, dass die Arme eine Linie mit dem Rumpf bilden (siehe Abb. b).

- Führen Sie die Hände zurück in die Ausgangsstellung.

- Wiederholen Sie die Bewegung und bringen Sie die Hände in unterschiedliche entgegengesetzte Stellungen:
  - rechte Hand in 1-Uhr-Position, linke Hand in 7-Uhr-Position
  - rechte Hand in 5-Uhr-Position, linke Hand in 10-Uhr-Position

Übungstipps
- Halten Sie die Ellenbogen während der gesamten Übung leicht gebeugt und den Rumpf gerade.

- Ziehen Sie die Schultern in der Bewegung nicht nach oben.

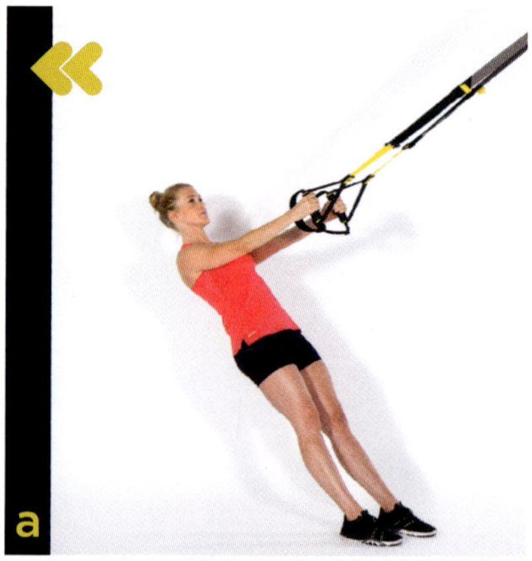

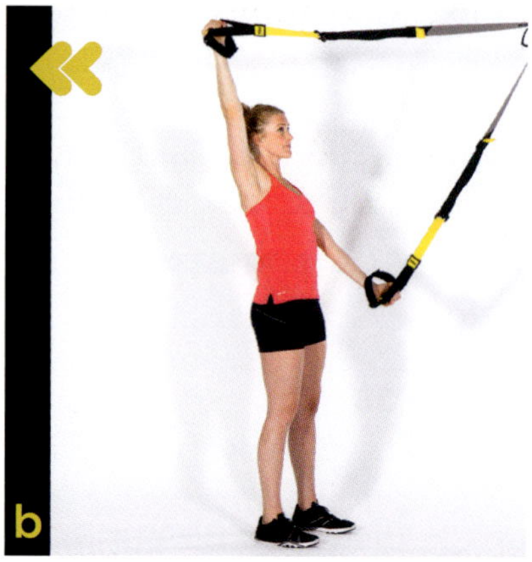

Einarmiger Bizeps-Curl mit Untergriff

Ziel
Die Übung isoliert den Bizeps.

Voraussetzungen
Die Fähigkeit, den Rumpf während der Übung fest angespannt zu halten

Einstellung der Schlingen
Mittlere Länge

Ausgangsstellung
Stellen Sie sich mit dem Gesicht zum Ankerpunkt und fassen Sie beide Griffe mit einer Hand im Untergriff. Setzen Sie die Füße hüft- bis schulterbreit auseinander. Lehnen Sie sich mit gerade ausgestrecktem Arm nach hinten, bis Ihr Körper einen 45-Grad-Winkel zum Boden einnimmt (siehe Abb. a).

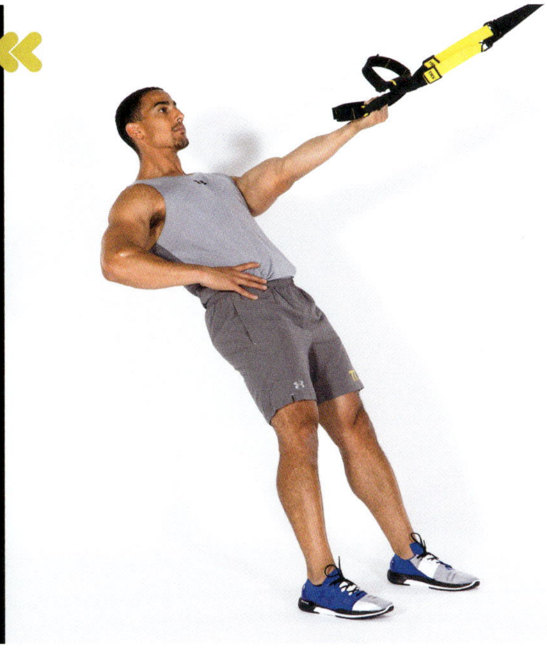
a

Übungsablauf
- Ziehen Sie die Schulterblätter zusammen und nach unten. Beugen Sie den Arm und ziehen Sie sich nach vorn in die Senkrechte, bis Ihre Hand auf Höhe Ihres Gesichts ist (siehe Abb. b).
- Strecken Sie den Arm und kehren Sie zurück in die Ausgangsstellung.

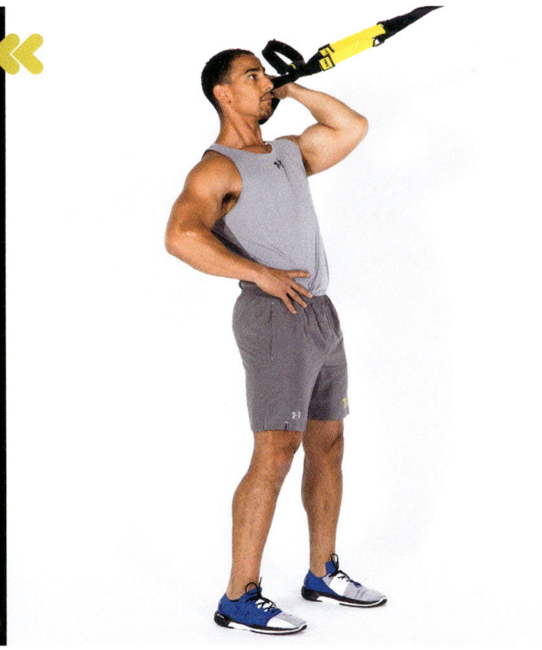
b

Übungstipps
- Führen Sie die Bewegung nur aus dem Ellenbogen heraus aus.
- Halten Sie den Körper steif wie ein Brett und spannen Sie die Gesäßmuskeln an.
- Verhindern Sie jegliche Drehbewegung in Rumpf oder Hüften.

Einarmiger Bizeps-Curl mit Obergriff

Ziel
Mit der Übung trainieren Sie Bizeps und Handgelenkstrecker.

Voraussetzungen
Die Fähigkeit, den Rumpf während der Übung fest angespannt zu halten

Einstellung der Schlingen
Mittlere Länge

Ausgangsstellung
Stellen Sie sich mit dem Gesicht zum Ankerpunkt und fassen Sie beide Griffe mit einer Hand im Obergriff. Setzen Sie die Füße hüft- bis schulterbreit auseinander. Lehnen Sie sich mit gerade ausgestrecktem Arm nach hinten, bis Ihr Körper einen 45-Grad-Winkel zum Boden einnimmt (siehe Abb. a).

Übungsablauf
- Ziehen Sie die Schulterblätter zusammen und nach unten. Beugen Sie den Arm und ziehen Sie sich nach vorn in die Senkrechte, bis Ihre Hand auf Höhe Ihres Gesichts ist (siehe Abb. b).

- Strecken Sie den Arm und kehren Sie zurück in die Ausgangsstellung.

Übungstipps
- Führen Sie die Bewegung nur aus dem Ellenbogen heraus aus.

- Halten Sie den Körper steif wie ein Brett und spannen Sie die Gesäßmuskeln an.

- Verhindern Sie jegliche Drehbewegung in Rumpf oder Hüften.

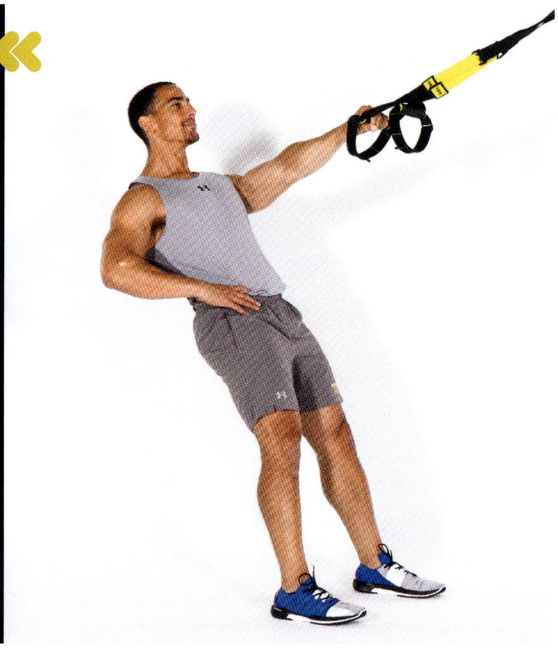
a

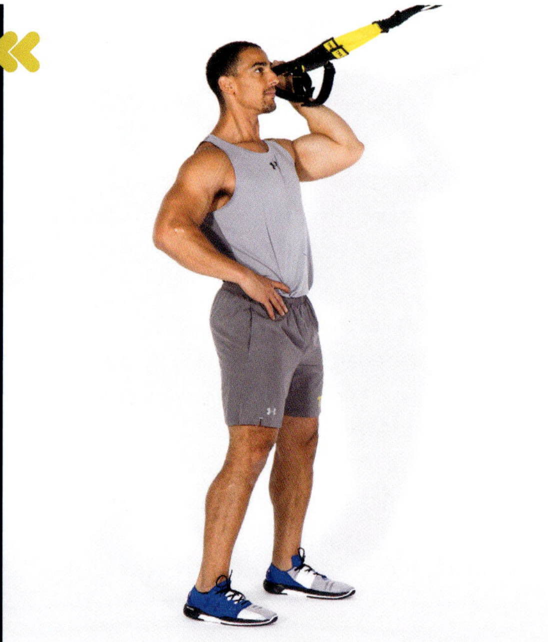
b

Anfänger // Beweglichkeitsübungen für den Oberkörper

Brustdehnung

Ziel
Die Übung verbessert die Flexibilität der Brustmuskulatur und die Beweglichkeit in den Schultergelenken.

Voraussetzungen
Die Fähigkeit, den Rumpf während der Übung fest angespannt zu halten; keine Schulterschmerzen.

Einstellung der Schlingen
Mittlere Länge

Ausgangsstellung
Stellen Sie sich mit dem Rücken zum Ankerpunkt und fassen Sie mit jeder Hand einen Griff. Gehen Sie in die Schrittstellung und spannen Sie den Körper an.

Übungsablauf
- Beugen Sie die Ellenbogen leicht und öffnen Sie die Arme zur Seite. Drücken Sie dabei die Hände langsam auseinander und ziehen Sie gleichzeitig die Schulterblätter nach unten und zusammen.

- Lehnen Sie sich nach vorn und führen Sie die weiterhin leicht gebeugten Arme so weit nach außen, bis Sie eine deutliche Dehnung der Brust spüren (siehe Abb.).

- Bringen Sie die Arme wieder zurück in die Ausgangsstellung.

Übungstipps
- Dehnen Sie die Brustmuskeln, bis Sie einen leichten Zug spüren.

- Dehnen Sie nicht so sehr, dass es schmerzt.

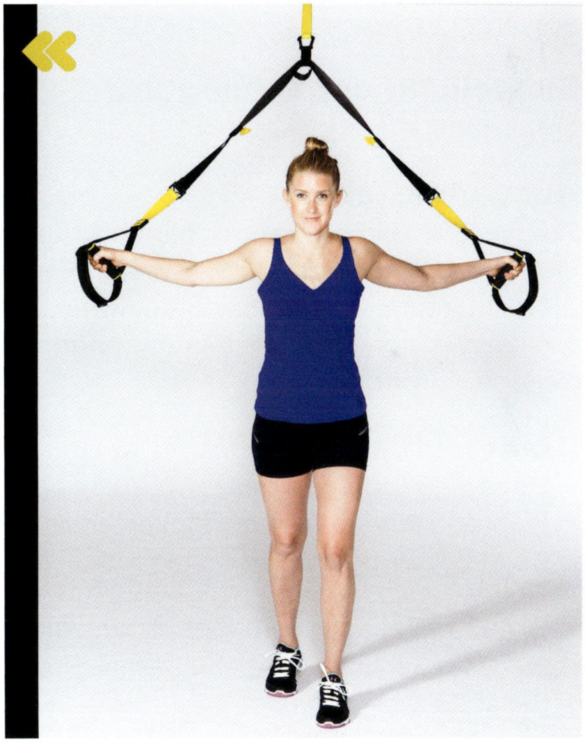

Einarmige Brustdehnung

Ziel

Die Übung verbessert die Flexibilität der Brustmuskulatur und die Beweglichkeit in den Schultergelenken.

Voraussetzungen

Die Fähigkeit, den Rumpf während der Übung fest angespannt zu halten; keine Schulterschmerzen

Einstellung der Schlingen

Mittlere Länge

Ausgangsstellung

Stehen Sie seitlich vom Schlingentrainer und fassen Sie beide Griffe mit der Hand, die sich näher am Ankerpunkt befindet. Stellen Sie sich aufrecht hin und spannen Sie den Körper an.

Übungsablauf

- Halten Sie den Arbeitsarm gestreckt, während der freie Arm locker an Ihrer Körperseite herabhängt.

- Drehen Sie sich vom Schlingentrainer weg, bis Sie eine deutliche Dehnung der Brust spüren (siehe Abb.).

- Halten Sie diese Stellung 10–30 Sekunden und wiederholen Sie die Dehnung dann auf der anderen Seite.

Übungstipps

- Dehnen Sie die Brustmuskeln, bis Sie einen leichten Zug spüren.

- Dehnen Sie nicht so sehr, dass es schmerzt.

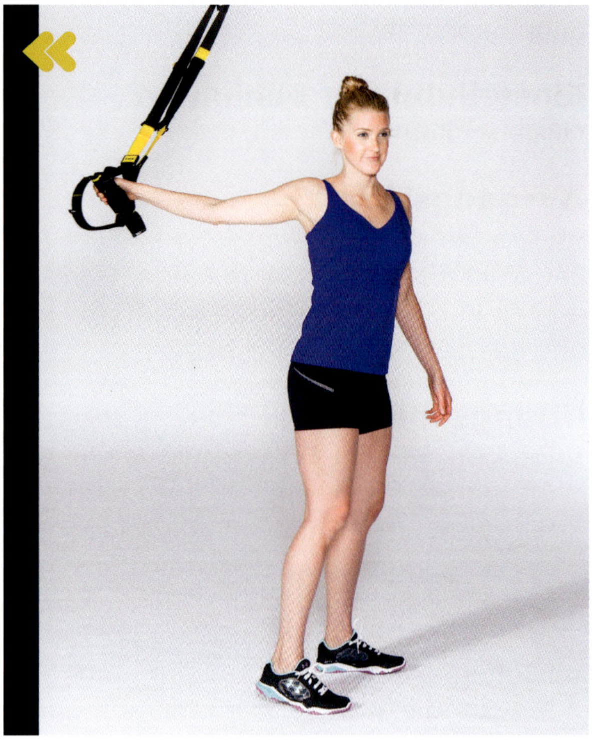

Anfänger // Beweglichkeitsübungen für den Oberkörper

Einarmige Brustdehnung im Knien

Ziel
Die Übung verbessert die Flexibilität der Brustmuskulatur und die Beweglichkeit in den Schultergelenken.

Voraussetzungen
Die Fähigkeit, den Rumpf während der Übung fest angespannt zu halten; keine Schulterschmerzen

Einstellung der Schlingen
Mittlere Länge

Ausgangsstellung
Knien Sie sich seitlich vom Schlingentrainer auf den Boden und fassen Sie beide Griffe mit der Hand, die sich näher am Ankerpunkt befindet.

Übungsablauf
- Spannen Sie den Körper an, strecken Sie den Arbeitsarm aus und halten Sie den freien Arm an der Körperseite.
- Lehnen Sie sich vor und drehen Sie den Oberkörper vom Arbeitsarm weg, während Sie die Arbeitshand nach unten drücken (siehe Abb.).
- Halten Sie diese Stellung 10–30 Sekunden und wiederholen Sie die Dehnung auf der anderen Seite.

Übungstipps
- Dehnen Sie die Brustmuskeln, bis Sie einen leichten Zug spüren.
- Dehnen Sie nicht so sehr, dass es schmerzt.

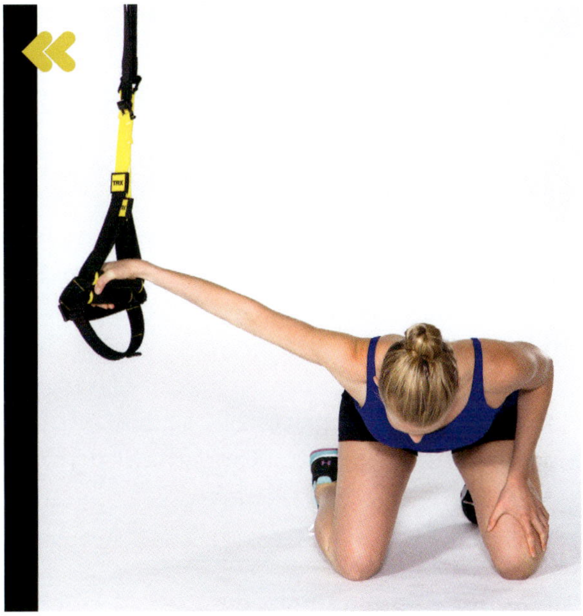

Überkopf-Latissimusdehnung

Ziel
Die Übung verbessert die Flexibilität der großen Rückenmuskeln und die Beweglichkeit in den Schultergelenken.

Voraussetzungen
Die Fähigkeit, den Rumpf während der Übung fest angespannt zu halten; keine Schulterverletzung oder -schmerzen

Einstellung der Schlingen
Mittlere Länge

Ausgangsstellung
Stellen Sie sich mit dem Rücken zum Ankerpunkt (oder seitlich davon, wenn Sie die schrägen Bauchmuskeln dehnen wollen). Fassen Sie mit jeder Hand einen Griff und strecken Sie die Arme nach oben. Nehmen Sie die Schrittstellung ein, achten Sie auf eine aufrechte Körperhaltung und spannen Sie den Körper an.

Übungsablauf
- Machen Sie einen großen Ausfallschritt nach vorn, bis die Hände hinter dem Kopf sind. Lehnen Sie sich vor, bis Sie eine deutliche Dehnung im Latissimus spüren (siehe Abb.).

- Halten Sie die Stellung für 10–30 Sekunden.

Übungstipps
- Dehnen Sie die Muskeln, bis Sie einen leichten Zug spüren.

- Dehnen Sie nicht so sehr, dass es schmerzt.

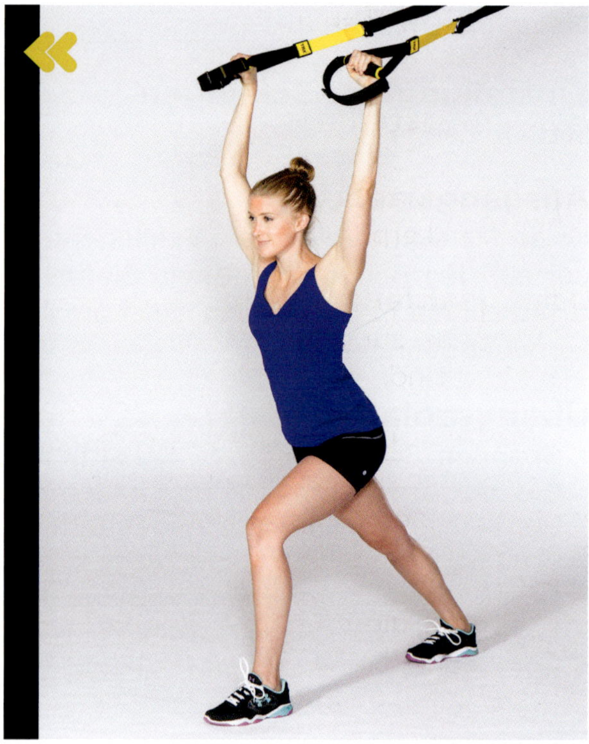

Deltamuskeldehnung

Ziel
Die Übung verbessert die Beweglichkeit in den Schultergelenken.

Voraussetzungen
Keine Schulterverletzung oder -schmerzen

Einstellung der Schlingen
Mittlere Länge

Ausgangsstellung
Stellen Sie sich seitlich zum Ankerpunkt und fassen Sie beide Griffe mit der Hand, die vom Ankerpunkt weiter entfernt ist.

Übungsablauf
- Treten Sie zur Seite, bis die Schlingen auf Zug sind.
- Halten Sie den Arm auf Brusthöhe und lehnen Sie sich vom Ankerpunkt weg, bis Sie eine deutliche Dehnung in der Schulter spüren (siehe Abb.).
- Halten Sie diese Stellung 10–30 Sekunden. Wiederholen Sie die Dehnung auf der anderen Seite.

Übungstipps
- Treten Sie für eine stärkere Dehnung weiter vom Ankerpunkt weg.
- Dehnen Sie die Muskeln, bis Sie einen leichten Zug spüren.
- Dehnen Sie nicht so sehr, dass es schmerzt.

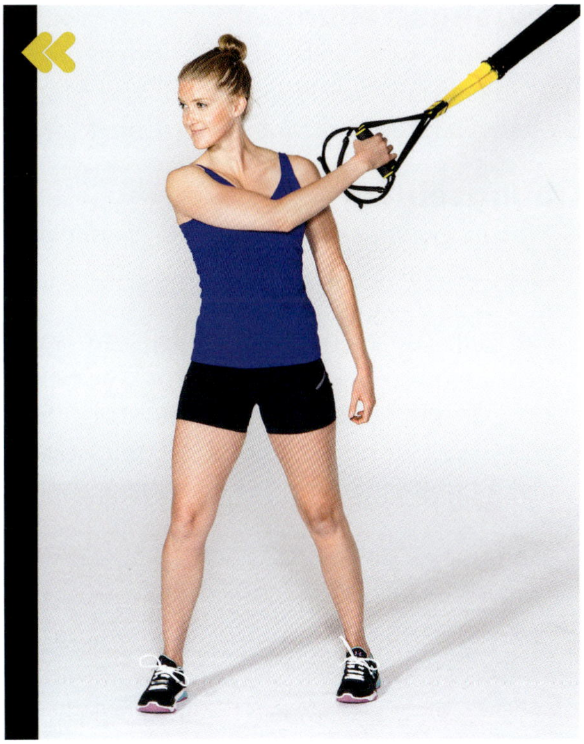

Deltamuskeldehnung vorgebeugt

Ziel
Verbesserung der Beweglichkeit in den Schultergelenken.

Voraussetzungen
Keine Schulterverletzung oder -schmerzen

Einstellung der Schlingen
Mittlere Länge

Ausgangsstellung
Stellen Sie sich seitlich zum Ankerpunkt und fassen Sie beide Griffe mit der Hand, die vom Ankerpunkt weiter entfernt ist.

Übungsablauf
- Treten Sie zur Seite, bis die Schlingen auf Zug sind.
- Beugen Sie sich aus den Hüften nach vorn. Halten Sie den Arm vor der Brust und drücken Sie die Hand Richtung Boden, bis Sie eine deutliche Dehnung in der Schulter spüren (siehe Abb.).
- Halten Sie diese Stellung 10–30 Sekunden. Wiederholen Sie die Dehnung auf der anderen Seite.

Übungstipps
- Treten Sie für eine stärkere Dehnung weiter vom Ankerpunkt weg.
- Dehnen Sie die Muskeln, bis Sie einen leichten Zug spüren.
- Dehnen Sie nicht so sehr, dass es schmerzt.

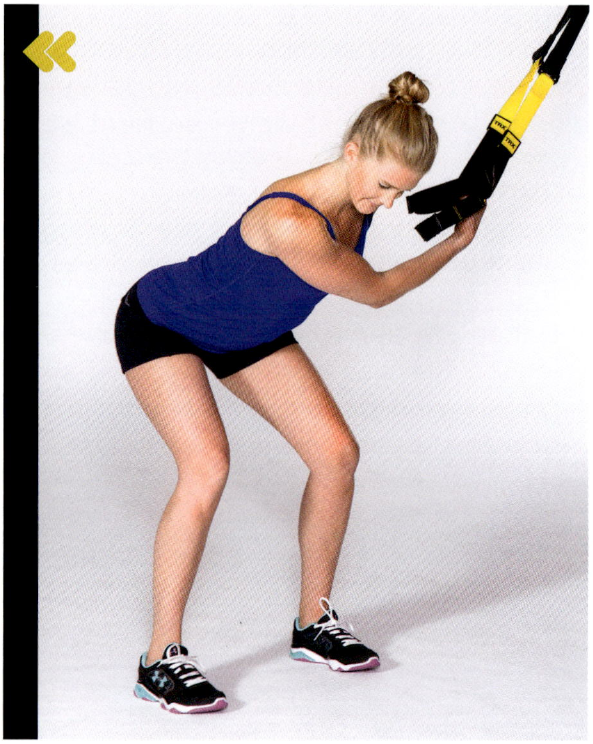

Unterkörperübungen

Mit den Übungen in diesem Kapitel trainieren Sie Ausdauer, Kraft und Beweglichkeit der unteren Körperhälfte. Fortgeschrittene Kraftsportler können den äußeren Widerstand erhöhen, indem Sie zusätzlich Kurzhanteln, Kettlebells oder eine Gewichtsweste einsetzen und damit die Trainingsintensität bei vielen Übungen steigern.

Beinpendel

Ziel
Die Übung trainiert die Balance auf einem Bein und die Hüftstabilität.

Voraussetzungen
Die Fähigkeit, auf einem Bein zu stehen

Einstellung der Schlingen
Kürzeste Länge

Ausgangsstellung
Stellen Sie sich mit dem Gesicht zum Ankerpunkt. Fassen Sie beide Griffe, beugen Sie die Arme und treten Sie zurück, bis die Schlingen nicht mehr durchhängen.

Übungsablauf
- Heben Sie einen Fuß etwa 8 Zentimeter vom Boden ab (siehe Abb. a). Der Standfuß bleibt flach auf dem Boden stehen.
- Beugen Sie das Standbein. Führen Sie das freie Bein mit gestreckten Zehen seitlich so weit wie möglich in die 3-Uhr-Position (siehe Abb. b). Tippen Sie mit dem Fuß kurz auf dem Boden auf.
- Kehren Sie zurück in die Startposition. Wiederholen Sie die Übung, indem Sie das freie Bein diesmal nach vorn in der 12-Uhr-Position führen.

Übungstipps
- Schieben Sie das Knie des Standbeins nicht über die Zehen des Standfußes hinaus nach vorn.
- Setzen Sie den Standfuß immer mit der ganzen Sohle auf dem Boden auf.

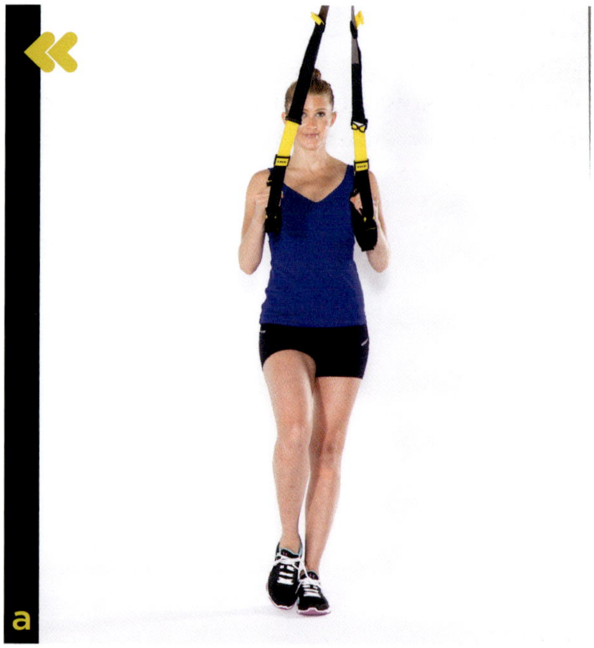
a

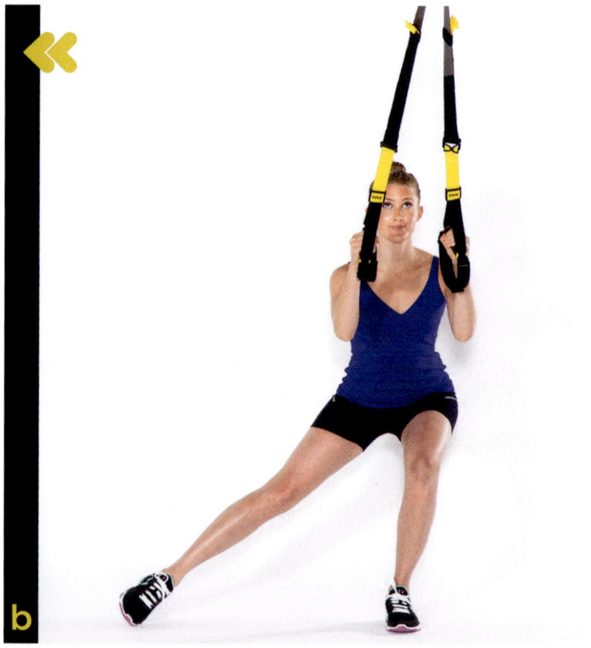
b

Anfänger // Unterkörperübungen

Standwaage

Ziel
Diese Übung verbessert die Balance auf einem Bein sowie die Hüftstabilität. Gleichzeitig werden die hinteren Oberschenkelmuskeln im Standbein und der Latissimus gedehnt.

Voraussetzungen
Die Fähigkeit, auf einem Bein zu stehen

Einstellung der Schlingen
Mittlere Wadenhöhe

Ausgangsstellung
Stellen Sie sich mit dem Gesicht zum Ankerpunkt. Fassen Sie beide Griffe, strecken Sie die Arme auf Brusthöhe vor und treten Sie zurück, bis die Schlingen nicht mehr durchhängen.

Übungsablauf
- Stellen Sie sich auf ein Bein. Der Standfuß sollte mit der ganzen Sohle auf dem Boden stehen. Heben Sie das Knie des freien Beins auf Bauchhöhe hoch und ziehen Sie die Zehen an (siehe Abb. a).
- Beugen Sie sich aus den Hüften nach vorn, während Sie das freie Bein gerade nach hinten strecken. Das Standbein ist leicht gebeugt (siehe Abb. b).
- Strecken Sie Ihren gesamten Körper so weit wie möglich. Von der Ferse des angehobenen Beins bis zum Nacken bildet Ihr Körper eine gerade Linie.
- Kehren Sie in die Startposition zurück und führen Sie die gewünschte Anzahl an Wiederholungen aus.

Übungstipps
- Vermeiden Sie ein Kippen der Hüften. Die Zehen des freien Fußes zeigen zum Boden.
- Drehen Sie die Zehen des vorderen Beins leicht nach innen. Das bringt die Hüfte automatisch in die richtige Position und verhindert eine Rotation. Eine Drehung der Hüfte verkürzt die hinteren Oberschenkelmuskeln im Standbein und macht die Dehnung weniger effektiv.

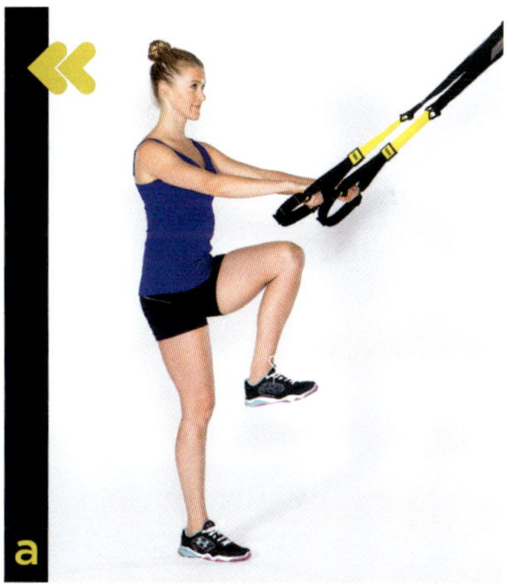

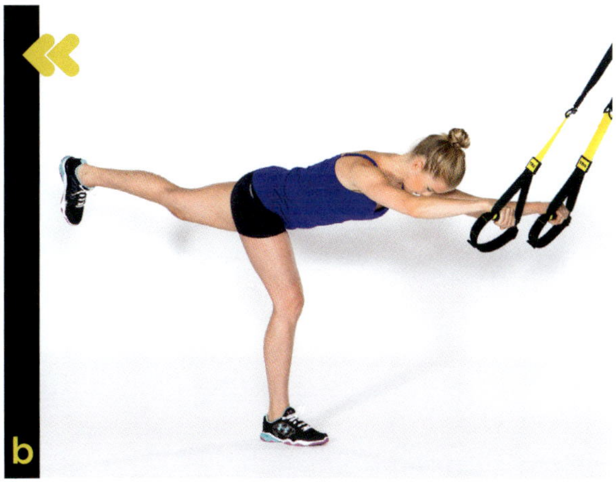

TRX® Lunge mit Knieheben

Ziel

Die Übung verbessert die Balance auf einem Bein sowie die Hüftstabilität. Überdies fördert sie die Beweglichkeit des Unterkörpers, die wichtig für die Beschleunigungsphase im Sprint ist.

Voraussetzungen

Die Fähigkeit, auf einem Bein zu stehen

Einstellung der Schlingen

Volle Länge

Ausgangsstellung

Stellen Sie sich mit dem Gesicht zum Ankerpunkt. Fassen Sie beide Griffe und lehnen Sie sich vor, bis der Rumpf im 45-Grad-Winkel steht.

Übungsablauf

- Machen Sie einen großen Ausfallschritt nach hinten. Beugen Sie das vordere Bein um 90 Grad, aber schieben Sie nicht das Knie über die Fußspitzen hinaus nach vorn (siehe Abb. a).

- Bringen Sie das hintere Bein mit einer schnellen Bewegung nach vorn und heben Sie das Knie auf Bauchhöhe. Strecken Sie dabei Sprunggelenk, Knie und Hüfte des Standbeins und ziehen Sie die Zehen des freien Fußes an (siehe Abb. b.).

- Halten Sie das Gleichgewicht auf dem Standbein und zählen Sie bis 2.

- Kehren Sie in die Startposition zurück und wiederholen Sie die Übung mit dem anderen Bein.

Übungstipps

- Halten Sie den Körper steif wie ein Brett.

- Ziehen Sie die Zehen und das Knie des freien Beins hoch.

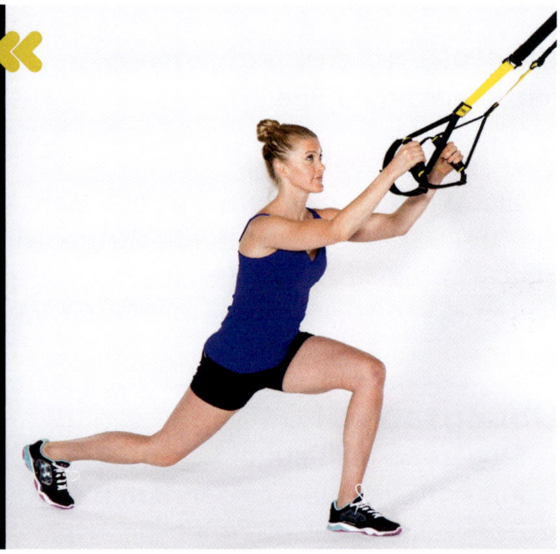

a

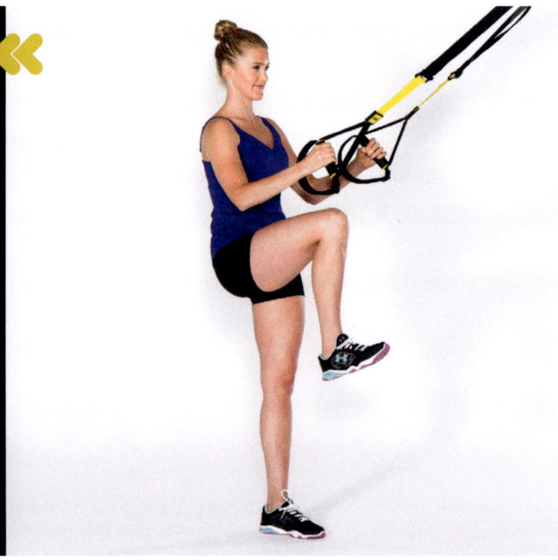

b

Anfänger // Unterkörperübungen

Tiefe Kniebeuge

Ziel
Die Übung verbessert die Beweglichkeit der Sprunggelenke, Knie und Hüften sowie die Kraftausdauer der Unterkörpermuskulatur.

Voraussetzungen
Keine Schmerzen oder Verletzungen der Gelenke des Unterkörpers

Einstellung der Schlingen
Mittlere Länge

Ausgangsstellung
Stellen Sie sich mit dem Gesicht zum Ankerpunkt. Fassen Sie beide Griffe mit gebeugten Armen und treten Sie zurück, bis die Schlingen nicht mehr durchhängen.

Übungsablauf
- Drehen Sie die Zehen beider Füße leicht nach außen (siehe Abb. a).
- Schieben Sie Ihr Gesäß nach hinten unten und gehen Sie möglichst tief in die Hocke. Die Knie sollten dabei um mindestens 90 Grad gebeugt sein und hinter den Zehen oder direkt darüber stehen. Halten Sie die Wirbelsäule aufrecht und gerade (siehe Abb. b).
- Richten Sie sich wieder auf, indem Sie Sprunggelenke, Knie und Hüften strecken.

Übungstipps
- Stellen Sie sich vor, Sie stünden in der Mitte eines Quadrats. Senken Sie Ihr Gesäß zur Mitte dieses Quadrats ab.
- Verteilen Sie Ihr Gewicht gleichmäßig auf die gesamte Sohle beider Füße.

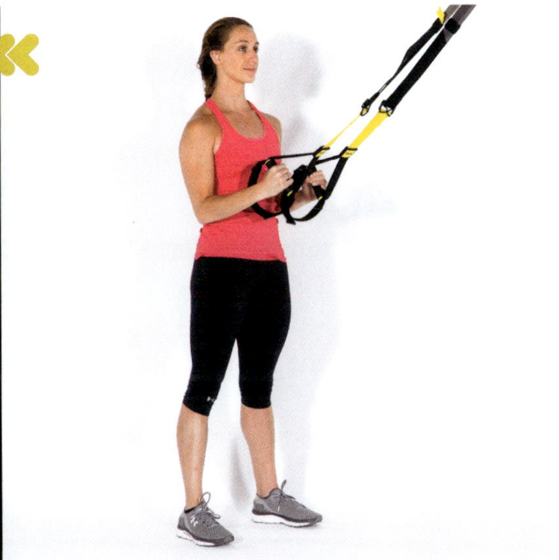
a

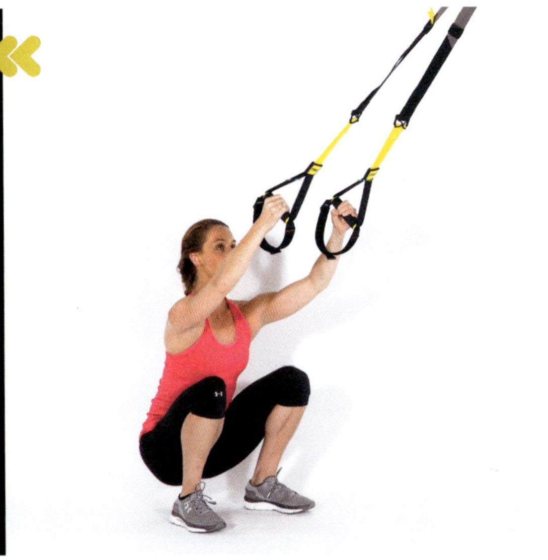
b

Iso-Kniebeuge

Ziel
Die Übung verbessert die Beweglichkeit der Sprunggelenke, Knie und Hüften. Außerdem fördert sie die Kraftausdauer der Unterkörpermuskulatur sowie die Gelenkstabilität.

Voraussetzungen
Keine Schmerzen oder Verletzungen der Gelenke des Unterkörpers

Einstellung der Schlingen
Mittlere Länge

Ausgangsstellung
Stellen Sie sich mit dem Gesicht zum Ankerpunkt. Fassen Sie beide Griffe mit gebeugten Armen und treten Sie zurück, bis die Schlingen nicht mehr durchhängen.

Übungsablauf
- Drehen Sie die Zehen beider Füße leicht nach außen (siehe Abb. a).
- Schieben Sie Ihr Gesäß nach hinten unten und gehen Sie in die Hocke, bis die Knie um mindestens 90 Grad gebeugt sind. Die Knie sollten dabei hinter den Zehen oder direkt darüber stehen. Halten Sie dir Wirbelsäule aufrecht und gerade (siehe Abb. b).
- Verharren Sie in dieser Position für 3–5 Sekunden.
- Richten Sie sich wieder auf, indem Sie Sprunggelenke, Knie und Hüften strecken.

Übungstipps
- Stellen Sie sich vor, Sie stünden in der Mitte eines Quadrats. Senken Sie Ihr Gesäß zur Mitte dieses Quadrats ab.
- Verteilen Sie Ihr Gewicht gleichmäßig auf die gesamte Sohle beider Füße.

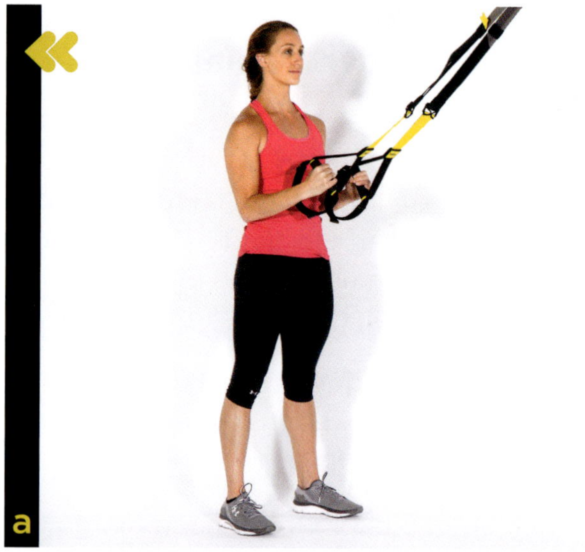
a

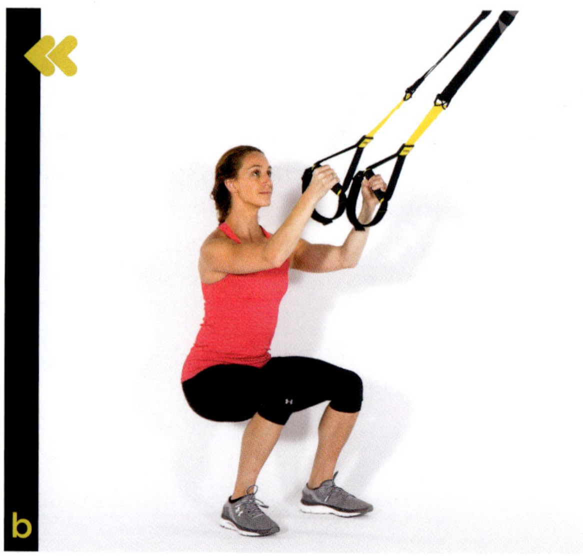
b

Anfänger // Unterkörperübungen

Split Squat

Ziel
Die Übung verbessert die Beweglichkeit der Sprunggelenke, Knie und Hüften. Außerdem fördert sie die Kraftausdauer der Unterkörpermuskulatur.

Voraussetzungen
Keine Schmerzen oder Verletzungen im Unterkörper

Einstellung der Schlingen
Mittlere Länge

Ausgangsstellung
Stellen Sie sich mit dem Gesicht zum Ankerpunkt. Fassen Sie beide Griffe mit gebeugten Armen und treten Sie zurück, bis die Schlingen nicht mehr durchhängen.

Übungsablauf
- Setzen Sie die Füße hintereinander in Schrittstellung auf. Der vordere Fuß steht flach auf dem Boden (siehe Abb. a).
- Heben Sie die Ferse des hinteren Fußes an und verlagern Sie das Gewicht auf die Ballen.
- Senken Sie den Körper ab, indem Sie das Knie des vorderen Beins beugen, bis das Knie des hinteren Beins knapp über dem Boden ist (siehe Abb. b).
- Richten Sie sich wieder auf, indem Sie Sprunggelenke, Knie und Hüften strecken.
- Führen Sie die gewünschte Anzahl an Wiederholungen durch und wechseln Sie dann das Standbein.

Übungstipps
- Senken Sie das hintere Knie auf geradem Weg nach unten ab.
- Drücken Sie sich nur mit der Kraft aus dem vorderen Bein nach oben.

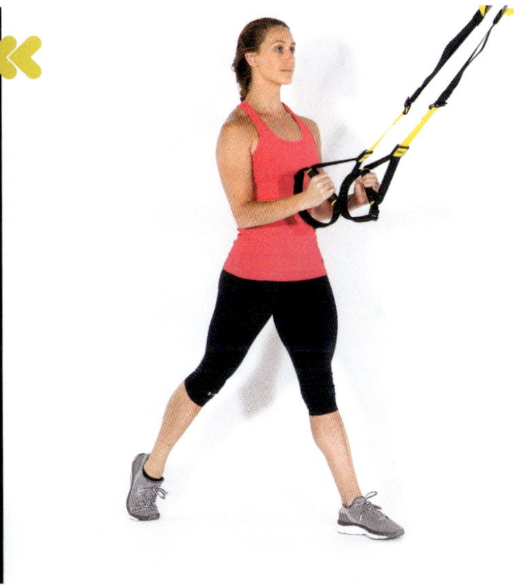
a

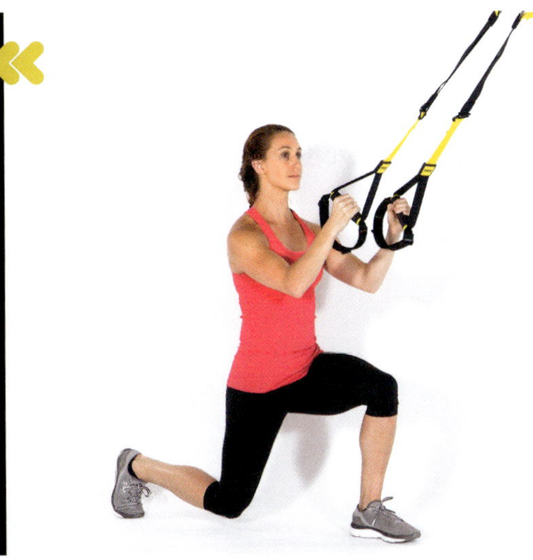
b

Overhead Squat

Ziel
Die Übung verbessert die Beweglichkeit der Sprunggelenke, Knie und Hüften. Außerdem fördert sie die Kraftausdauer der Unterkörpermuskulatur und stärkt zudem die oberen Rückenmuskeln.

Voraussetzungen
Keine Schmerzen oder Verletzungen im Unterkörper

Einstellung der Schlingen
Mittlere Länge

Ausgangsstellung
Stellen Sie sich mit dem Gesicht zum Ankerpunkt. Fassen Sie beide Griffe und strecken Sie die Arme in V-Position über den Kopf. Treten Sie zurück, bis die Schlingen nicht mehr durchhängen.

Übungsablauf
- Drehen Sie die Zehen beider Füße leicht nach außen (siehe Abb. a).

- Schieben Sie Ihr Gesäß nach hinten unten und gehen Sie in die Hocke, bis die Knie um mindestens 90 Grad gebeugt sind. Die Knie sollten dabei hinter den Zehen oder direkt darüber stehen. Halten Sie die Wirbelsäule aufrecht und gerade (siehe Abb. b).

- Strecken Sie Sprunggelenke, Knie und Hüften und kehren Sie in die Startposition zurück.

Übungstipps
- Ziehen Sie die Schulterblätter zusammen und nach unten.

- Stellen Sie sich vor, Sie stünden in der Mitte eines Quadrats. Senken Sie Ihr Gesäß zur Mitte des Quadrats ab.

- Verteilen Sie Ihr Gewicht gleichmäßig auf die gesamte Sohle beider Füße.

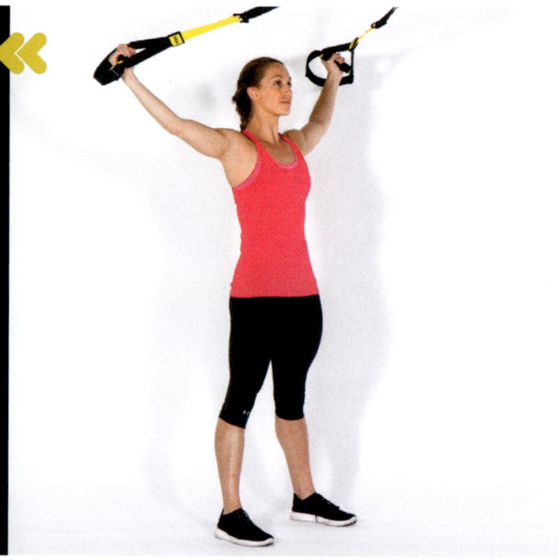
a

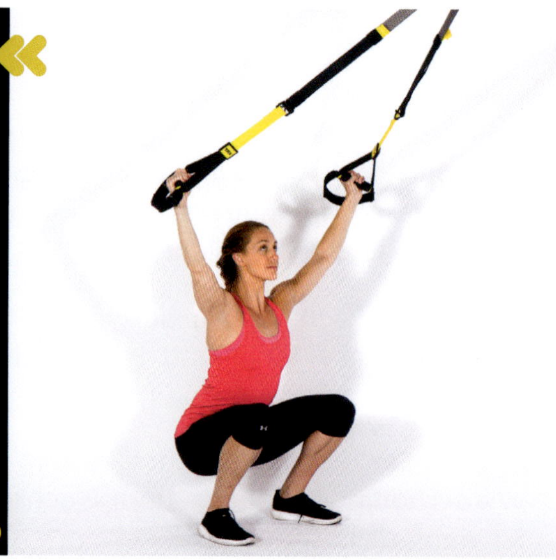
b

Anfänger // Unterkörperübungen

Lateral Squat

Ziel
Die Übung verbessert die Beweglichkeit der Sprunggelenke, Knie und Hüften. Außerdem fördert sie die Kraftausdauer der Unterkörpermuskulatur.

Voraussetzungen
Keine Schmerzen oder Verletzungen im Unterkörper

Einstellung der Schlingen
Mittlere Länge

Ausgangsstellung
Stellen Sie sich mit dem Gesicht zum Ankerpunkt. Fassen Sie beide Griffe mit gebeugten Armen und treten Sie zurück, bis die Schlingen nicht mehr durchhängen. Beide Füße stehen mit der ganzen Sohle auf dem Boden (siehe Abb. a).

Übungsablauf
- Verlagern Sie Ihr Gewicht zu einer Seite, indem Sie Ihr Gesäß nach hinten unten schieben und das Knie beugen. Schulter und Gesäß dieser Seite liegen nun auf einer Linie mit dem belasteten Fuß (siehe Abb. b).

- Das belastete Knie sollte um 90 Grad gebeugt, das unbelastete Bein voll zur Seite gestreckt sein.

- Drücken Sie sich allein mit der Kraft aus dem Standbein zurück in die Startposition und führen Sie die gewünschten Wiederholungen durch.

- Verlagern Sie anschließend Ihr Gewicht auf die andere Seite.

Übungstipps
- Halten Sie während der ganzen Übung mit beiden Fußsohlen Bodenkontakt.

- Achten Sie darauf, dass Sprunggelenk, Knie und Hüfte des belasteten Beins auf einer Ebene liegen.

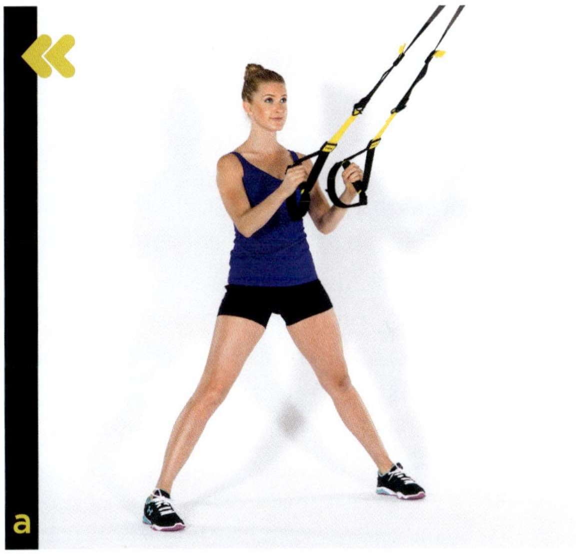

a

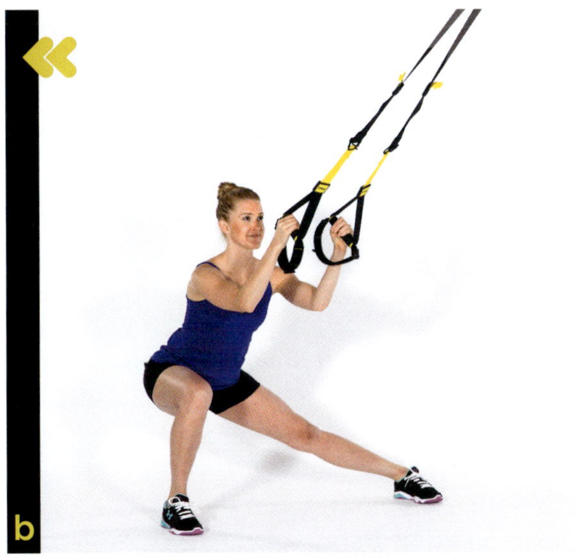

b

Anfänger // Unterkörperübungen

Iso Lateral Squat

Ziel
Die Übung verbessert die Beweglichkeit der Sprunggelenke, Knie und Hüften. Außerdem fördert sie die Kraftausdauer der Unterkörpermuskulatur.

Voraussetzungen
Keine Schmerzen oder Verletzungen im Unterkörper

Einstellung der Schlingen
Mittlere Länge

Ausgangsstellung
Stellen Sie sich mit dem Gesicht zum Ankerpunkt. Fassen Sie beide Griffe mit gebeugten Armen und treten Sie zurück, bis die Schlingen nicht mehr durchhängen. Beide Füße stehen mit der ganzen Sohle auf dem Boden (siehe Abb. a).

Übungsablauf
- Verlagern Sie Ihr Gewicht zu einer Seite, indem Sie Ihr Gesäß nach hinten unten schieben und das Knie beugen. Schulter und Gesäß dieser Seite liegen nun auf einer Linie mit dem belasteten Fuß (siehe Abb. b).
- Das belastete Knie sollte um 90 Grad gebeugt, das unbelastete Bein voll zur Seite gestreckt sein.
- Verharren Sie 3–5 Sekunden in der Position und drücken Sie sich wieder zurück in die Ausgangsstellung.
- Führen Sie die gewünschte Anzahl an Wiederholungen durch und verlagern Sie Ihr Gewicht dann auf die andere Seite.

Übungstipps
- Halten Sie während der gesamten Übung mit beiden Fußsohlen Bodenkontakt.
- Achten Sie darauf, dass Sprunggelenk, Knie und Hüfte des belasteten Beins auf einer Ebene liegen.

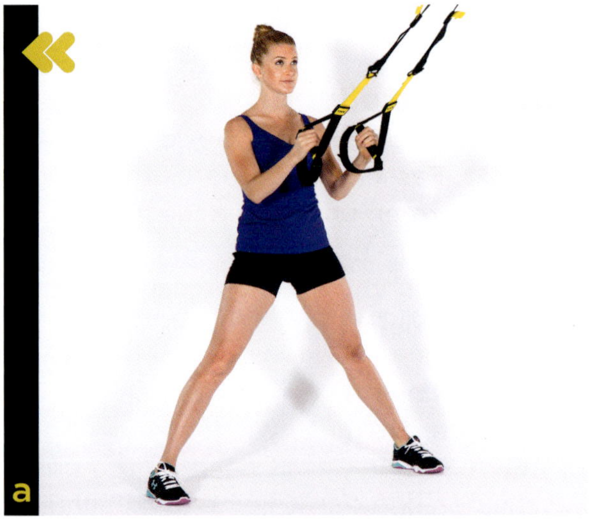

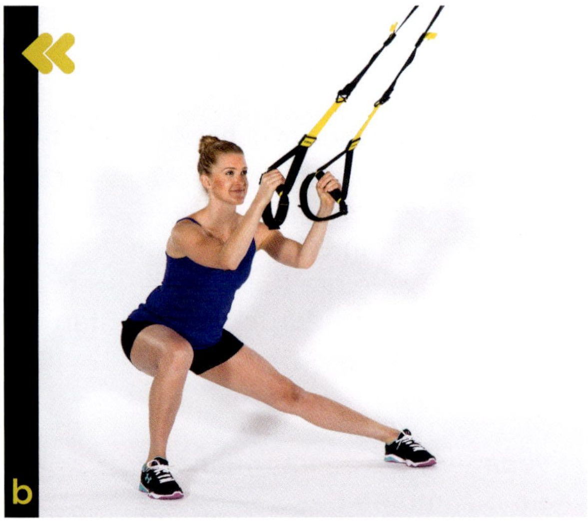

Lateral Lunge

Ziel

Die Übung verbessert die Beweglichkeit der Sprunggelenke, Knie und Hüften. Außerdem fördert sie die Kraftausdauer der Unterkörpermuskulatur.

Voraussetzungen

Keine Schmerzen oder Verletzungen im Unterkörper

Einstellung der Schlingen

Mittlere Länge

Ausgangsstellung

Stellen Sie sich mit dem Gesicht zum Ankerpunkt. Fassen Sie beide Griffe mit gebeugten Armen und treten Sie zurück, bis die Schlingen nicht mehr durchhängen.

Übungsablauf

- Stellen Sie sich mit geschlossenen Füßen aufrecht hin (siehe Abb. a).

- Machen Sie einen großen Schritt zur Seite, sodass die Füße etwas mehr als schulterbreit voneinander entfernt sind. Die Ferse des Standbeins sollte vollen Bodenkontakt haben.

- Verlagern Sie Ihr Gewicht auf das Standbein, beugen Sie das Knie um 90 Grad und senken Sie Ihr Gesäß ab. In dieser Stellung sollten Gesäß und Schulter dieser Seite auf einer Ebene mit der Ferse liegen. Das freie Bein ist zur Seite ausgestreckt (siehe Abb. b).

- Drücken Sie sich über die Ferse des Standbeins zurück in die Startposition und verlagern Sie das Gewicht dann zur anderen Seite.

Übungstipps

- Stellen Sie sicher, dass die gesamte Sohle des Standbeins Bodenkontakt hat, bevor Sie sich in den Lunge absenken.

- Drücken Sie sich mit dem Arbeitsbein zurück in die Startposition.

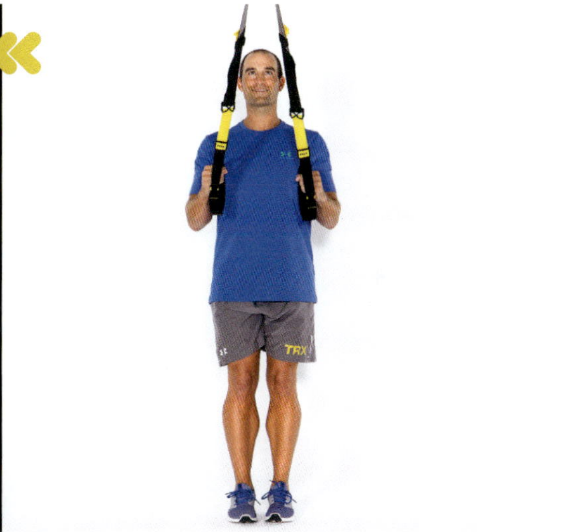

a

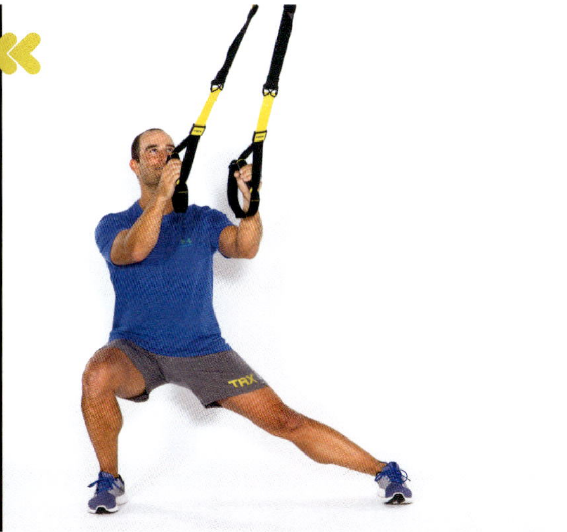

b

Sprinter Lunge

Ziel

Die Übung verbessert die Muskelausdauer und Koordination im Unterkörper.

Voraussetzungen

Gute Balance und Koordination; keine Schmerzen oder Verletzungen im Unterkörper

Einstellung der Schlingen

Volle Länge

Ausgangsstellung

Stellen Sie sich mit dem Rücken zum Ankerpunkt und schieben Sie einen Fuß in die Fußschlaufen.

Übungsablauf

- Machen Sie einen Ausfallschritt nach hinten, indem Sie Sprunggelenk, Knie und Hüfte des Standbeins beugen, bis der Oberschenkel parallel zum Boden steht. Halten Sie dabei den Ellenbogen des Arms gegenüber dem Standbein im 90-Grad-Winkel gebeugt und führen Sie die Hand auf Kinnhöhe, während Sie die Hand auf der Standseite zum Gesäß bewegen (siehe Abb. a).
- Richten Sie sich wieder auf und ziehen Sie den hinteren Fuß nach vorn, bis die Ferse Ihr Gesäß berührt (siehe Abb. b).
- Schwingen Sie den Arm gegenüber dem Standbein nach hinten, bis die Hand Ihr Gesäß erreicht, und den anderen Arm nach vorn mit der Hand auf Kinnhöhe.
- Kehren Sie in die Startposition zurück und wiederholen Sie die Übung.

Übungstipps

- Achten Sie darauf, dass das Knie des Standbeins auf einer Linie mit der zweiten Zehe liegt.
- Schwingen Sie die Arme so, dass die Hände zwischen Kinn- und Gesäßhöhe pendeln.
- Ziehen Sie die Ferse bis ans Gesäß.

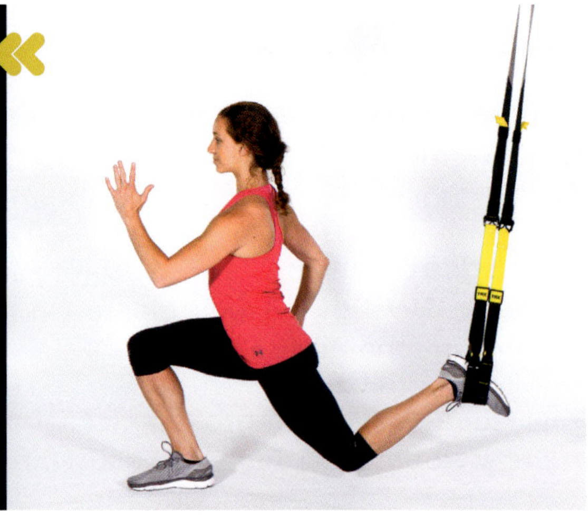

a

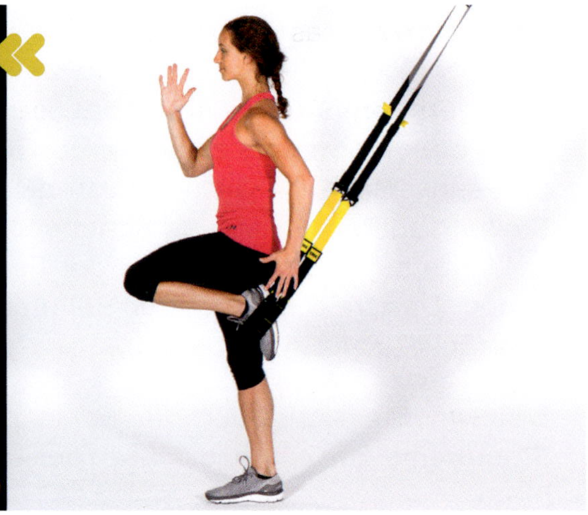

b

Anfänger // Unterkörperübungen

Balance Lunge

Ziel
Die Übung fördert Balance und Hüftstabilität sowie Kraft und Ausdauer im Einbeinstand.

Voraussetzungen
Die Fähigkeit, auf einem Bein zu stehen; keine Schmerzen oder Verletzungen im Unterkörper

Einstellung der Schlingen
Mittlere Länge

Ausgangsstellung
Stellen Sie sich mit dem Gesicht zum Ankerpunkt. Fassen Sie die Griffe und beugen Sie die Arme um 90 Grad. Treten Sie zurück, bis die Schlingen nicht mehr durchhängen.

Übungsablauf
- Stellen Sie sich auf das rechte Bein. Der Fuß steht mit der ganzen Sohle auf dem Boden. Heben Sie den linken Fuß ca. zehn Zentimeter vom Boden ab (siehe Abb. a).

- Beugen Sie das Standbein, bis der Oberschenkel 110–130 Grad zum Boden steht. Führen Sie das linke Bein dabei unter dem Körper durch und hinter dem vorderen Bein in die 4-Uhr-Position (siehe Abb. b).

- Richten Sie sich wieder auf und absolvieren Sie die gewünschte Anzahl an Wiederholungen. Wechseln Sie dann das Standbein.

Übungstipps
- Schieben Sie das Knie des Standbeins nicht über die Zehen des Standfußes hinaus nach vorn.

- Führen Sie das freie Bein möglichst weit nach hinten, ohne die Balance und die gerade Körperhaltung zu verlieren.

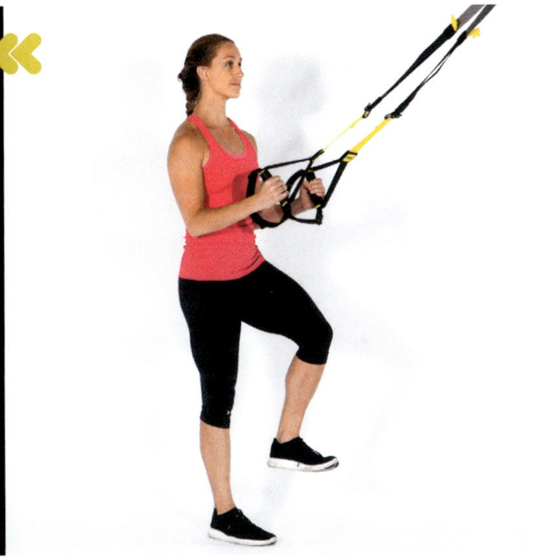

a

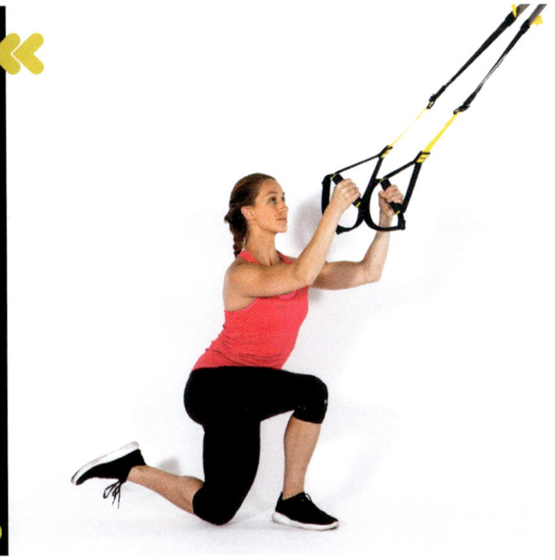

b

Anfänger // Unterkörperübungen

Wadenheben

Ziel
Diese Übung zielt auf die Wadenmuskulatur ab.

Voraussetzungen
Die Fähigkeit, auf einem Bein zu stehen; keine Verletzungen des Unterschenkels

Einstellung der Schlingen
Kürzeste Länge

Ausgangsstellung
Stellen Sie sich mit dem Rücken zum Ankerpunkt. Fassen Sie die Griffe mit Hammergriff, führen Sie sie am Körper nach vorn und klemmen Sie sie mit gebeugten Armen unter den Achseln ein. Lehnen Sie sich vor, bis die Schlingen nicht mehr durchhängen.

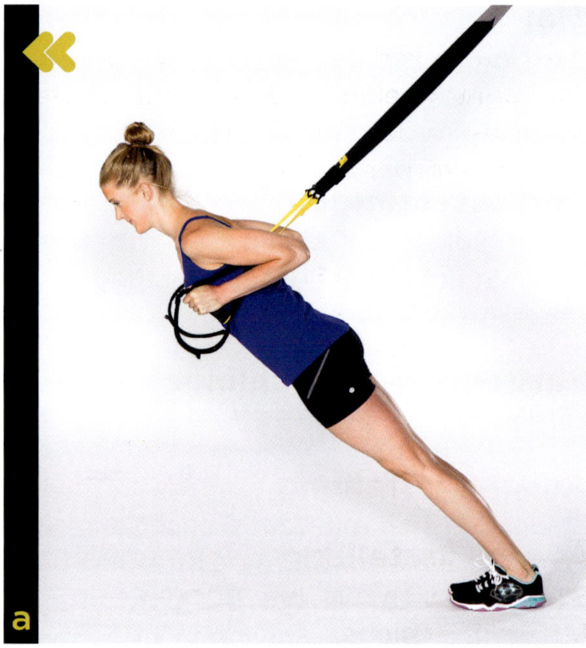

a

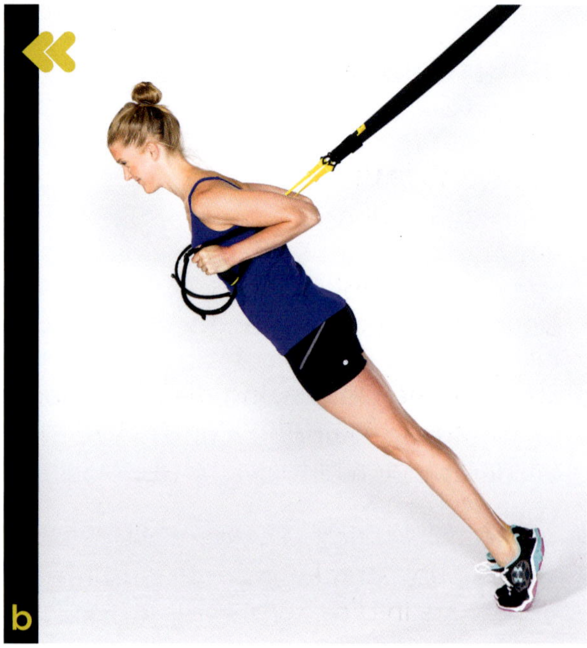

b

Übungsablauf
- Stellen Sie die Füße zunächst flach auf den Boden und verteilen Sie Ihr Gewicht auf die gesamte Sohle (siehe Abb. a).
- Aktivieren Sie die Wadenmuskulatur und heben Sie die Fersen so weit wie möglich vom Boden ab (siehe Abb. b).
- Halten Sie die Position für 2 Sekunden, dann senken Sie die Fersen und setzen sie kurz ab, bevor Sie die nächste Wiederholung anschließen.

Übungstipps
- Halten Sie den Körper vollständig gestreckt.
- Verharren Sie nach dem Fersenanheben 2 Sekunden in der oberen Position.

Anfänger // Unterkörperübungen

Suspended Lunge mit Armheben

Ziel
Die Übung verbessert die Beweglichkeit der Sprunggelenke, Knie und Hüften. Überdies fördert sie die Muskelausdauer des Unterkörpers, die Rumpfstabilität und die Belastbarkeit der Schultern.

Voraussetzungen
Die Fähigkeit, das Gleichgewicht zu halten; keine Verletzung oder Schmerzen in Unterkörper und Schultern

Einstellung der Schlingen
Mittlere Wadenhöhe

Ausgangsstellung
Stellen Sie sich mit dem Rücken zum Ankerpunkt, schieben Sie einen Fuß in die Fußschlaufen und passen Sie ihren Stand so an, dass die Schlingen im 110- bis 130-Grad-Winkel zum Boden hängen (siehe Abb. a).

Übungsablauf
- Senken Sie den Körper ab, indem Sie das Standknie im 90-Grad-Winkel beugen, bis der Oberschenkel parallel zum Boden steht (siehe Abb. b).

- Strecken Sie gleichzeitig die Arme nach vorn und drücken Sie den Fuß in den Schlaufen nach hinten.

- Drücken Sie sich aus dem Standbein nach oben, strecken Sie das Bein und kehren Sie in die Startposition zurück.

- Führen Sie die gewünschte Anzahl von Wiederholungen durch und wechseln Sie dann das Standbein.

Übungstipps
- Bei dieser Übung können Sie Ihr Gewicht auch auf das freie Bein verlagern.

- Senken Sie das hintere Knie auf geradem Weg nach unten ab.

- Drücken Sie sich mit der Kraft aus dem Standfuß in die Ausgangsstellung zurück.

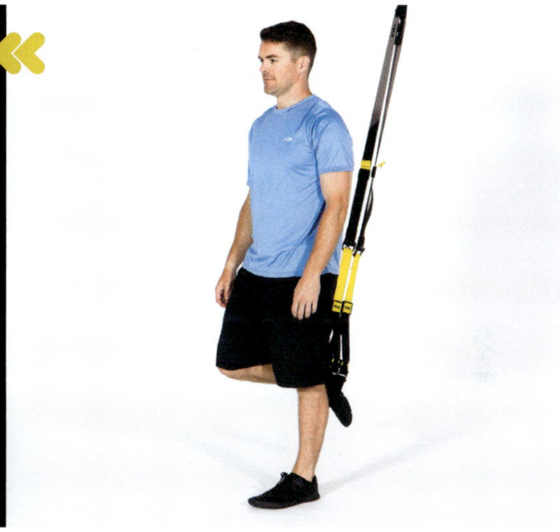

a

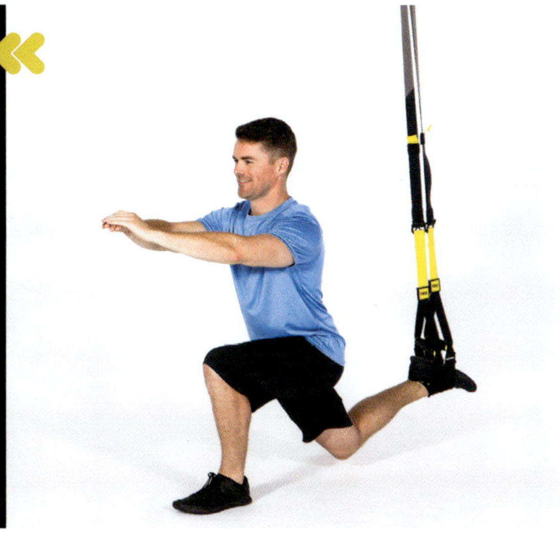

b

Hamstring Curl

Ziel

Die Übung kräftigt die hinteren Oberschenkelmuskeln.

Voraussetzungen

Die Fähigkeit, die Brettstellung zu halten

Einstellung der Schlingen

Mittlere Wadenhöhe

Ausgangsstellung

Legen Sie sich auf den Rücken und schieben Sie eine Ferse in die Fußschlaufen. Kreuzen Sie den anderen Fuß über dem Sprunggelenk und platzieren Sie die Arme mit den Handflächen nach unten neben den Körper.

Übungsablauf

- Strecken Sie die Beine und heben Sie das Gesäß vom Boden, sodass Schultern, Rumpf und Beine eine gerade Linie bilden (siehe Abb. a).

- Beugen Sie langsam Hüften und Knie und ziehen Sie dabei den Fuß in den Schlaufen zum Gesäß (siehe Abb. b).

- Strecken Sie Hüften und Knie und kehren Sie in die Startposition zurück.

- Erhöhen Sie den Schwierigkeitsgrad, indem Sie nur die Knie, nicht aber die Hüften beugen. Hinweis: Absolvieren Sie mit beiden Beinen gleich viele Sätze und Wiederholungen.

Übungstipps

- Halten Sie während der gesamten Übung die Ganzkörperspannung aufrecht.

- Eine kontrollierte Ausführung ist wichtiger als eine schnelle.

- Spannen Sie die hintere Oberschenkelmuskulatur besonders während der Bewegung an.

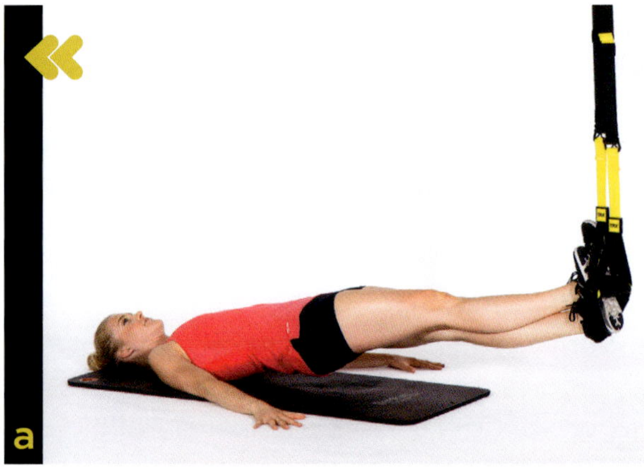

a

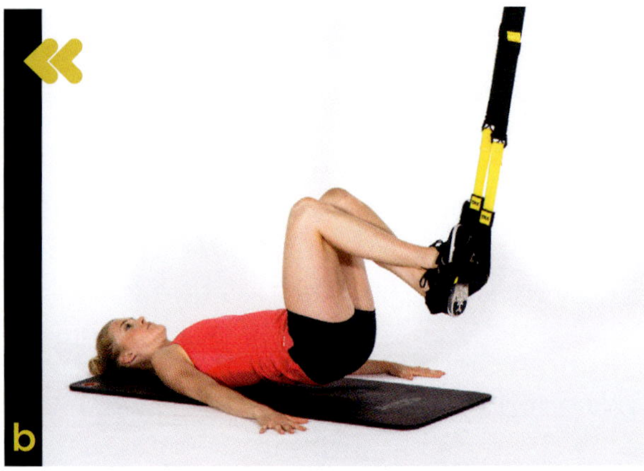

b

Anfänger // Unterkörperübungen

Triangle Squat

Ziel
Die Übung fördert die Hüftmobilität und dehnt die Adduktoren.

Voraussetzungen
Keine Verletzung oder Schmerzen im Unterkörper

Einstellung der Schlingen
Mittlere Länge

Ausgangsstellung
Nehmen Sie einen mehr als schulterbreiten Stand mit dem Gesicht zum Ankerpunkt ein. Fassen Sie beide Griffe, beugen Sie die Arme und treten Sie zurück, bis die Schlingen nicht mehr durchhängen (siehe Abb. a).

Übungsablauf
- Schieben Sie das Gesäß zur rechten Seite nach hinten unten. Halten Sie den Oberkörper aufrecht (siehe Abb. b).
- Drücken Sie sich aus der seitlichen Kniebeuge hoch und verlagern Sie Ihr Gewicht auf die linke Seite. Schieben Sie nun Ihr Gesäß nach hinten unten (siehe Abb. c).
- Kehren Sie in die Ausgangsstellung zurück und führen Sie die weiteren Wiederholungen abwechselnd nach rechts und links durch.

Übungstipps
- Stellen Sie sich vor, Sie würden mit dem Gesäß eine Parkbank trockenwischen.
- Halten Sie die Hüften tief und den Oberkörper aufrecht. Fixieren Sie einen Punkt an der Wand.

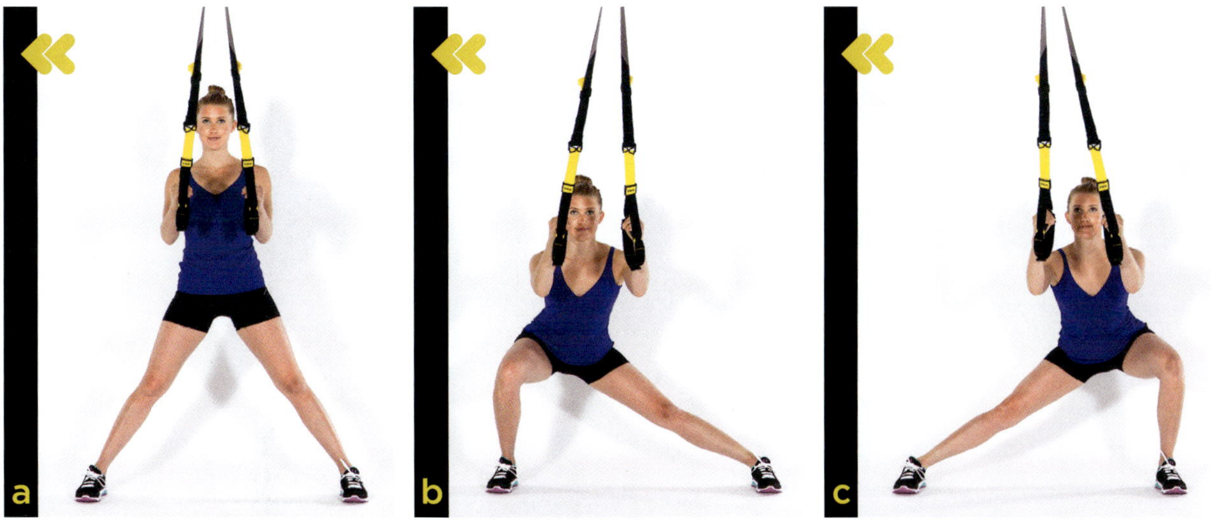

Anfänger // Unterkörperübungen

Taube

Ziel
Die Übung verbessert die Beweglichkeit in Hüften und unterem Rücken.

Voraussetzungen
Keine Schmerzen oder Verletzungen in Unterkörper und Rücken

Einstellung der Schlingen
Mittlere Wadenhöhe

Ausgangsstellung
Setzen Sie sich mit dem Gesicht zu den Schlingen auf den Boden. Strecken Sie ein Bein gerade nach hinten weg und winkeln Sie das andere vor sich ab. Fassen Sie die Griffe mit beiden Händen (siehe Abb. a).

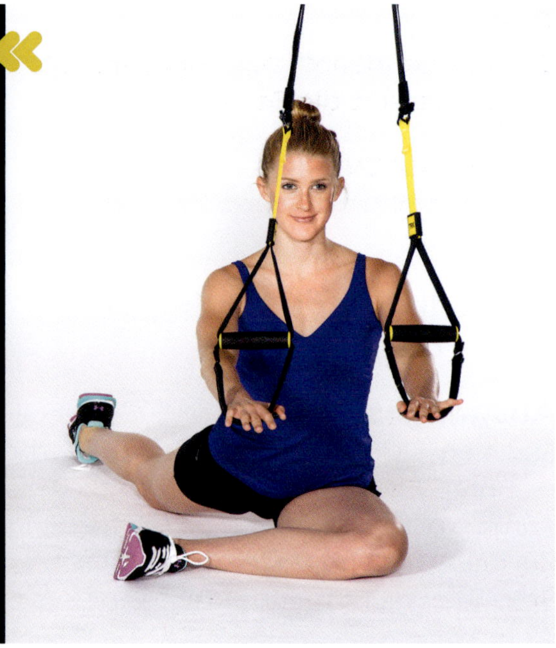
a

Übungsablauf
- Beugen Sie sich mit dem Oberkörper nach vorn.
- Gehen Sie in die Dehnung, bis Sie einen leichten Zug in den Muskeln spüren. Halten Sie die Stellung für 5–10 Sekunden und kehren Sie dann in die Ausgangsstellung zurück (siehe Abb. b).
- Wiederholen Sie die Übung 30–60 Sekunden, wechseln Sie dann die Beine.

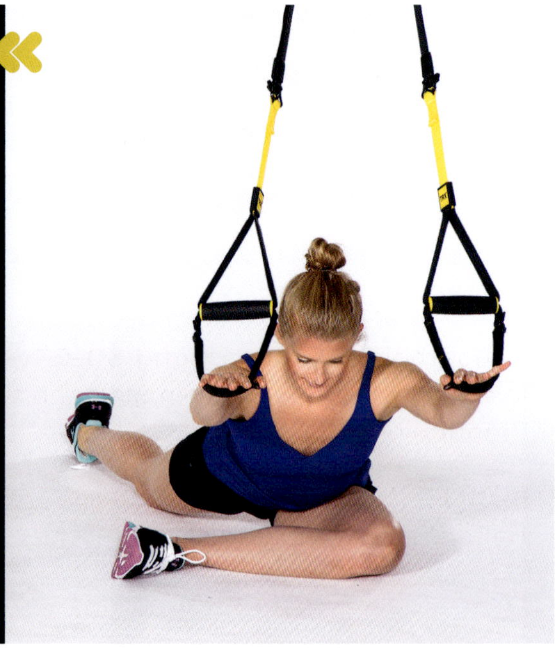
b

Übungstipps
- Halten Sie die Brust weit geöffnet.
- Atmen Sie beim Vorbeugen aus.
- Beachten Sie: Je spitzer der Winkel im vorderen Knie, umso leichter fällt die Dehnung und umso geringer ist der Druck auf das Kniegelenk.

Anfänger // Unterkörperübungen

Piriformis-Dehnung

Ziel
Die Übung dehnt den Piriformis-Muskel und verbessert die Balance.

Voraussetzungen
Keine Schmerzen oder Verletzungen im Unterkörper

Einstellung der Schlingen
Mittlere Länge

Ausgangsstellung
Stellen Sie sich mit dem Gesicht zum Ankerpunkt auf ein Bein und legen Sie das Sprunggelenk des anderen Beins über das Knie des Standbeins. Fassen Sie die Griffe mit beiden Händen (siehe Abb. a).

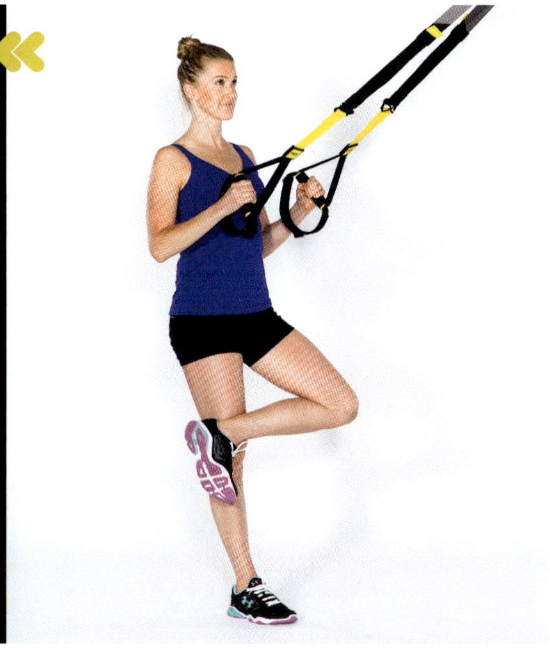
a

Übungsablauf
- Lehnen Sie sich zurück und beugen Sie das Standbein im 90-Grad-Winkel.
- Gehen Sie in die Dehnung, bis Sie einen leichten Zug in den Muskeln spüren. Halten Sie die Position 5–10 Sekunden und kehren Sie dann in die Ausgangsstellung zurück (siehe Abb. b).
- Wiederholen Sie die Übung 30–60 Sekunden lang und wechseln Sie dann das Standbein.

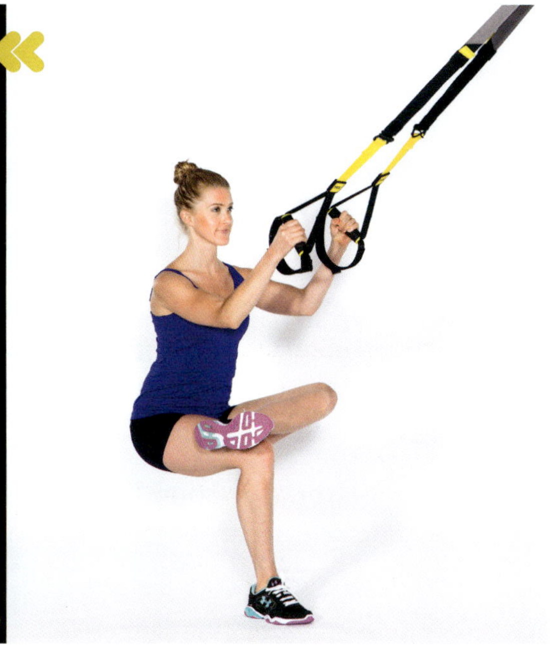
b

Übungstipps
- Halten Sie die Brust weit geöffnet.
- Atmen Sie aus, während Sie in die Hocke gehen.
- Je tiefer Sie in die Hocke gehen, umso intensiver ist die Übung.

Hüftbeugerdehnung

Ziel
Mit dieser Übung werden die Hüftbeuger gedehnt.

Voraussetzungen
Keine Schmerzen oder Verletzungen im Unterkörper.

Einstellung der Schlingen
Mittlere Länge

Ausgangsstellung
Stellen Sie sich auf das linke Bein, nehmen Sie die Griffe mit der linken Hand, umfassen Sie Ihr rechtes Sprunggelenk mit der rechten Hand und ziehen Sie den Fuß zum Gesäß hoch (siehe Abb. a).

Übungsablauf
- Beugen Sie sich mit gerade nach vorn weisenden Hüften vor (siehe Abb. b).
- Schieben Sie den rechten Fuß nach hinten oben, während Sie die rechte Hüfte in Richtung Boden drücken.
- Gehen Sie in die Dehnung, bis Sie einen leichten Zug in den Muskeln spüren. Halten Sie die Stellung 5–10 Sekunden und kehren Sie dann in die Ausgangsstellung zurück (siehe Abb. b).
- Wiederholen Sie die Übung 30–60 Sekunden lang und wechseln Sie dann das Standbein.

Übungstipps
- Die gedehnte Hüfte muss Richtung Boden zeigen und darf sich während der Übung nicht drehen.
- Halten Sie die Brust weit geöffnet.
- Atmen Sie beim Vorbeugen aus.

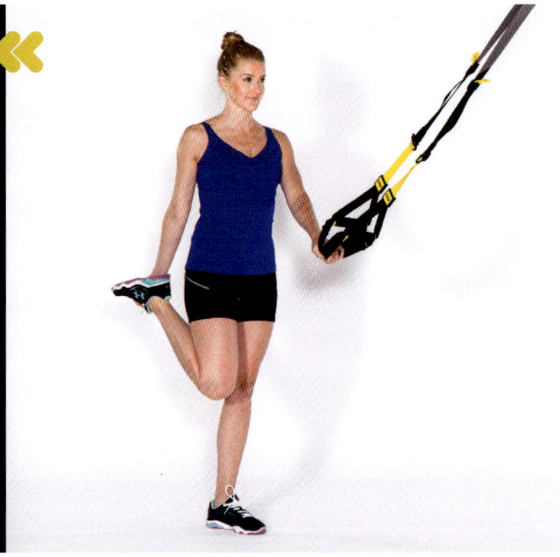
a

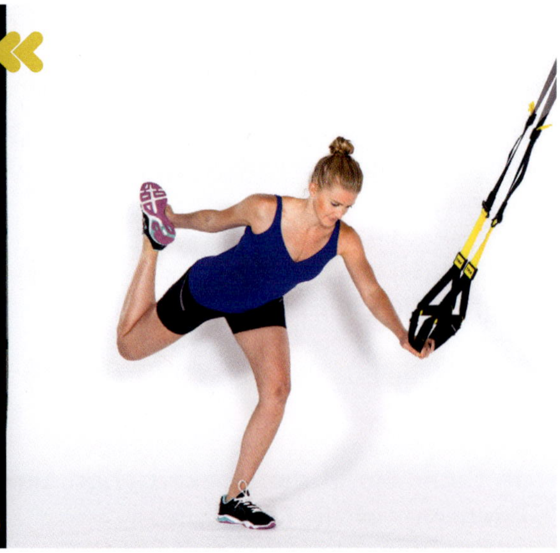
b

Fortgeschrittene // Unterkörperübungen

Suspended Lunge

Ziel
Die Übung verbessert die Muskelausdauer und Koordination im Unterkörper.

Voraussetzungen
Gute Balance und Koordination; keine Schmerzen oder Verletzungen im Unterkörper

Einstellung der Schlingen
Mittlere Wadenhöhe

Ausgangsstellung
Stellen Sie sich mit dem Rücken zum Ankerpunkt, schieben Sie einen Fuß in die Fußschlaufen und legen Sie die Hände auf die Hüften (siehe Abb. a).

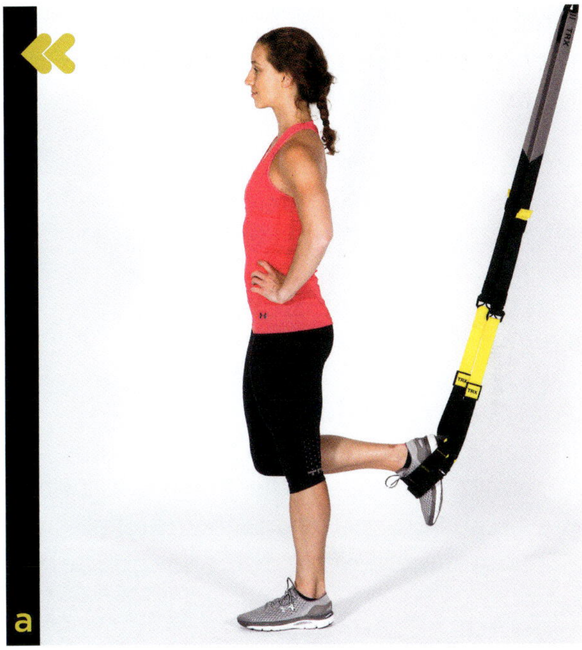

a

Übungsablauf
- Beugen Sie das vordere Knie und gehen Sie mit aufrechtem Oberkörper nach unten, bis der Oberschenkel des Standbeins parallel zum Boden steht. Führen Sie dabei den Fuß in den Schlaufen etwas nach hinten (siehe Abb. b).
- Strecken Sie das Standbein und bringen Sie den hinteren Fuß nach vorn zurück in die Ausgangsstellung. Wechseln Sie das Standbein.

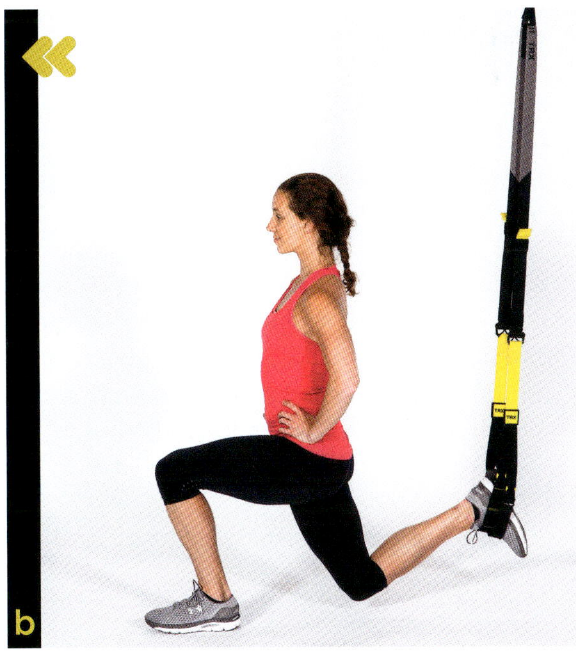

b

Übungstipps
- Knie und die zweite Zehe des Standbeins sollten auf einer Linie liegen.
- Strecken Sie das Standbein, als wollten Sie den Boden von sich wegdrücken.

Einbeiniges Wadenheben

Ziel
Die Übung zielt auf die Entwicklung der Wadenmuskulatur ab.

Voraussetzungen
Die Fähigkeit, das Gleichgewicht zu halten; keine Unterschenkelverletzung

Einstellung der Schlingen
Kürzeste Länge

Ausgangsstellung
Stellen Sie sich mit dem Gesicht zum Ankerpunkt. Fassen Sie die Griffe und ziehen Sie sie zur Brust. Treten Sie zurück, bis die Schlingen nicht mehr durchhängen.

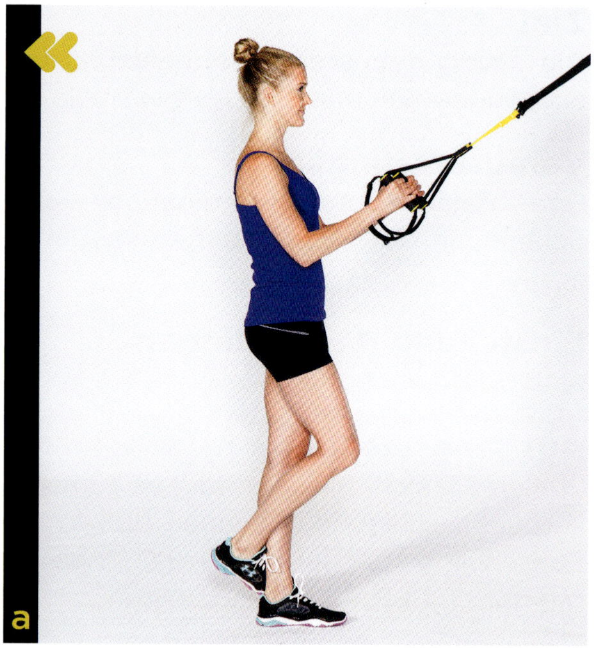

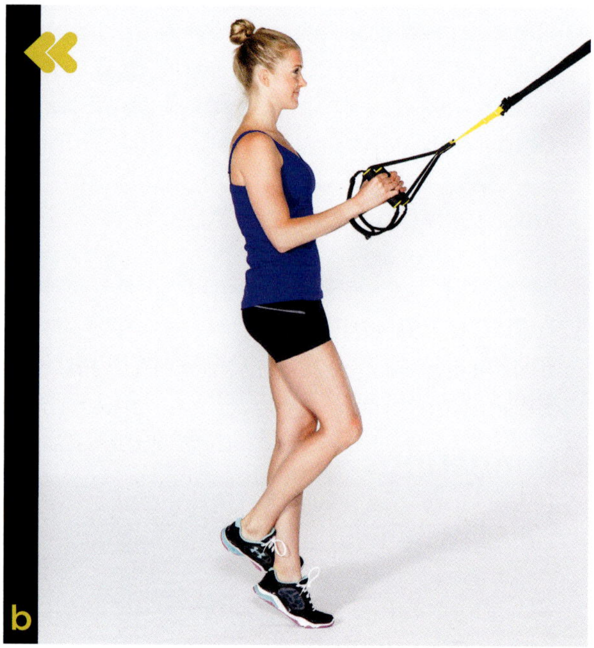

Übungsablauf
- Legen Sie einen Fuß auf die Achillessehne des anderen Fußes (siehe Abb. a).
- Aktivieren Sie die Wadenmuskulatur und heben Sie die Ferse des Standbeins so weit wie möglich vom Boden ab (siehe Abb. b).
- Halten Sie die Position für 2 Sekunden, dann senken Sie die Ferse und setzen sie kurz ab, bevor Sie die gewünschte Anzahl an Wiederholungen ausführen. Wechseln Sie dann das Standbein.

Übungstipps
- Halten Sie den Körper aufrecht.
- Verharren Sie 2 Sekunden in der oberen Position.

Suspended Lunge mit Frontheben

Ziel
Die Übung trainiert die Beweglichkeit der Sprunggelenke, Knie und Hüften sowie die Kraft und Ausdauer der Unterkörpermuskulatur. Außerdem trägt sie dazu bei, die Stabilität von Rumpf und Schultern zu verbessern, und fördert die Entkopplung der Aktionen von Ober- und Unterkörper. Dies ist vor allem für Sportarten mit Geräten, wie Eishockey oder Lacrosse, wichtig.

Voraussetzungen
Die Fähigkeit, das Gleichgewicht zu halten; keine Schmerzen oder Verletzungen in Schultern oder Unterkörper

Einstellung der Schlingen
Mittlere Wadenhöhe

Ausgangsstellung
Stellen Sie sich mit dem Rücken zum Ankerpunkt. Schieben Sie einen Fuß in beide Fußschlaufen und stellen Sie sich so, dass die Schlingen weitgehend senkrecht zum Boden hängen. Halten Sie einen Medizinball mit beiden Händen auf Hüfthöhe.

Übungsablauf
- Schieben Sie den hinteren Fuß in den Schlingen zurück, bis er auf einer Linie hinter dem Standfuß liegt. Der Standfuß steht mit der ganzen Sohle auf dem Boden, die Zehen weisen gerade nach vorn (siehe Abb. a).

- Beugen Sie das vordere Bein, bis der Oberschenkel parallel zum Boden steht. Heben Sie gleichzeitig den Ball mit gestreckten Armen über den Kopf (siehe Abb. b).

- Drücken Sie sich mit dem Standbein hoch, strecken Sie Knie und Hüften, senken Sie die Arme und kehren Sie in die Startposition zurück.

- Absolvieren Sie die gewünschte Anzahl an Wiederholungen und wechseln Sie dann das Standbein.

Übungstipps
- Senken Sie das hintere Knie gerade ab.

- Stoßen Sie sich beim Wiederaufrichten mit dem vorderen Fuß ab.

- Halten Sie den Oberkörper während der Übung angespannt und aufrecht.

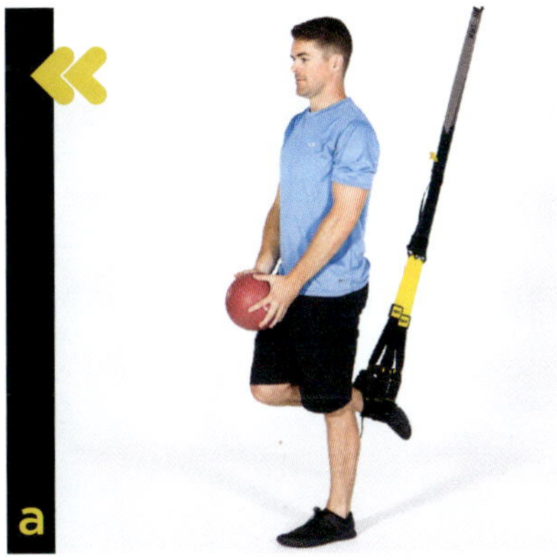
a

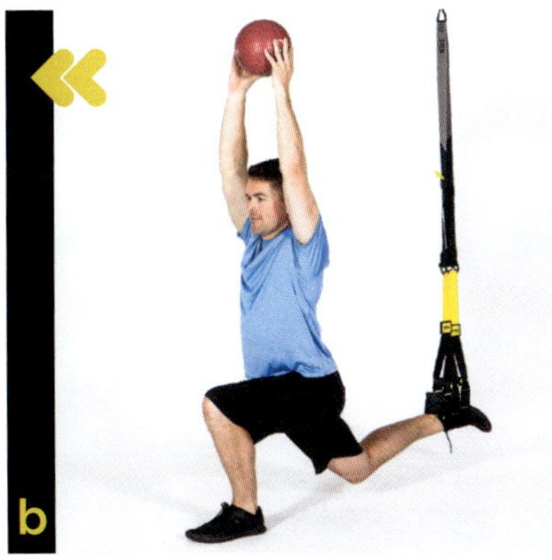
b

Suspended Lunge mit Frontdrücken

Ziel

Die Übung verbessert die Beweglichkeit der Sprunggelenke, Knie und Hüften sowie die Kraft und Ausdauer der Unterkörpermuskulatur. Außerdem fördert sie die Stabilität von Rumpf und Schultern.

Voraussetzungen

Die Fähigkeit, das Gleichgewicht zu halten; keine Schmerzen oder Verletzungen in Schultern oder Unterkörper

Einstellung der Schlingen

Mittlere Wadenhöhe

Ausgangsstellung

Stellen Sie sich mit dem Rücken zum Ankerpunkt. Schieben Sie einen Fuß in beide Fußschlaufen und stellen Sie sich so, dass die Schlingen weitgehend senkrecht zum Boden hängen. Halten Sie einen Medizinball mit beiden Händen vor der Brust.

Übungsablauf

- Schieben Sie den hinteren Fuß in den Schlingen zurück, bis er auf einer Linie hinter dem Standfuß liegt. Der Standfuß steht mit der ganzen Sohle auf dem Boden, die Zehen weisen gerade nach vorn (siehe Abb. a).
- Beugen Sie das vordere Bein, bis der Oberschenkel parallel zum Boden steht. Führen Sie gleichzeitig den Ball mit gestreckten Armen vom Körper weg nach vorn (siehe Abb. b).
- Drücken Sie sich mit dem Standbein hoch, strecken Sie Knie und Hüften und führen Sie den Ball zurück zur Brust.
- Absolvieren Sie die gewünschte Anzahl an Wiederholungen und wechseln Sie dann das Standbein.

Übungstipps

- Senken Sie das hintere Knie gerade ab.
- Stoßen Sie sich beim Wiederaufrichten mit dem vorderen Fuß ab.
- Halten Sie den Oberkörper während der Übung angespannt und aufrecht.
- Halten Sie den Ball in der tiefen Position auf Schulterhöhe. Wenn das nicht geht, nehmen Sie einen leichteren Ball.

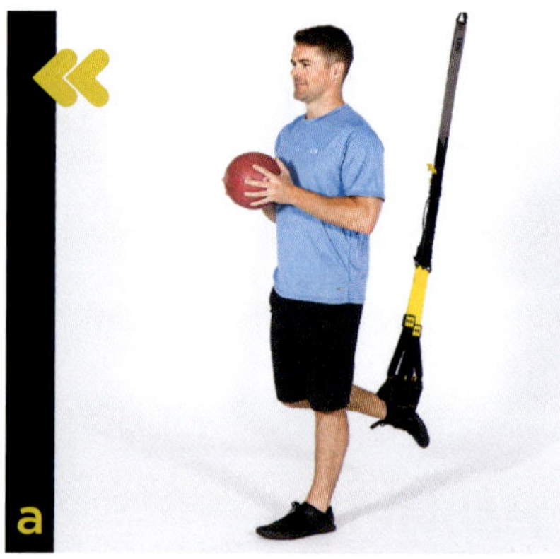

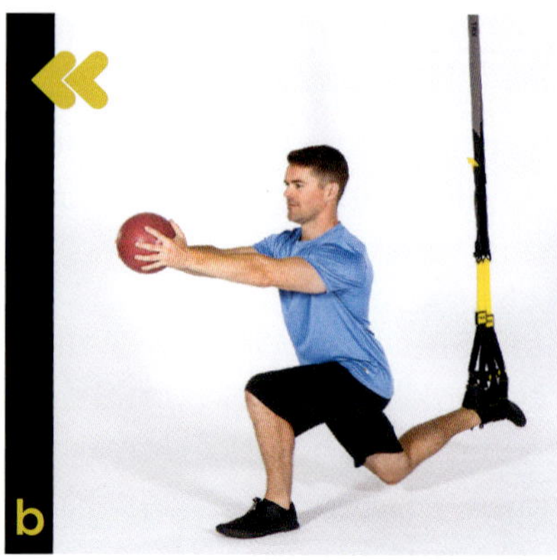

Fortgeschrittene // Unterkörperübungen

Knie beugen und strecken

Ziel
Die Übung trainiert die Kraft und Ausdauer des Quadrizeps

Voraussetzungen
Die Fähigkeit, die Brettstellung zu halten

Einstellung der Schlingen
Mittlere Wadenhöhe

Ausgangsstellung
Legen Sie sich auf den Bauch und schieben Sie die Füße in die Schlaufen. Platzieren Sie die Ellenbogen direkt unter den Schultern. Die Hände sollten flach auf dem Boden liegen.

Übungsablauf
- Strecken Sie die Arme und Beine und heben Sie das Gesäß, sodass Schultern, Rumpf und Gesäß eine Linie bilden (siehe Abb. a).
- Beugen Sie Knie und Hüften im 90-Grad-Winkel (siehe Abb. b).
- Strecken Sie die Beine wieder und heben Sie dabei das Gesäß an, um in die Startposition zurückzukehren.

Übungstipps
- Bewegen Sie sich nur aus den Knien heraus.
- Halten Sie den Oberkörper angespannt.

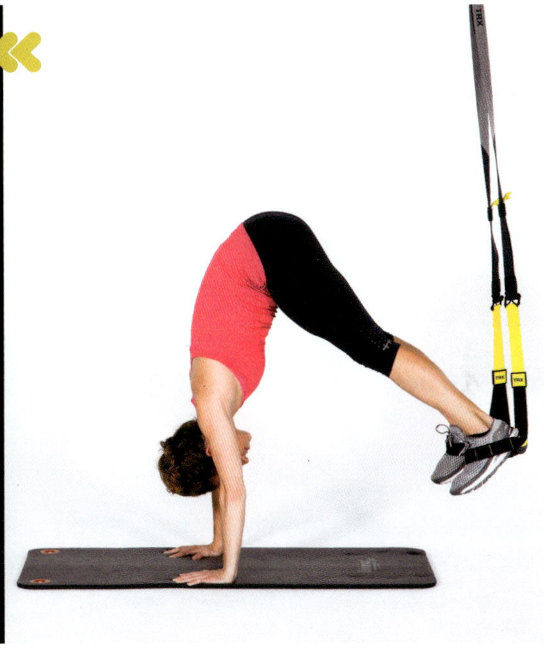

a

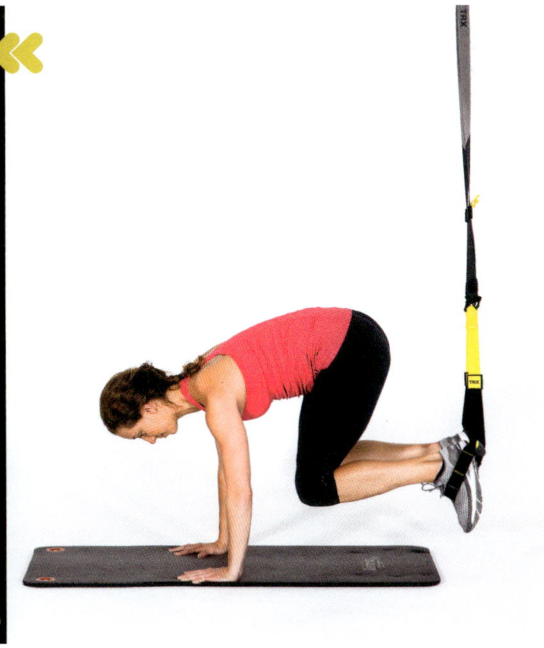

b

Drop Squat

Ziel

Die Übung baut exzentrische Kraft und Stabilität auf. Außerdem fördert sie das Erlernen einer sauberen Landetechnik.

Voraussetzungen

Keine Schmerzen oder Verletzungen im Unterkörper; die Fähigkeit, Kniebeugen auszuführen

Einstellung der Schlingen

Volle Länge

Ausgangsstellung

Stellen Sie sich mit dem Gesicht zum Ankerpunkt. Fassen Sie die Griffe mit gebeugten Armen und treten Sie zurück, bis die Schlingen nicht mehr durchhängen.

Übungsablauf

- Stellen Sie sich im hüftbreiten Stand auf die Fußballen (siehe Abb. a).
- Lassen Sie sich blitzartig »fallen« und ziehen Sie dabei die Beine auf Schulterbreite auseinander. Halten Sie den Oberkörper weiterhin aufrecht, bringen Sie die Schultern nach hinten und beugen Sie die Knie leicht (siehe Abb. b).
- Landen Sie in der tiefen Kniebeuge (siehe Abb. c).
- Kehren Sie in die Startposition zurück.

Übungstipps

- Landen Sie leise wie eine Katze und zwar so, dass sich die Knie nicht über die Zehen hinaus nach vorn schieben.
- Beide Füße stehen flach auf dem Boden.
- Verharren Sie 2 Sekunden in der Landeposition.

Fortgeschrittene // Unterkörperübungen

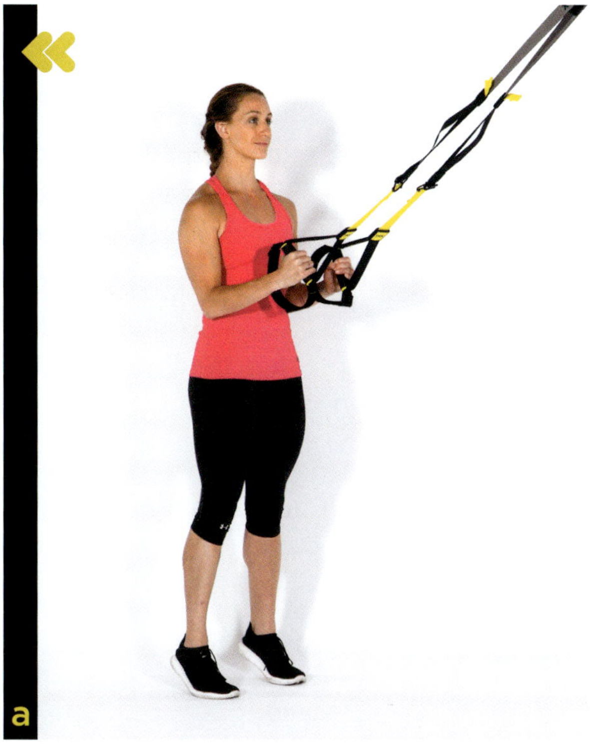

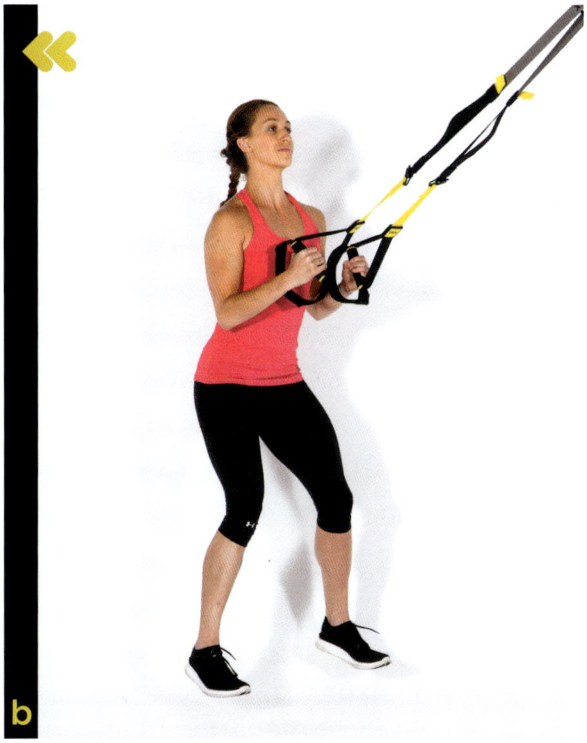

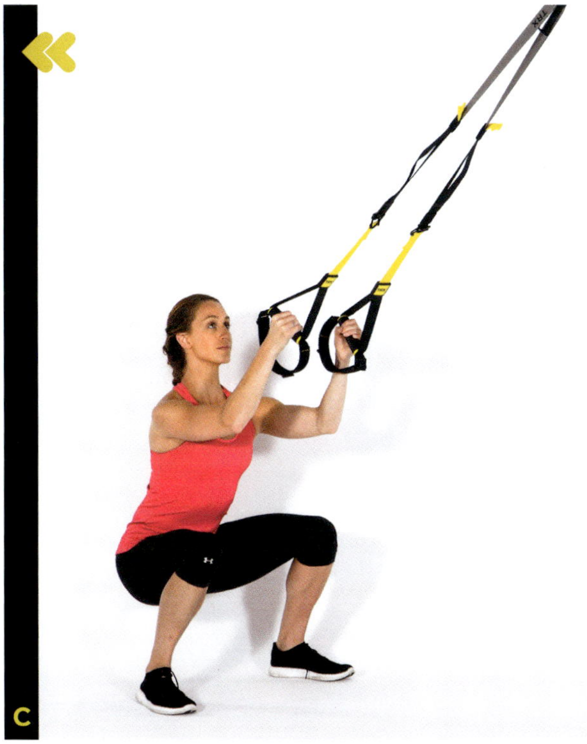

Drop Squat in Schrittstellung

Ziel
Die Übung baut exzentrische Kraft und Stabilität in der Schrittstellung auf. Außerdem fördert sie das Erlernen einer sauberen Landetechnik.

Voraussetzungen
Keine Schmerzen oder Verletzungen im Unterkörper

Einstellung der Schlingen
Mittlere Länge

Ausgangsstellung
Stellen Sie sich mit dem Gesicht zum Ankerpunkt. Fassen Sie die Griffe mit gebeugten Armen und treten Sie zurück, bis die Schlingen nicht mehr durchhängen.

Übungsablauf
- Stellen Sie sich im hüftbreiten Stand auf die Fußballen (siehe Abb. a).
- Lassen Sie sich blitzartig »fallen« und nehmen Sie dabei die Schrittstellung ein (siehe Abb. b). Landen Sie in der tiefen Position der Kniebeuge (siehe Abb. c).
- Drücken Sie sich mit der vorderen Ferse ab und strecken Sie Sprunggelenke, Knie und Hüften, um in die Startposition zurückzukehren.
- Führen Sie die gewünschte Anzahl an Wiederholungen aus und wechseln Sie dann die Beinstellung.

Übungstipps
- Landen Sie leise wie eine Katze.
- Verharren Sie für 2 Sekunden in der Landeposition.

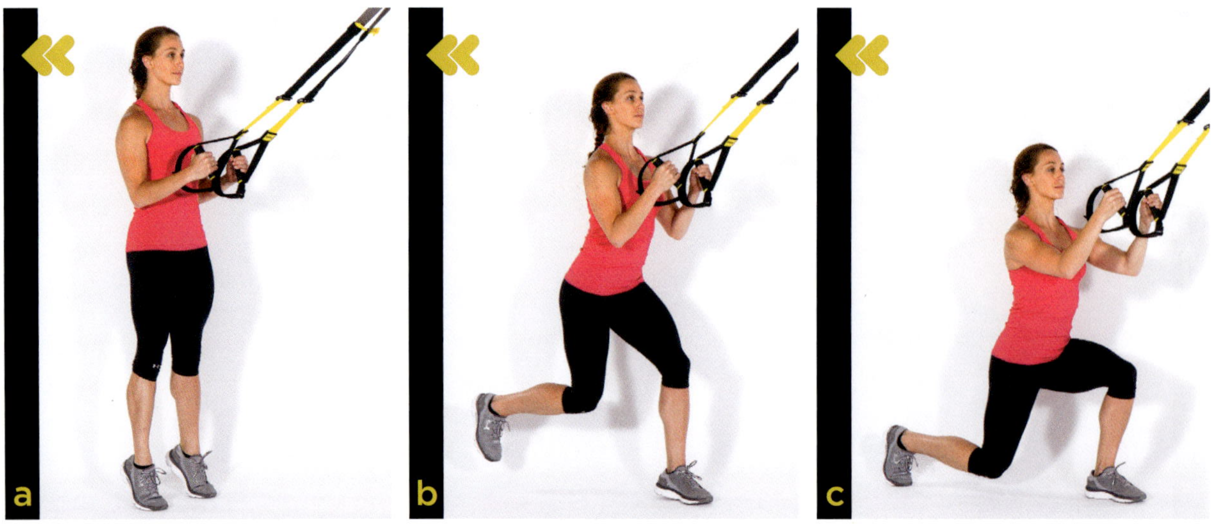

Squat Jump

Ziel
Mit dieser Übung wird die konzentrische Kraft im Unterkörper trainiert und ein Fokus auf das Erlernen einer sauberen Landetechnik gelegt.

Voraussetzungen
Die Fähigkeit, technisch einwandfreie tiefe Kniebeugen auszuführen

Einstellung der Schlingen
Mittlere Länge

Ausgangsstellung
Stellen Sie sich im hüftbreiten Stand mit dem Gesicht zum Ankerpunkt. Fassen Sie die Griffe mit gebeugten Armen und treten Sie zurück, bis die Schlingen nicht mehr durchhängen.

Übungsablauf
- Beugen Sie Hüften, Knie und Sprunggelenke und senken Sie sich in eine halbe Kniebeuge ab (siehe Abb. a).
- Strecken Sie Knie und Hüften explosiv und springen Sie mit beiden Füßen so hoch wie möglich ab (siehe Abb. b).
- Landen Sie weich in der Startposition (siehe Abb. c).
- Halten Sie die Stellung für 2–3 Sekunden und führen Sie dann den nächsten Sprung aus.

Übungstipps
- Springen Sie blitzartig ab.
- Landen Sie weich.

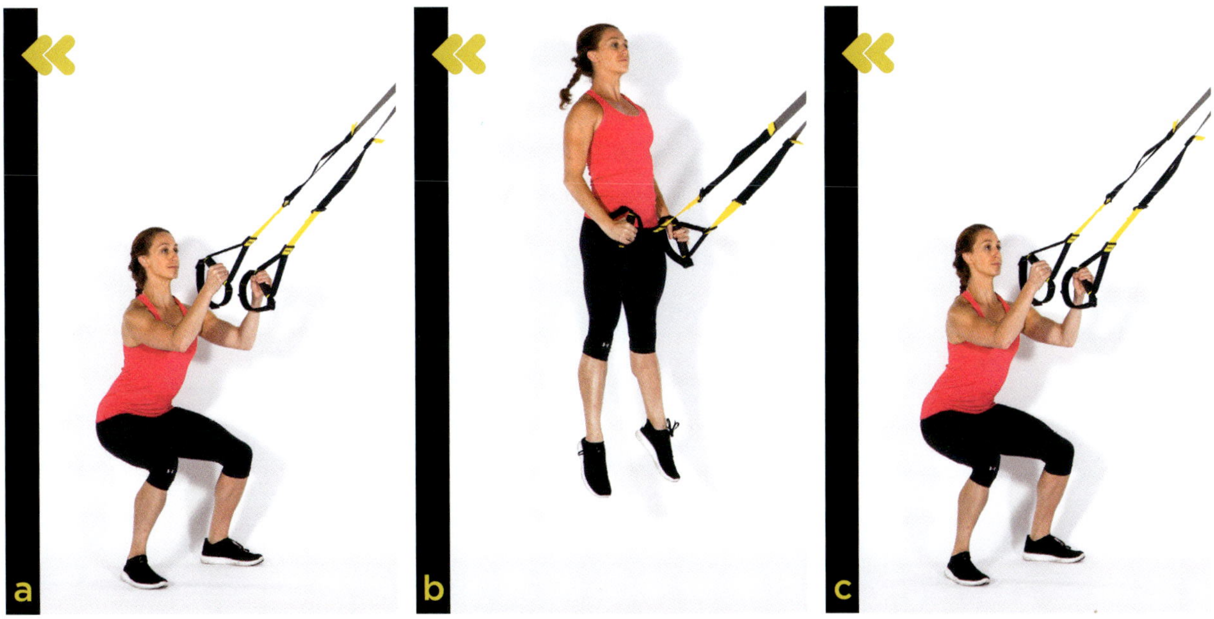

Countermovement Jump

Ziel
Mit dieser Übung trainieren Sie die Unterkörperkraft und lernen eine saubere Landetechnik

Voraussetzungen
Die Fähigkeit, technisch einwandfreie Kniebeugen auszuführen

Einstellung der Schlingen
Mittlere Länge

Ausgangsstellung
Stellen Sie sich im hüftbreiten Stand mit dem Gesicht zum Ankerpunkt. Fassen Sie die Griffe mit gebeugten Armen und treten Sie zurück, bis die Schlingen nicht mehr durchhängen.

Übungsablauf
- Beugen Sie Hüften, Knie und Sprunggelenke und gehen Sie in die tiefe Kniebeuge (siehe Abb. a).
- Strecken Sie explosiv Knie und Hüften und springen Sie mit beiden Füßen so hoch wie möglich ab (siehe Abb. b).
- Landen Sie weich in der tiefen Kniebeuge und verharren Sie kurz in dieser Landeposition (siehe Abb. c). Schließen Sie dann die nächsten Wiederholungen an.

Übungstipps
- Springen Sie blitzartig ab.
- Landen Sie weich.

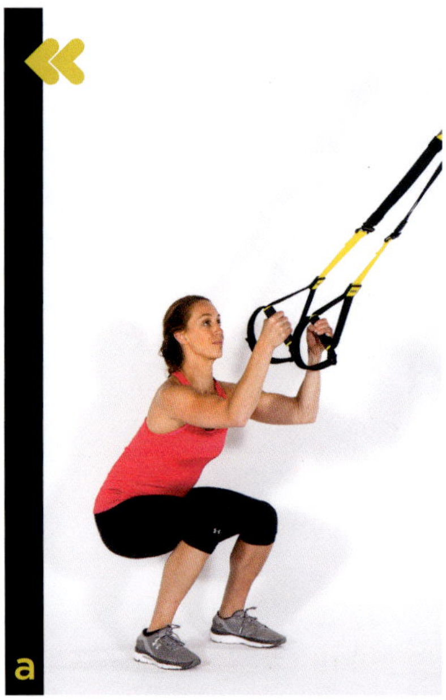

a

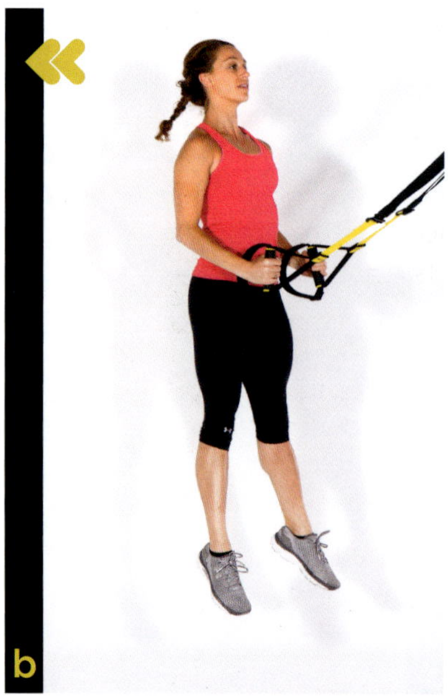

b

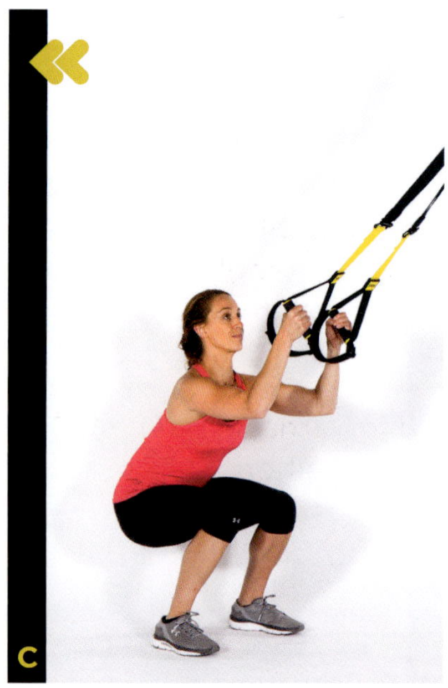

c

Fortgeschrittene // Unterkörperübungen

Iceskater

Ziel
Die Übung verbessert die konzentrische Unterkörperkraft sowie die Knie- und Hüftstabilität.

Voraussetzungen
Keine Schmerzen oder Verletzungen im Unterkörper

Einstellung der Schlingen
Mittlere Länge

Ausgangsstellung
Stellen Sie sich im hüftbreiten Stand mit dem Gesicht zum Ankerpunkt. Fassen Sie die Griffe mit gebeugten Armen und treten Sie zurück, bis die Schlingen nicht mehr durchhängen.

Übungsablauf
- Verlagern Sie Ihr Gewicht auf den linken Fuß und beugen Sie leicht das Knie. Heben Sie den rechten Fuß an, führen Sie ihn hinter das linke Bein (siehe Abb. a).
- Schwingen Sie das rechte Bein nach rechts, stoßen Sie sich mit dem linken Fuß vom Boden ab und landen Sie auf dem rechten Fuß (siehe Abb. b). Kreuzen Sie sogleich das linke Bein hinter dem rechten.
- Achten Sie auf eine saubere Landung und verharren Sie 1–2 Sekunden in dieser Position.
- Springen Sie anschließend zurück auf den linken Fuß. Frieren Sie auch hier die Landeposition für 1–2 Sekunden ein.

Übungstipps
- Springen Sie elastisch vom Boden ab.
- Landen Sie weich.

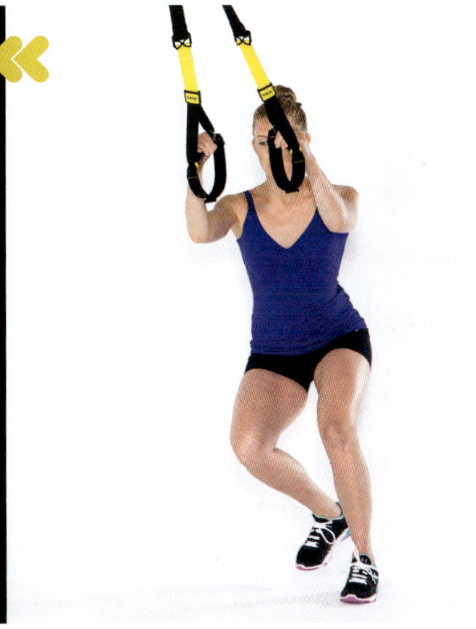

a

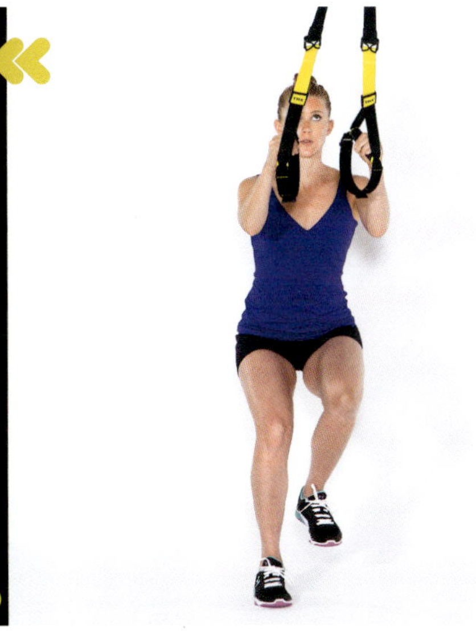

b

Squat Jump in Schrittstellung

Ziel
Diese Übung fördert die exzentrische Unterkörperkraft sowie das Erlernen einer auberen Landetechnik.

Voraussetzungen
Keine Schmerzen oder Verletzungen im Unterkörper

Einstellung der Schlingen
Mittlere Länge

Ausgangsstellung
Stellen Sie sich mit dem Gesicht zum Ankerpunkt. Fassen Sie die Griffe mit gebeugten Armen und treten Sie zurück, bis die Schlingen nicht mehr durchhängen.

Übungsablauf
- Nehmen Sie mit gerade nach vorn zeigenden Zehen die Schrittstellung ein (siehe Abb. a). Der vordere Fuß setzt flach auf dem Boden auf, die Ferse des hinteren Fußes ist abgehoben, das Gewicht ruht auf den Ballen.
- Beugen Sie in einer schnellen Bewegung die Beine, bis das vordere Knie um 100–120 Grad gebeugt ist (siehe Abb. b).
- Drücken Sie sich sofort mit dem vorderen Bein kräftig ab und strecken Sie Knie und Hüften explosiv, um so hoch wie möglich abzuspringen (siehe Abb. c).
- Landen Sie weich mit gebeugten Beinen in der Schrittstellung und verharren Sie 1–2 Sekunden in dieser Position.
- Führen Sie die gewünschte Anzahl an Wiederholungen aus und wechseln Sie dann die Beinstellung.

Übungstipps
- Springen Sie blitzartig ab.
- Landen Sie weich.

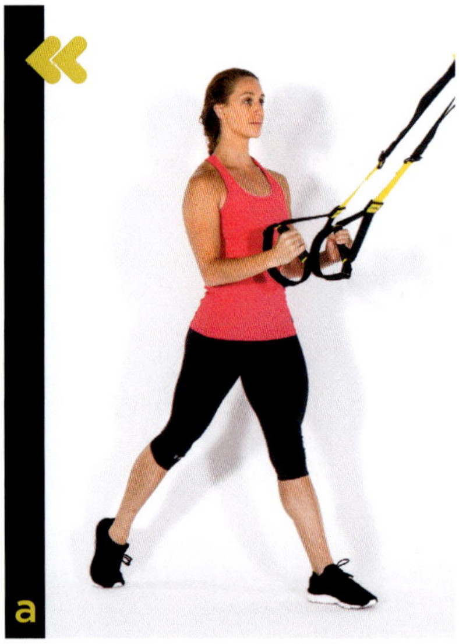
a

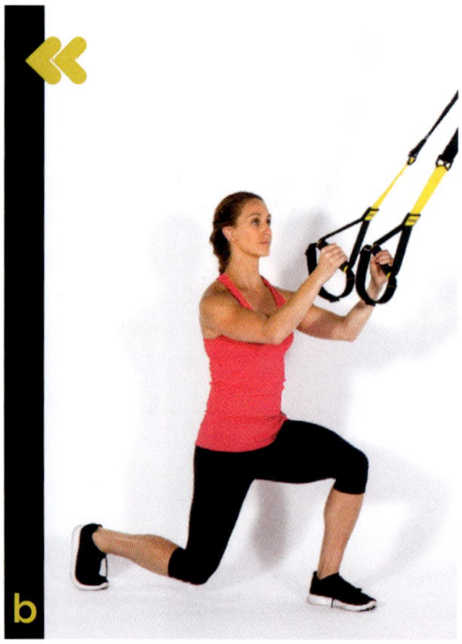
b

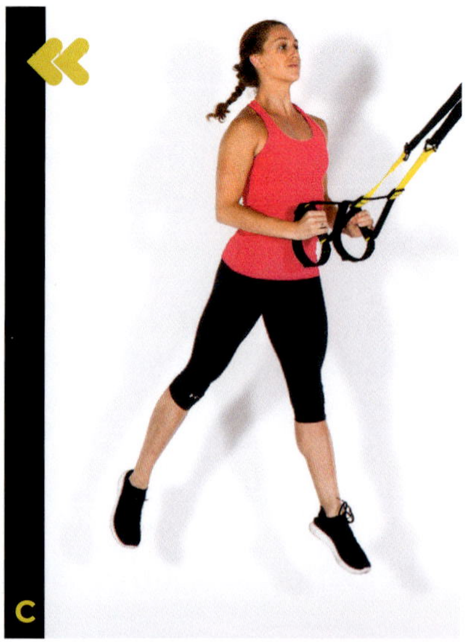
c

Fortgeschrittene // Unterkörperübungen

Pistol Squat

Ziel
Mit dieser Übung trainieren Sie Kraft, Ausdauer, Stabilität und Beweglichkeit im Unterkörper.

Voraussetzungen
Keine Schmerzen oder Verletzungen im Unterkörper; die Fähigkeit, auf einem Bein das Gleichgewicht zu halten

Einstellung der Schlingen
Mittlere Länge

Ausgangsstellung
Stellen Sie sich mit dem Gesicht zum Ankerpunkt. Fassen Sie die Griffe mit gebeugten Armen und treten Sie zurück, bis die Schlingen nicht mehr durchhängen. Heben Sie einen Fuß vom Boden ab (siehe Abb. a).

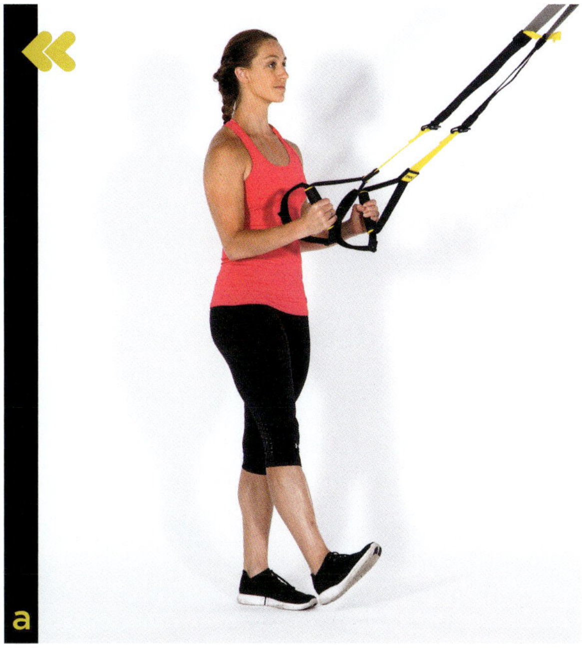

Übungsablauf
- Schieben Sie das Gesäß nach hinten unten und beugen Sie das Knie Ihres Standbeins. Strecken Sie das freie Bein gerade nach vorn (siehe Abb. b).

- Kehren Sie in die Ausgangsstellung zurück und führen Sie die gewünschte Anzahl an Wiederholungen aus. Wechseln Sie das Bein und absolvieren Sie die gleiche Anzahl an Wiederholungen.

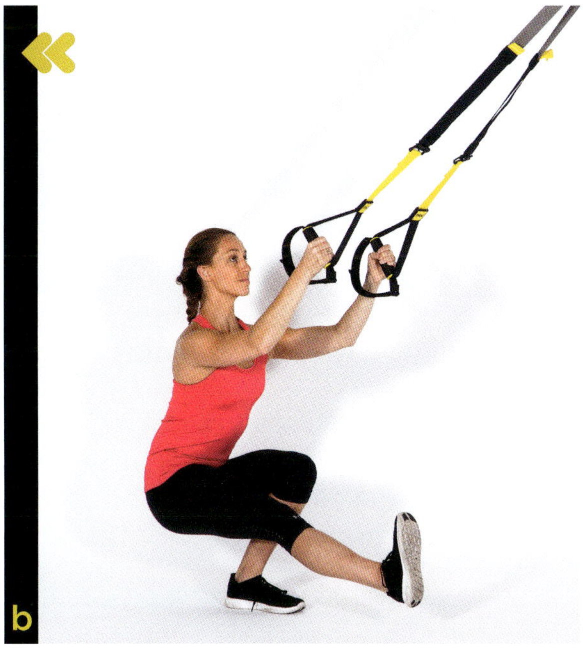

Übungstipps
- Halten Sie den Oberkörper kräftig angespannt.

- Heben Sie das freie Bein an, während Sie sich in die Kniebeuge absenken.

Squat Jump in Schrittstellung mit Beinwechsel

Ziel
Mit der Übung trainieren Sie eine saubere Landetechnik und verbessern Ihre Unterkörperkoordination.

Voraussetzungen
Keine Schmerzen oder Verletzungen im Unterkörper

Einstellung der Schlingen
Mittlere Länge

Ausgangsstellung
Stellen Sie sich mit dem Gesicht zum Ankerpunkt. Fassen Sie die Griffe mit gebeugten Armen und treten Sie zurück, bis die Schlingen nicht mehr durchhängen.

Übungsablauf
- Nehmen Sie mit gerade nach vorn zeigenden Zehen die Schrittstellung ein. Der vordere Fuß setzt flach auf dem Boden auf, die Ferse des hinteren Fußes ist abgehoben, das Gewicht ruht auf den Ballen.

- Beugen Sie in einer schnellen Bewegung die Beine, bis das vordere Knie um 90 Grad gebeugt ist (siehe Abb. a).

- Drücken Sie sich sofort mit dem vorderen Bein kräftig ab und strecken Sie Knie und Hüften explosiv, um so hoch wie möglich abzuspringen (siehe Abb. b).

- Wechseln Sie im Sprung die Beinstellung (siehe Abb. c).

- Landen Sie weich mit gebeugten Beinen in der Schrittstellung und verharren Sie 1–2 Sekunden in dieser Position (siehe Abb. d).

- Führen Sie die gewünschte Anzahl an Wiederholungen aus. Wechseln Sie bei jedem Sprung die Beinstellung.

Übungstipps
- Springen Sie blitzartig ab.

- Landen Sie weich.

Fortgeschrittene // Unterkörperübungen

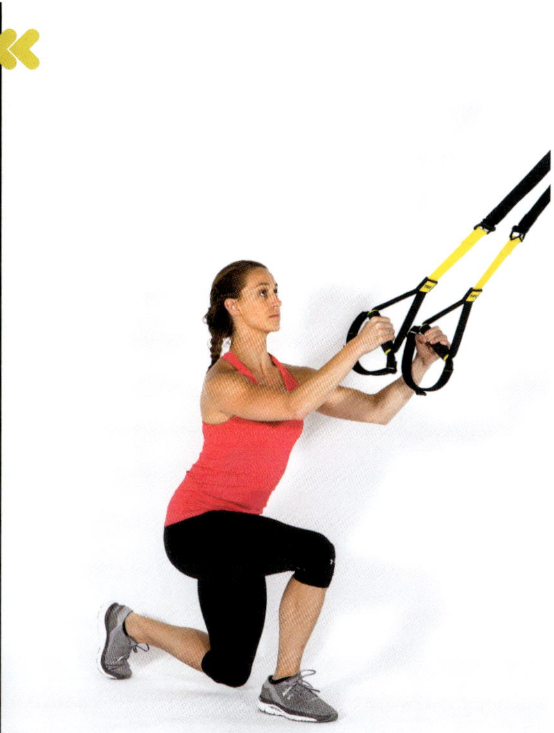

a

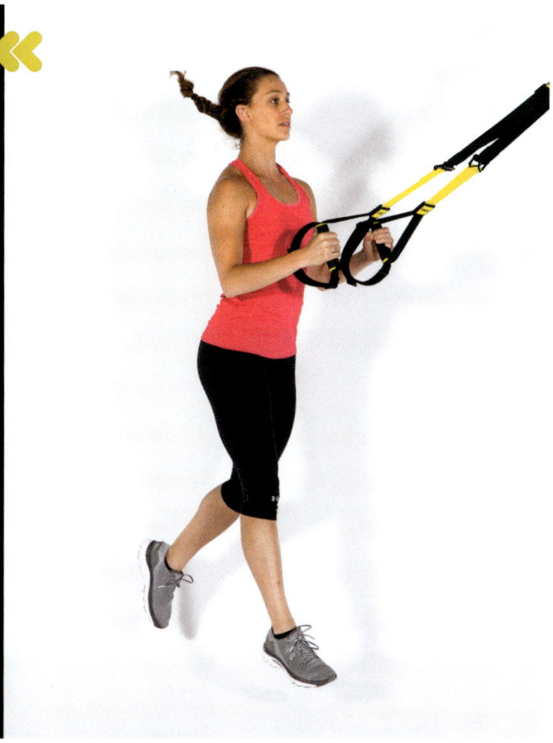

b

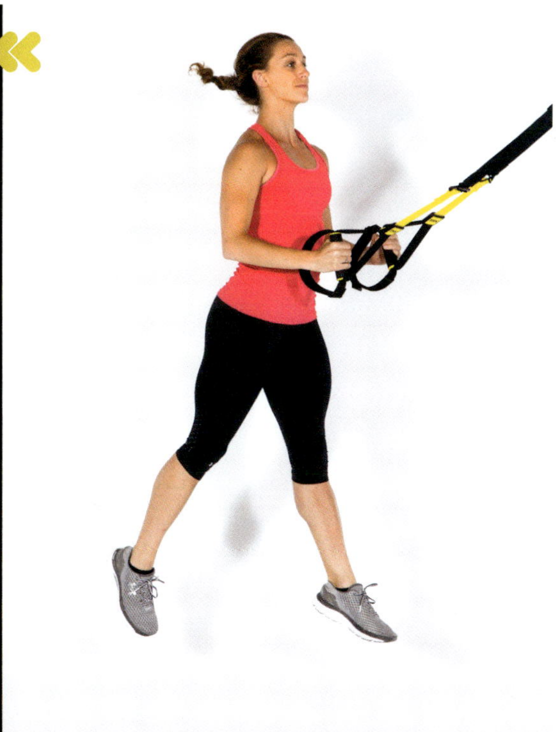

c

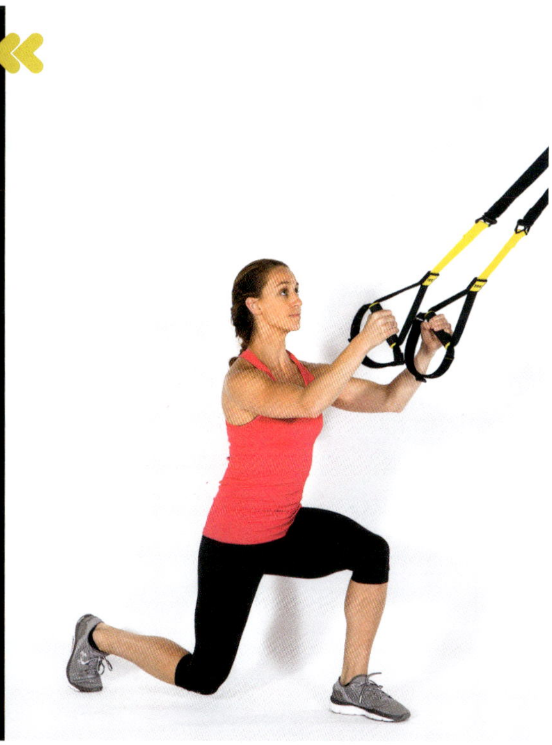

d

Suspended Lunge mit Kettlebells

Ziel
Die Übung verbessert die Beweglichkeit der Sprunggelenke, Knie und Hüften. Außerdem fördert sie die Kraft und Ausdauer der Unterkörpermuskulatur.

Voraussetzungen
Die Fähigkeit, das Gleichgewicht zu halten; keine Schmerzen oder Verletzungen in Schultern und Unterkörper

Einstellung der Schlingen
Mittlere Wadenhöhe

Ausgangsstellung
Nehmen Sie eine Kettlebell in jede Hand und halten Sie sie mit angewinkelten Armen vor den Schultern. Stellen Sie sich mit dem Rücken zum Ankerpunkt und schieben Sie einen Fuß in beide Fußschlaufen.

Übungsablauf
- Drücken Sie den hinteren Fuß in den Schlingen zurück, bis er auf einer Linie hinter dem Standfuß liegt. Der Standfuß steht mit der ganzen Sohle auf dem Boden, die Zehen weisen gerade nach vorn (siehe Abb. a).

- Beugen Sie das Standbein um 90 Grad, bis der Oberschenkel parallel zum Boden steht (siehe Abb. b).

- Drücken Sie sich mit dem Standbein hoch, strecken Sie Knie und Hüften und kehren Sie in die Startposition zurück.

- Absolvieren Sie die gewünschte Anzahl an Wiederholungen und wechseln Sie dann das Standbein.

Übungstipps
- Senken Sie das hintere Knie gerade ab.

- Stoßen Sie sich mit dem vorderen Fuß vom Boden ab.

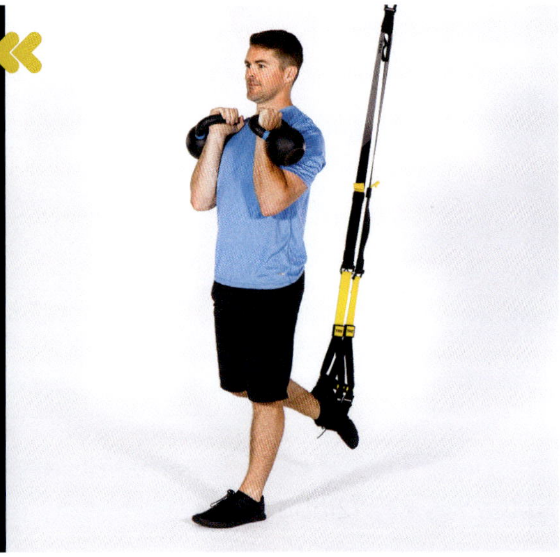

a

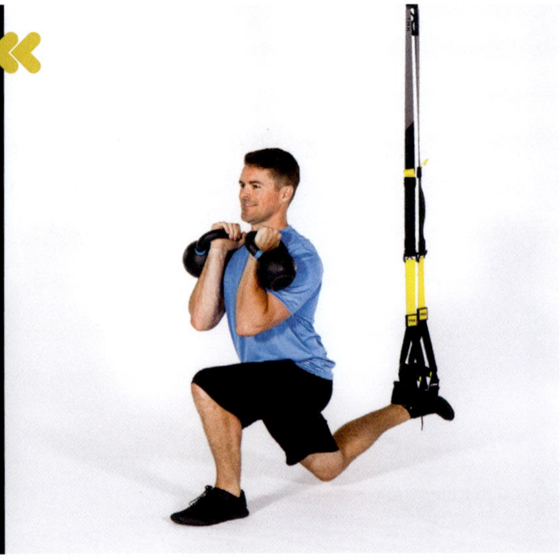

b

Suspended Lunge mit Kettlebell in einer Hand

Ziel
Die Übung verbessert die Beweglichkeit der Sprunggelenke, Knie und Hüften. Außerdem fördert sie die Kraft und Ausdauer der Unterkörpermuskulatur sowie die Stabilität der Rumpfmuskulatur (die die einseitige Last der Hantel ausgleichen muss).

Voraussetzungen
Keine Schmerzen oder Verletzungen im Unterkörper; die Fähigkeit, das Gleichgewicht zu halten

Einstellung der Schlingen
Mittlere Wadenhöhe

Ausgangsstellung
Schieben Sie mit dem Rücken zum Ankerpunkt einen Fuß in beide Fußschlaufen und stehen Sie so, dass die Schlingen fast senkrecht zum Boden hängen. Nehmen Sie ein Gewicht (z. B. Kurzhantel, Kettlebell oder Medizinball mit Griff) in die dem Standbein gegenüberliegende Hand.

Übungsablauf
- Drücken Sie den hinteren Fuß in den Schlingen zurück, bis er auf einer Linie hinter dem Standfuß liegt. Der Standfuß steht mit der ganzen Sohle auf dem Boden, die Zehen weisen gerade nach vorn (siehe Abb. a).
- Beugen Sie das vordere Bein, bis der Oberschenkel parallel zum Boden steht (siehe Abb. b).
- Drücken Sie sich mit dem Standbein hoch, strecken Sie Knie und Hüften und kehren Sie in die Startposition zurück.
- Absolvieren Sie die gewünschte Anzahl an Wiederholungen und wechseln Sie dann das Standbein.

Übungstipps
- Der Rumpf darf sich nicht zur Seite mit dem Gewicht hinneigen oder -drehen.
- Senken Sie das hintere Knie gerade ab.
- Stoßen Sie sich mit dem vorderen Fuß ab.
- Halten Sie den Oberkörper während der gesamten Übung aufrecht und angespannt.

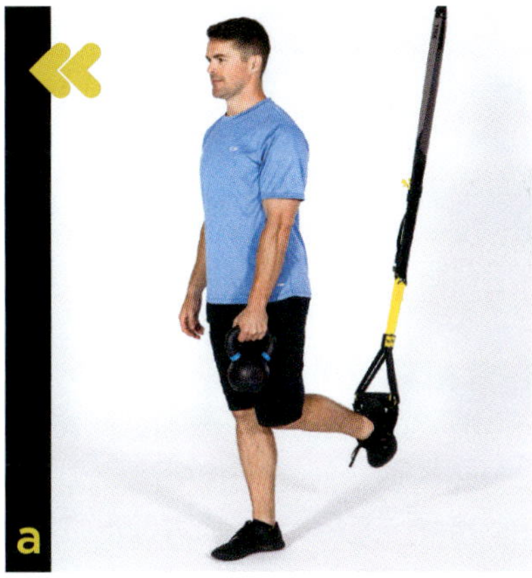
a

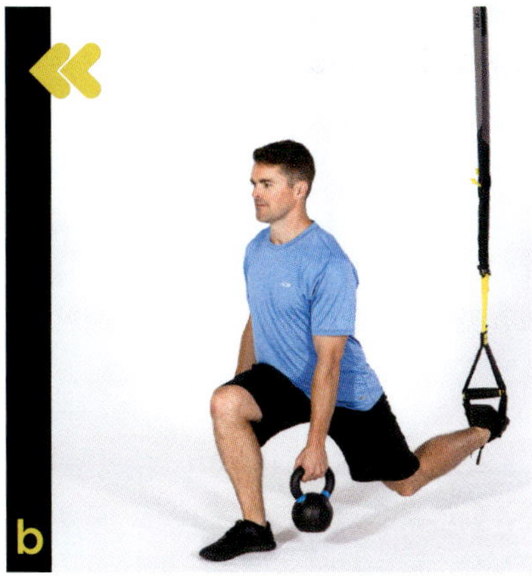
b

Suspended Lunge mit Überkopfdrücken

Ziel
Die Übung verbessert die Beweglichkeit der Sprunggelenke, Knie und Hüften. Außerdem fördert sie die Kraft und Ausdauer der Unterkörpermuskulatur, der Rumpfstabilität sowie der Schultermuskulatur.

Voraussetzungen
Die Fähigkeit, das Gleichgewicht zu halten; keine Schmerzen oder Verletzungen in Schultern oder Unterkörper

Einstellung der Schlingen
Mittlere Wadenhöhe

Ausgangsstellung
Stellen Sie sich mit dem Rücken zum Ankerpunkt. Schieben Sie einen Fuß in beide Fußschlaufen und stellen Sie sich so hin, dass die Schlingen fast senkrecht zum Boden hängen. Nehmen Sie einen Medizinball und halten Sie ihn vor der Brust.

Übungsablauf
- Drücken Sie den hinteren Fuß in den Schlingen zurück, bis er auf einer Linie hinter dem Standfuß liegt. Der Standfuß steht mit der ganzen Sohle auf dem Boden, die Zehen weisen gerade nach vorn (siehe Abb. a).
- Beugen Sie das vordere Bein, bis der Oberschenkel parallel zum Boden steht. Führen Sie gleichzeitig den Ball mit gestreckten Armen über den Kopf (siehe Abb. b).
- Drücken Sie sich mit dem Standbein hoch, strecken Sie Knie und Hüften und kehren Sie in die Startposition zurück.
- Absolvieren Sie die gewünschte Anzahl an Wiederholungen und wechseln Sie dann das Standbein.

Übungstipps
- Senken Sie das hintere Knie gerade ab.
- Stoßen Sie sich mit dem vorderen Fuß ab.
- Halten Sie den Oberkörper während der gesamten Übung aufrecht und angespannt.
- Drücken Sie den Ball gerade nach oben.

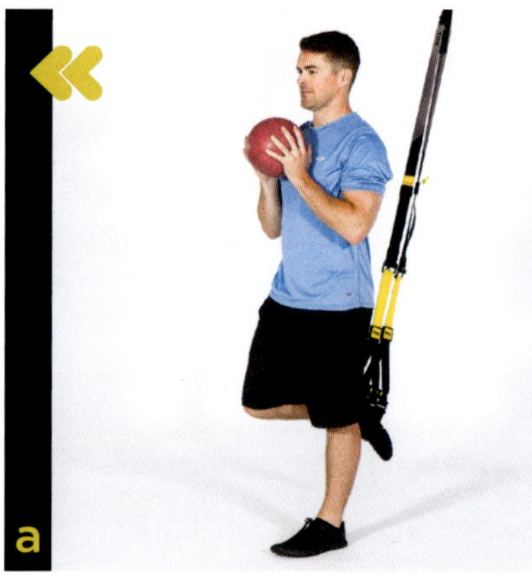
a

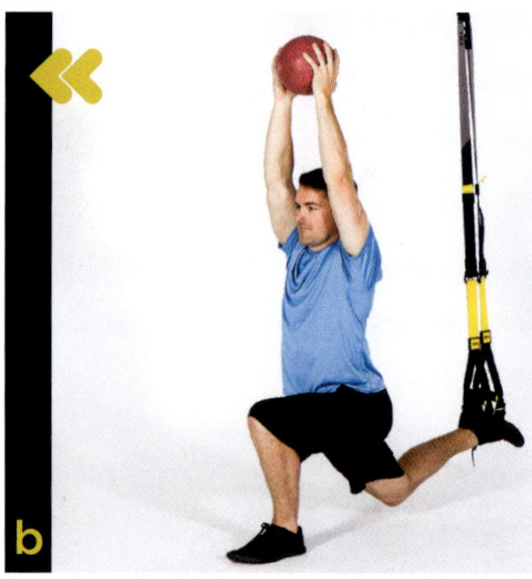
b

Profis // Unterkörperübungen

Suspended Lunge mit einarmigem Überkopfdrücken

Ziel
Die Übung verbessert die Beweglichkeit der Sprunggelenke, Knie und Hüften. Außerdem fördert sie die Kraft und Ausdauer der Unterkörpermuskulatur, der Rumpfstabilität sowie der Schultermuskulatur.

Voraussetzungen
Die Fähigkeit, das Gleichgewicht zu halten; keine Schmerzen oder Verletzungen in Schultern oder Unterkörper

Einstellung der Schlingen
Mittlere Wadenhöhe

Ausgangsstellung
Stellen Sie sich mit dem Rücken zum Ankerpunkt. Schieben Sie einen Fuß in beide Fußschlaufen und stellen Sie sich so hin, dass die Schlingen fast senkrecht zum Boden hängen. Nehmen Sie ein Gewicht (z. B. Kettlebell, Kurzhantel, Medizinball mit Griff) in die dem Standbein gegenüberliegende Hand und heben Sie es auf Schulterhöhe.

Übungsablauf
- Drücken Sie den hinteren Fuß in den Schlingen zurück, bis er auf einer Linie hinter dem Standfuß liegt. Der Standfuß steht mit der ganzen Sohle auf dem Boden, die Zehen weisen gerade nach vorn (siehe Abb. a).
- Beugen Sie das vordere Bein, bis der Oberschenkel parallel zum Boden steht. (siehe Abb. b).
- Drücken Sie sich mit dem Standbein hoch, strecken Sie Knie und Hüften und führen Sie gleichzeitig das Gewicht nach oben über den Kopf, bis Ihr Arm durchgestreckt ist (siehe Abb. c).
- Absolvieren Sie die gewünschte Anzahl an Wiederholungen und wechseln Sie dann Standbein und Arbeitsarm.
- Die Übung wird schwerer, wenn Sie das Gewicht bereits nach oben drücken, während Sie in die Hocke gehen.

Übungstipps
- Senken Sie das hintere Knie gerade ab und halten Sie den Oberkörper aufrecht.
- Stoßen Sie sich mit dem vorderen Fuß ab.

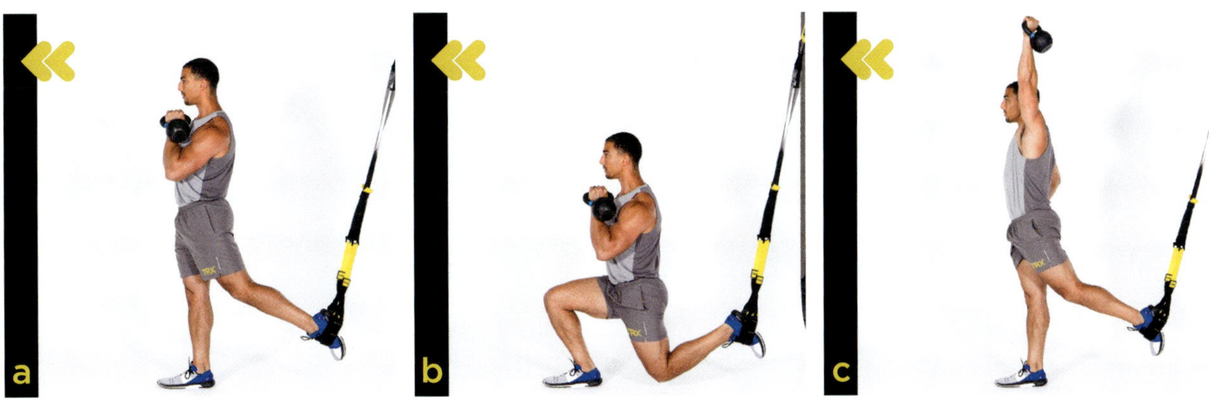

Suspended Lunge mit Clean and Press

Ziel
Die Übung verbessert die Beweglichkeit der Sprunggelenke, Knie und Hüften. Außerdem fördert sie die Kraft und Ausdauer der Unterkörpermuskulatur, der Rumpfstabilität sowie der Schultermuskulatur.

Voraussetzungen
Die Fähigkeit, das Gleichgewicht zu halten; keine Schmerzen oder Verletzungen in Schultern oder Unterkörper

Einstellung der Schlingen
Mittlere Wadenhöhe

Ausgangsstellung
Stellen Sie sich mit dem Rücken zum Ankerpunkt. Schieben Sie einen Fuß in beide Fußschlaufen und stellen Sie sich so hin, dass die Schlingen im 110- bis 130-Grad-Winkel zum Boden hängen. Nehmen Sie zwei Kettlebells oder Kurzhanteln und lassen Sie die Arme an den Seiten herabhängen (siehe Abb. a).

Übungsablauf
- Beugen Sie das vordere Bein, bis der Oberschenkel parallel zum Boden steht. Führen Sie gleichzeitig den in den Schlingen hängenden Fuß nach hinten (siehe Abb. a).
- Drücken Sie sich mit dem Standbein hoch, strecken Sie Knie und Hüften und setzen Sie gleichzeitig die Kettlebells auf Schulterhöhe um (siehe Abb. b). Die Oberarme sollten parallel zum Boden sein.
- Drücken Sie die Gewichte über Ihren Kopf nach oben (siehe Abb. c).
- Bringen Sie die Kettlebells kontrolliert zurück auf Schulterhöhe und senken Sie die Arme in der Ausgangsstellung ab.
- Absolvieren Sie die gewünschte Anzahl an Wiederholungen und wechseln Sie dann das Standbein.

Übungstipps
- Drücken Sie sich mit dem vorderen Fuß ab.
- Halten Sie den Oberkörper während der gesamten Übung aufrecht.

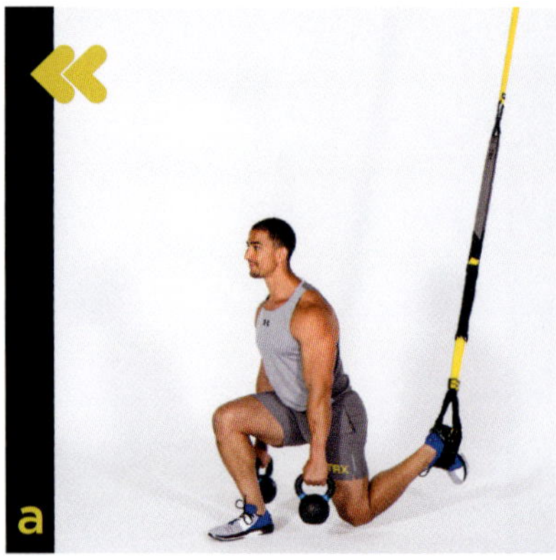

a

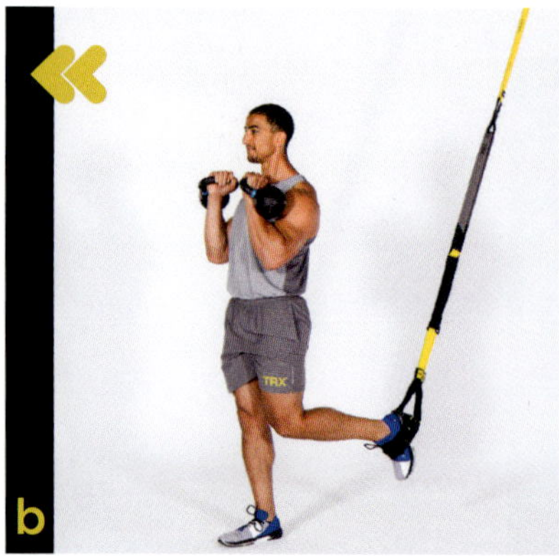

b

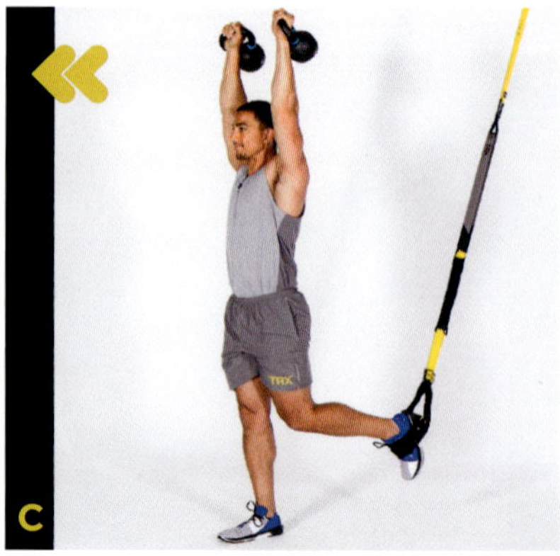

c

Profis // Unterkörperübungen

Overhead Suspended Lunge

Ziel
Die Übung verbessert die Beweglichkeit der Sprunggelenke, Knie und Hüften. Außerdem fördert sie die Kraft und Ausdauer der Unterkörpermuskulatur, der Rumpfstabilität sowie der Schultermuskulatur.

Voraussetzungen
Die Fähigkeit, das Gleichgewicht zu halten; keine Schmerzen oder Verletzungen in Schultern oder Unterkörper

Einstellung der Schlingen
Mittlere Wadenhöhe

Ausgangsstellung
Stellen Sie sich mit dem Rücken zum Ankerpunkt. Schieben Sie einen Fuß in beide Fußschlaufen und stellen Sie sich so hin, dass die Schlingen fast senkrecht zum Boden hängen. Nehmen Sie zwei Kettlebells und heben Sie sie senkrecht über den Kopf.

Übungsablauf
- Drücken Sie den hinteren Fuß in den Schlingen zurück, bis er auf einer Linie hinter dem Standfuß liegt. Der Standfuß steht mit der ganzen Sohle auf dem Boden, die Zehen weisen gerade nach vorn (siehe Abb. a).

- Beugen Sie das vordere Bein, bis der Oberschenkel parallel zum Boden steht. Halten Sie weiterhin die Gewichte mit durchgestreckten Armen über dem Kopf (siehe Abb. b).

- Drücken Sie sich mit dem Standbein hoch, strecken Sie Knie und Hüften und kehren Sie in die Startposition zurück.

- Absolvieren Sie die gewünschte Anzahl an Wiederholungen und wechseln Sie dann das Standbein.

Übungstipps
- Senken Sie das hintere Knie gerade ab und halten Sie den Oberkörper aufrecht.

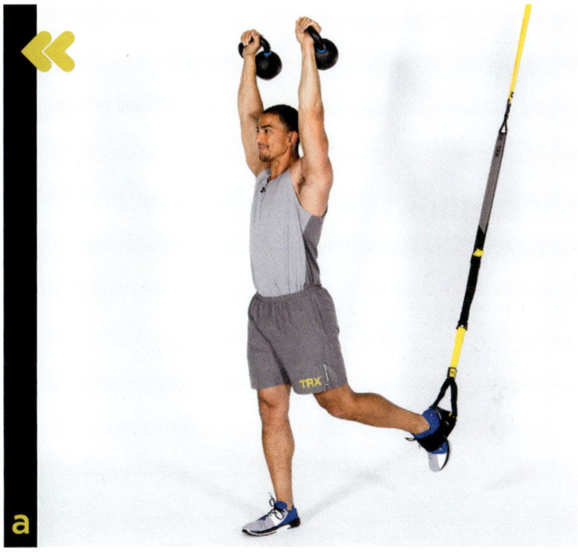

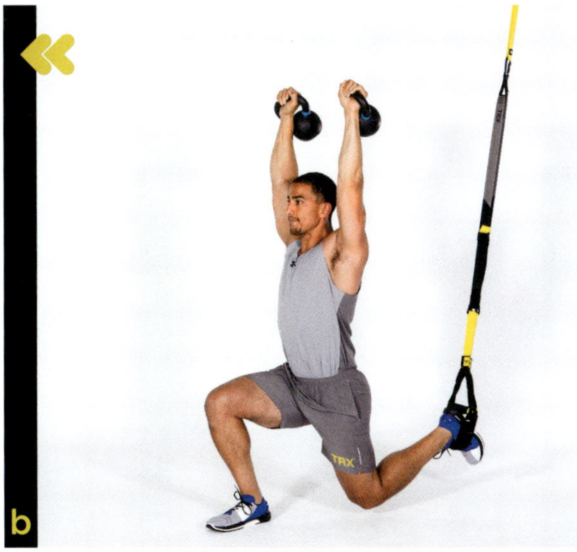

Suspended Lunge mit einarmigem Clean and Press

Ziel

Die Übung trainiert die Beweglichkeit in Sprunggelenken, Knien und Hüften. Außerdem fördert sie die Kraft und Ausdauer der Unterkörpermuskulatur, der Rumpfstabilität sowie der Schultermuskulatur. Sie dient weniger dem Kraftaufbau als vielmehr der Koordinationsverbesserung.

Voraussetzungen

Die Fähigkeit, das Gleichgewicht zu halten; keine Schmerzen oder Verletzungen in Schultern oder Unterkörper

Einstellung der Schlingen

Mittlere Wadenhöhe

Ausgangsstellung

Stellen Sie sich mit dem Rücken zum Ankerpunkt. Schieben Sie einen Fuß in beide Fußschlaufen und stellen Sie sich so hin, dass die Schlingen fast senkrecht zum Boden hängen. Nehmen Sie ein Gewicht (z. B. Kettlebell, Kurzhantel oder Medizinball mit Griff) in jede Hand und lassen Sie die Arme seitlich herabhängen.

Übungsablauf

- Drücken Sie den hinteren Fuß in den Schlingen zurück, bis er auf einer Linie hinter dem Standfuß liegt. Der Standfuß steht mit der ganzen Sohle auf dem Boden, die Zehen weisen gerade nach vorn.
- Beugen Sie das vordere Bein, bis der Oberschenkel parallel zum Boden steht. Setzen Sie das Gewicht auf der Seite des hängenden Beins um und bringen Sie es auf Schulterhöhe (siehe Abb. b).
- Drücken Sie sich mit dem Standbein hoch und heben Sie gleichzeitig das Gewicht mit durchgestrecktem Arm über den Kopf (siehe Abb. c).
- Senken Sie die Arme wieder in die Startposition. Führen Sie die gewünschte Anzahl an Wiederholungen aus und wechseln Sie dann Standbein und Arbeitsarm.

Übungstipps

- Federn Sie in der Hocke leicht nach unten, um Schwung für das Hochdrücken des Gewichts zu gewinnen.

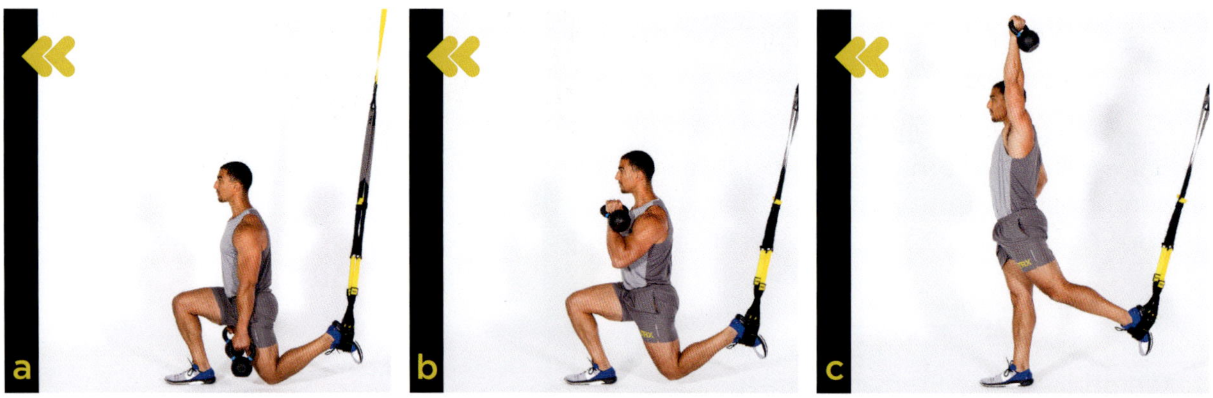

Einbeiniger Hamstring Curl

Ziel
Die Übung traininert Kraft und Ausdauer der hinteren Oberschenkelmuskeln.

Voraussetzungen
Die Fähigkeit, die Brettstellung zu halten

Einstellung der Schlingen
Mittlere Wadenhöhe

Ausgangsstellung
Legen Sie sich auf den Rücken und schieben Sie eine Ferse in beide Fußschlaufen. Legen Sie die Arme mit den Handflächen nach unten neben den Körper.

Übungsablauf
- Strecken Sie die Beine und heben Sie das Gesäß vom Boden, sodass Schultern, Rumpf und Beine eine gerade Linie bilden (siehe Abb. a).
- Das freie Bein und die Hüften sollten auf einer Ebene mit dem Arbeitsbein sein.
- Beugen Sie langsam das Knie des Arbeitsbeins und ziehen Sie die Ferse zum Gesäß. Das freie Bein bewegt sich parallel zum Arbeitsbein (siehe Abb. b).
- Strecken Sie die Beine und kehren Sie in die Startposition zurück.
- Erhöhen Sie den Schwierigkeitsgrad, indem Sie die Füße kreuzen und nur die Knie, aber nicht die Hüften beugen.

Übungstipps
- Halten Sie den Rumpf angespannt.
- Eine kontrollierte Ausführung ist wichtiger als schnelle Wiederholungen.
- Spannen Sie die hintere Oberschenkelmuskulatur in der Bewegung bewusst an.

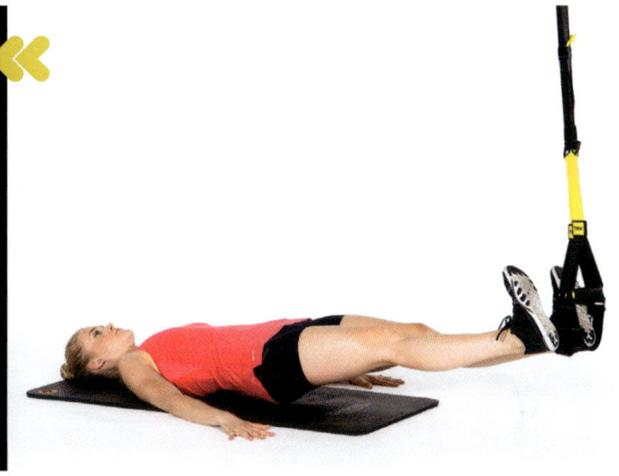
a

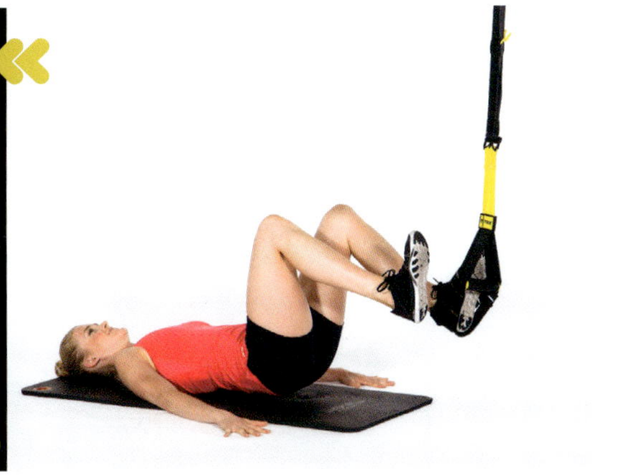
b

Einbeiniges Kniestrecken

Ziel
Mit dieser Übung wird der Quadrizeps trainiert.

Voraussetzungen
Die Fähigkeit, die Brettstellung zu halten

Einstellung der Schlingen
Mittlere Wadenhöhe

Ausgangsstellung
Legen Sie sich auf den Bauch und schieben Sie einen Fuß in beide Schlaufen. Drücken Sie sich durch Strecken der Arme nach oben. Platzieren Sie die Hände direkt unter den Schultern. Beugen Sie Knie und Hüften im 90-Grad-Winkel (siehe Abb. a).

Übungsablauf
- Strecken Sie die Beine und heben Sie dabei das Gesäß, sodass Schultern, Rumpf und Gesäß eine Linie bilden (siehe Abb. b).
- Ziehen Sie die Knie langsam zur Brust und senken Sie das Gesäß in die Ausgangsstellung.
- Absolvieren Sie die gewünschte Anzahl an Wiederholungen und wechseln Sie dann das Bein.

Übungstipps
- Halten Sie den Oberkörper während der gesamten Übung gerade.
- Schieben Sie Hüften und Gesäß Richtung Decke.

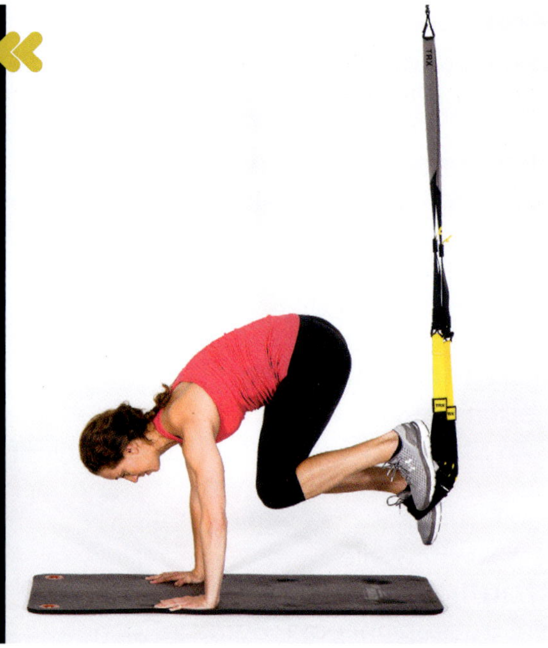

a

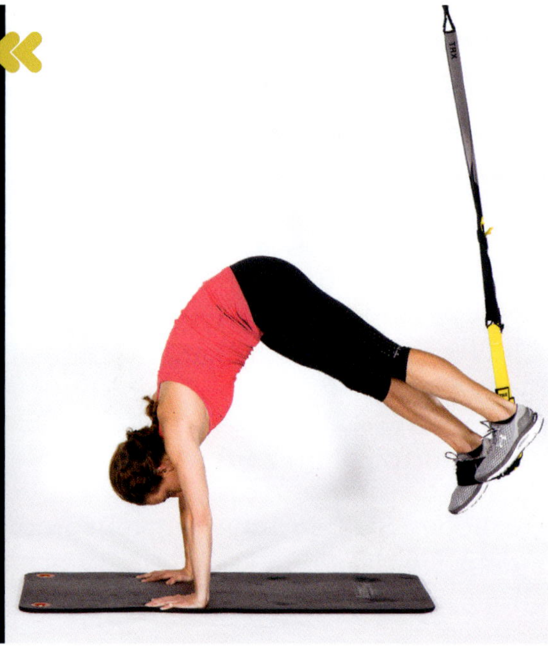

b

Drop Suspended Lunge

Ziel
Die Übung trainiert die exzentrische Kraft und Stabilität auf einem Bein sowie eine saubere Landetechnik.

Voraussetzungen
Keine Schmerzen oder Verletzungen im Unterkörper; die Fähigkeit, technisch einwandfreie Kniebeugen auszuführen

Einstellung der Schlingen
Mittlere Länge

Ausgangsstellung
Stellen Sie sich mit dem Rücken zum Ankerpunkt. Schieben Sie einen Fuß in beide Schlaufen und stellen Sie sich so hin, dass die Schlingen einen Winkel von 120–130 Grad zum Boden haben.

Übungsablauf
- Stellen Sie sich auf die Ballen des Standbeins (siehe Abb. a).
- Lassen Sie sich in einer schnellen Bewegung »fallen«. Halten Sie den Oberkörper aufrecht, ziehen Sie die Schultern zurück und achten Sie auf eine leichte Beugung in Knien und Hüften (siehe Abb. b). Bei der Landung sollte das Sprunggelenk des Standbeins um 110–130 Grad gebeugt sein (siehe Abb. c).
- Drücken Sie sich mit dem Standbein vom Boden ab, strecken Sie Sprunggelenk, Knie und Hüften und kehren Sie in die Startposition zurück.
- Absolvieren Sie die gewünschte Anzahl an Wiederholungen und wechseln Sie dann das Bein.

Übungstipps
- Senken Sie das hintere Knie ab. Stellen Sie sicher, dass das vordere Knie über der großen und der zweiten Zehe bleibt.
- Landen Sie weich.

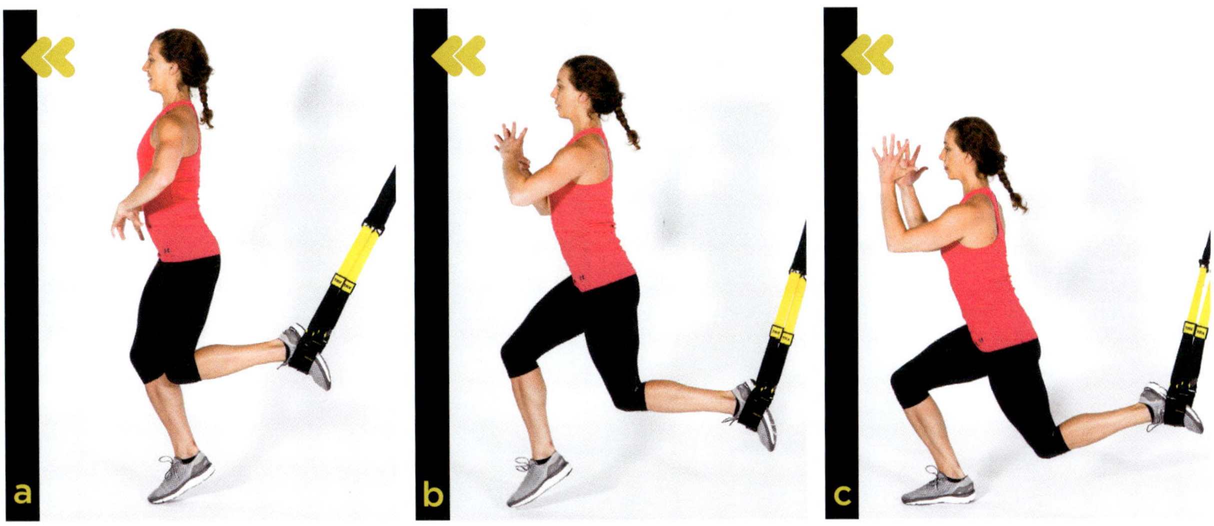

Wiederholter Countermovement Jump

Ziel
Mit der Übung wird die Schnellkraft des Unterkörpers trainiert.

Voraussetzungen
Die Beherrschung von Kniebeuge, Drop Squat und Countermovement Jump

Einstellung der Schlingen
Mittlere Länge

Ausgangsstellung
Stellen Sie sich im hüftbreiten Stand mit dem Gesicht zum Ankerpunkt. Fassen Sie die Handgriffe mit gebeugten Armen und treten Sie zurück, bis die Schlingen nicht mehr durchhängen.

Übungsablauf
- Beugen Sie Hüften, Knie und Sprunggelenke und senken Sie den Körper in die Kniebeuge ab (siehe Abb. a).
- Strecken Sie, ohne am tiefsten Punkt der Bewegung anzuhalten, Knie und Hüften in einer explosiven Bewegung und springen Sie mit beiden Füßen so hoch wie möglich ab (siehe Abb. b).
- Landen Sie in derStartposition und fügen Sie, ohne innezuhalten, alle weiteren Wiederholungen an.

Übungstipps
- Springen Sie explosiv hoch.
- Springen Sie elastisch wie ein Gummiball vom Boden ab.
- Landen Sie weich.

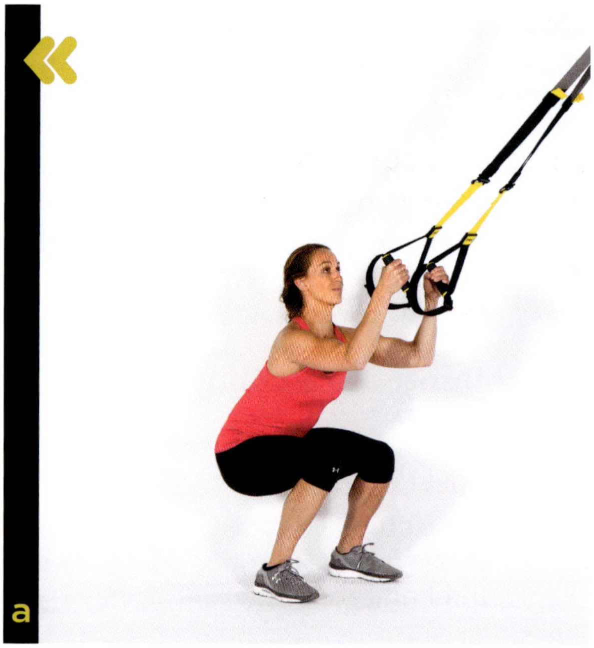

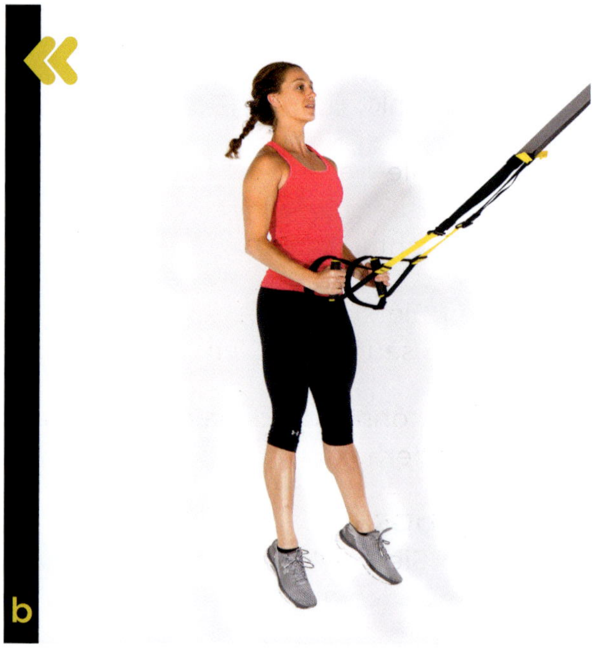

Profis // Unterkörperübungen

Wiederholter Iceskater

Ziel
Mit dieser Übung trainieren Sie die Unterkörperkraft.

Voraussetzungen
Keine Schmerzen oder Verletzungen im Unterkörper

Einstellung der Schlingen
Mittlere Länge

Ausgangsstellung
Stellen Sie sich im hüftbreiten Stand mit dem Gesicht zum Ankerpunkt. Fassen Sie die Griffe mit gebeugten Armen und treten Sie zurück, bis die Schlingen nicht mehr durchhängen.

Übungsablauf
- Verlagern Sie Ihr Gewicht auf den linken Fuß und führen Sie den rechten Fuß hinter das linke Bein (siehe Abb. a).
- Springen Sie nach rechts und kreuzen Sie bei der Landung das linke Bein hinter dem rechten (siehe Abb. b).
- Springen Sie sofort wieder zurück und landen Sie sauber auf dem linken Fuß.
- Fügen Sie, ohne innezuhalten, alle weiteren Wiederholungen an.

Übungstipps
- Springen Sie elastisch wie ein Gummiball vom Boden ab.
- Landen Sie weich.

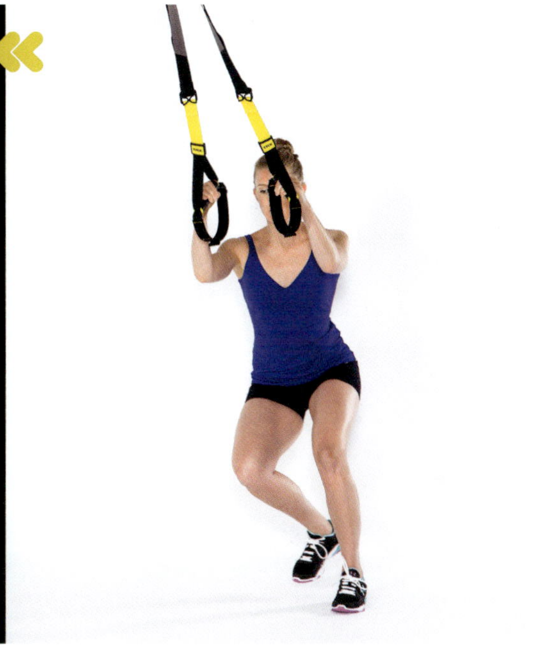

a

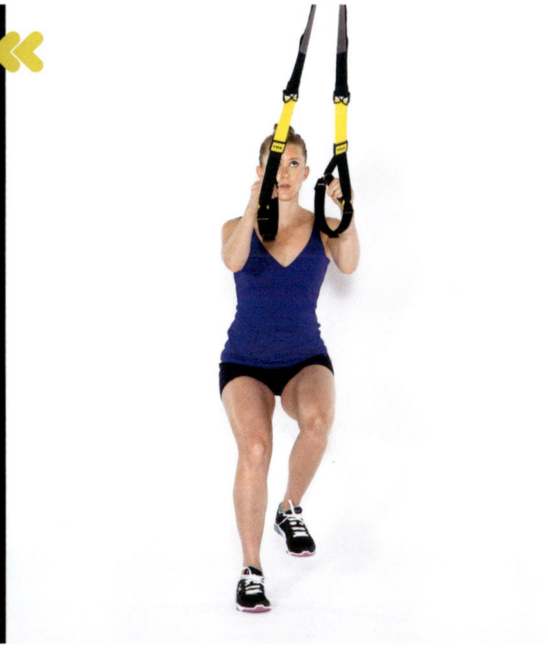

b

Wiederholter Squat Jump in Schrittstellung

Ziel
Die Übung trainiert die Schnellkraft des Unterkörpers aus der Schrittstellung sowie eine saubere Landetechnik.

Voraussetzungen
Keine Schmerzen oder Verletzungen im Unterkörper

Einstellung der Schlingen
Mittlere Länge

Ausgangsstellung
Stellen Sie sich mit dem Gesicht zum Ankerpunkt. Fassen Sie beide Griffe mit gebeugten Armen und treten Sie zurück, bis die Schlaufen nicht mehr durchhängen.

Übungsablauf
- Nehmen Sie mit gerade nach vorn weisenden Zehen die Schrittstellung ein. Der vordere Fuß setzt flach auf dem Boden auf, die Ferse des hinteren Fußes ist abgehoben, das Gewicht ruht auf den Ballen (siehe Abb. a). Beide Beine sind leicht gebeugt.
- Führen Sie eine schnelle Ausholbewegung aus, indem Sie das vordere Knie etwas stärker beugen (siehe Abb. b).
- Drücken Sie sich sofort mit der Ferse des Standbeins ab, strecken Sie Sprunggelenke, Knie und Hüften und springen Sie so hoch wie möglich (siehe Abb. c).
- Landen Sie in der Startposition und fügen Sie sofort die gewünschte Anzahl von Wiederholungen an. Wechseln Sie dann die Beinstellung.

Übungstipps
- Springen Sie elastisch wie ein Gummiball vom Boden ab.
- Landen Sie weich.

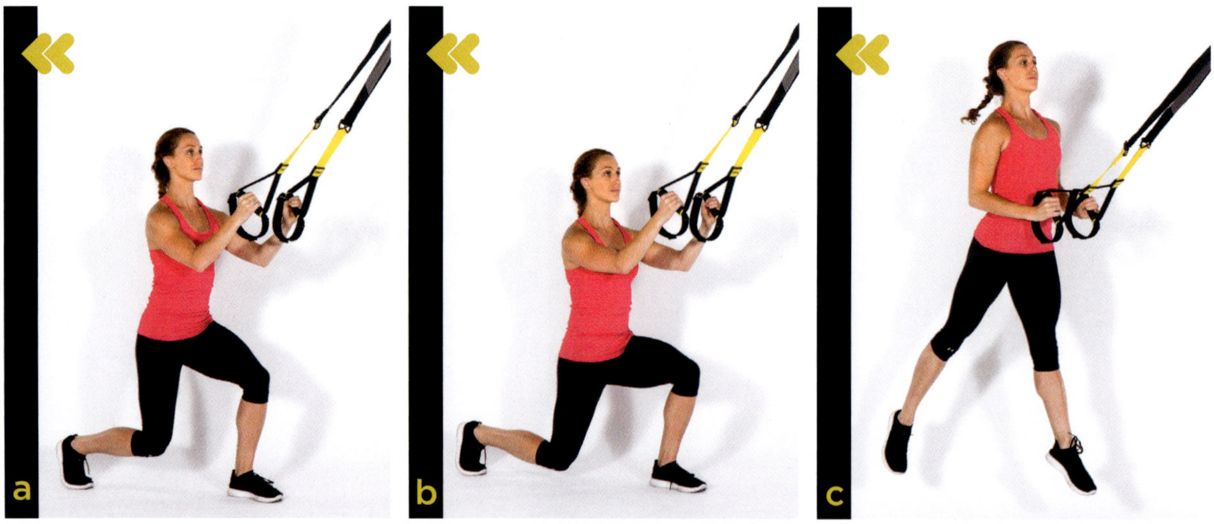

Profis // Unterkörperübungen

Wiederholter Squat Jump in Schrittstellung mit Beinwechsel

Ziel
Mit dieser Übung verbessern Sie die saubere Landetechnik und die Unterkörperkoordination.

Voraussetzungen
Keine Schmerzen oder Verletzungen im Unterkörper

Einstellung der Schlingen
Mittlere Länge

Ausgangsstellung
Stellen Sie sich mit dem Gesicht zum Ankerpunkt. Fassen Sie beide Griffe mit gebeugten Armen und treten Sie zurück, bis die Schlaufen nicht mehr durchhängen.

Übungsablauf
- Nehmen Sie mit gerade nach vorn weisenden Zehen die Schrittstellung ein. Der vordere Fuß setzt flach auf dem Boden auf, die Ferse des hinteren Fußes ist abgehoben, das Gewicht ruht auf den Ballen. Beide Beine sind leicht gebeugt.
- Führen Sie eine schnelle Ausholbewegung aus, indem Sie das vordere Knie um 90 Grad beugen (siehe Abb. a).
- Drücken Sie sich sofort mit der Ferse des Standbeins ab, strecken Sie Sprunggelenke, Knie und Hüften und springen Sie so hoch wie möglich (siehe Abb. b).
- Wechseln Sie im Sprung die Beinstellung (siehe Abb. c). Landen Sie in der Startposition.
- Setzen Sie die Übung mit stetigem Beinwechsel ohne Pause zwischen den Sprüngen fort. Führen Sie die gewünschte Anzahl von Wiederholungen aus.

Übungstipps
- Springen Sie elastisch wie ein Gummiball ab und landen Sie weich.

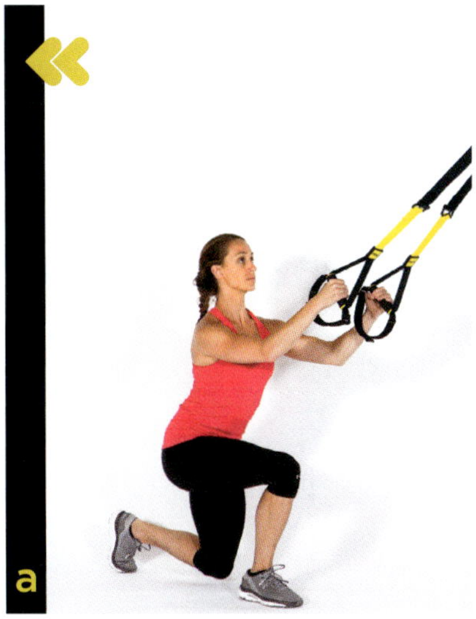

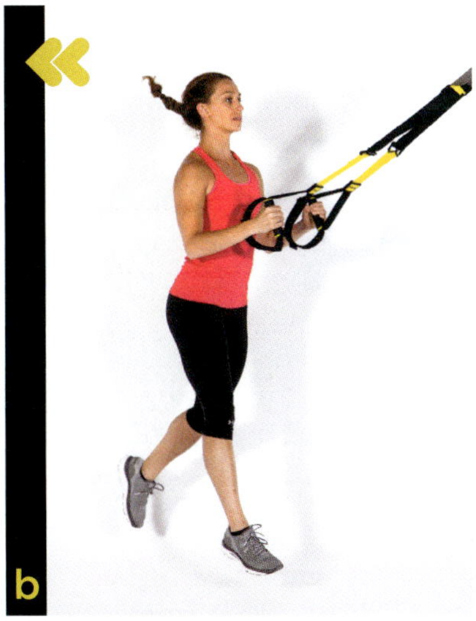

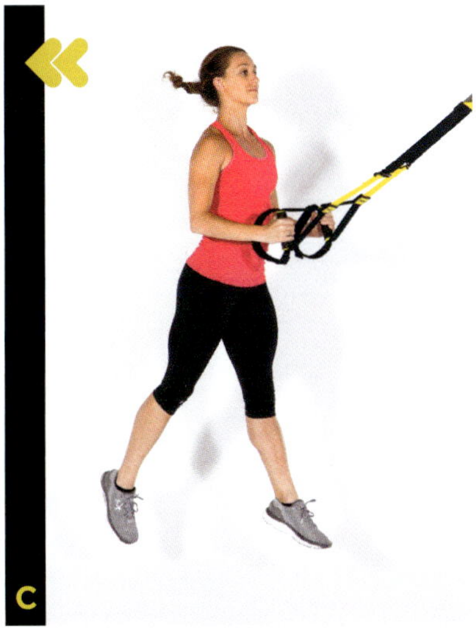

Rumpfübungen

Die meisten von uns kennen die Parabel von den Menschen, die ihr Haus auf Sand statt auf Fels errichtet haben. Ganz ähnlich verhält es sich auch mit unserem Körper, wenn wir versuchen, unsere Fitness auf einem schwachen Fundament aufzubauen. Die Erfolgschancen sinken, während die Verletzungsgefahr steigt. Das Einüben effektiver und effizienter Bewegungsmuster ist ein komplexer Prozess, der die gemeinschaftliche Anstrengung der Muskeln erfordert, um Kräfte zu erzeugen, abzufangen und zu stabilisieren. Für präzise Bewegungen muss man bestimmte Körperbereiche stabilisieren können, um gleichzeitig eine bessere Beweglichkeit anderer Bereiche zu fördern. Eine gut trainierte Rumpfmuskulatur stabilisiert die Wirbelsäule gegen auf sie einwirkende Kräfte und schafft so eine solide Basis für die Beweglichkeit der Gelenke.

Dieses Kapitel stellt Übungen zur Kräftigung der Rumpfmuskulatur vor. Damit schaffen Sie eine solide Grundlage für Stabilität und Mobilität, die für die weiter fortgeschrittenen Übungen in den Kapiteln 5 und 6 benötigt werden.

Glute Bridge

Ziel
Die Übung fördert Stabilität, Kraft und Ausdauer in Hüften und Rumpf.

Voraussetzungen
Keine Schmerzen bei der Übungsausführung

Einstellung der Schlingen
Mittlere Wadenhöhe

Ausgangsstellung
Legen Sie sich auf den Rücken und schieben Sie die Fersen in die Schlaufen. Die Arme liegen ausgestreckt mit den Handflächen nach unten neben dem Körper (siehe Abb. a).

Übungsablauf
- Beugen Sie Ihre Knie und Hüften im 90-Grad-Winkel und heben Sie das Gesäß etwa 3 Zentimeter vom Boden ab (siehe Abb. a).
- Strecken Sie dann die Hüften und heben Sie das Gesäß, bis Ihr Körper von den Schultern bis zu den Knien eine gerade Linie zeigt (siehe Abb. b).
- Halten Sie diese Stellung für 30–60 Sekunden.
- Steigern Sie die Schwierigkeit, indem Sie das Gesäß langsam bis auf 3 Zentimeter über dem Boden absenken und dort kurz halten. Heben und senken Sie Ihr Gesäß 10- bis -12-mal und absolvieren Sie die gewünschte Anzahl von Sätzen.

Übungstipps
- Spannen Sie die Gesäßmuskeln an.
- Arbeiten Sie in erster Linie mit der Kraft aus den Gesäß- und hinteren Oberschenkelmuskeln, nicht mit der Kraft aus dem unteren Rücken heraus.
- Spannen Sie die Rumpfmuskeln an, als erwarteten Sie einen Schlag in den Magen.

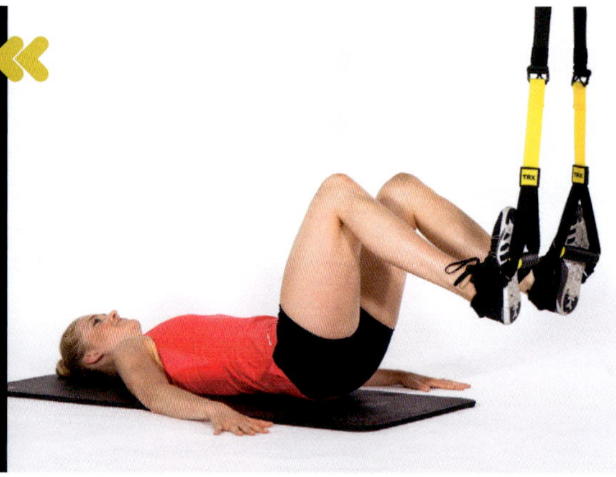

a

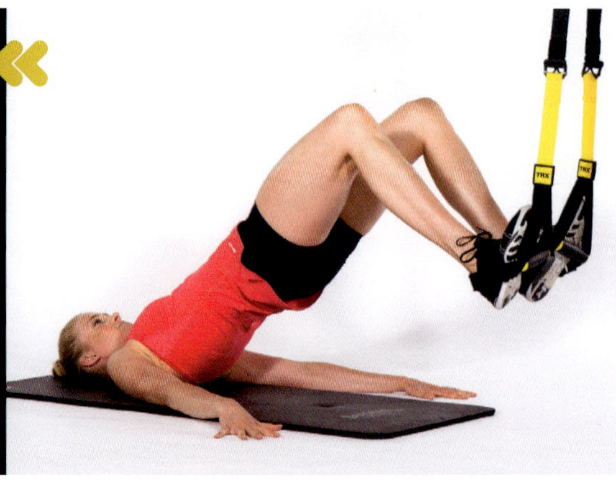

b

Standing Plank

Ziel
Die Übung verhilft zu mehr Stabilität und Ausdauer im Rumpf.

Voraussetzungen
Keine Schmerzen bei der Übungsausführung

Einstellung der Schlingen
Volle Länge

Ausgangsstellung
Stellen Sie sich mit dem Rücken zum Ankerpunkt. Fassen Sie mit jeder Hand einen Griff und halten Sie die Hände schulterbreit auseinander.

Übungsablauf
- Spannen Sie den Körper in gerader Haltung an, strecken Sie die Arme und wandern Sie mit den Füßen langsam zurück, bis die Schlingen auf Zug sind und Ihr Körper in Vorlage ist.
- Ziehen Sie dabei die Schulterblätter nach unten und zusammen (siehe Abb.).
- Halten Sie diese Stellung mit gestreckten Armen für 30–60 Sekunden.

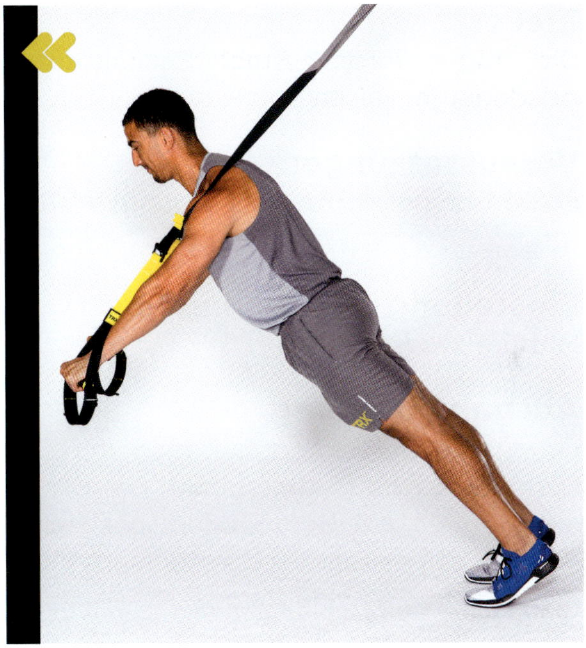

Übungstipps
- Stellen Sie sich vor, Sie wollten die Unterkanten der Schulterblätter in die Gesäßtaschen schieben.
- Halten Sie den Körper von Kopf bis Fuß steif wie ein Brett.

TRX® Plank

Ziel
Die Übung verhilft zu mehr Stabilität und Ausdauer im Rumpf.

Voraussetzungen
Keine Schmerzen bei der Übungsausführung

Einstellung der Schlingen
Mittlere Wadenhöhe

Ausgangsstellung
Legen Sie sich auf den Bauch mit den Füßen unter dem Ankerpunkt. Die Unterarme liegen auf dem Boden, die Handflächen zeigen nach oben. Schieben Sie die Füße in die Schlaufen.

Übungsablauf
- Heben Sie in einer fließenden Bewegung Rumpf und Hüften vom Boden ab, sodass die Oberarme senkrecht stehen und sich die Schultern direkt über den Ellenbogen befinden (siehe Abb.).
- Halten Sie diese Stellung für 30–60 Sekunden.

Übungstipps
- Stellen Sie sich vor, Sie wollten die Unterkanten der Schulterblätter in die Gesäßtaschen schieben.
- Halten Sie den Körper von Kopf bis Fuß steif wie ein Brett.
- Legen Sie nicht die Hände übereinander, dies macht die Übung leichter.

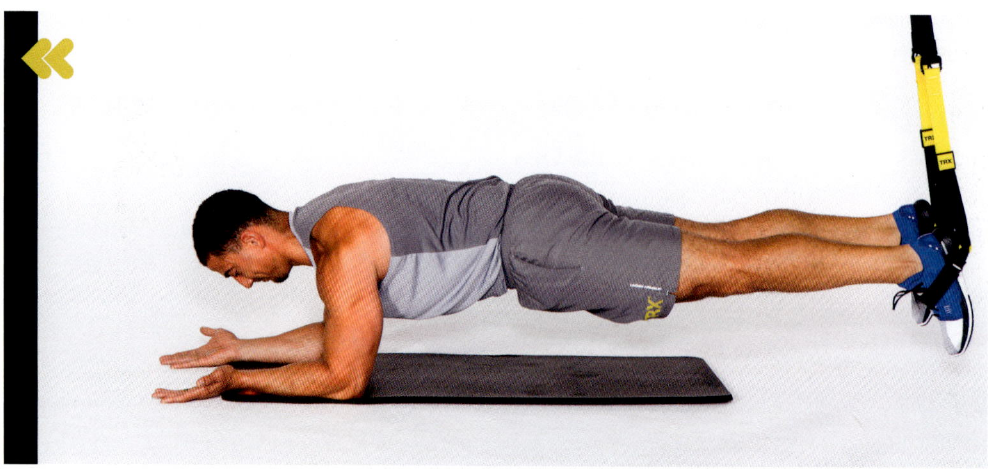

Plank in Rückenlage

Ziel
Die Übung verhilft zu mehr Stabilität, Kraft und Ausdauer im Rumpf.

Voraussetzungen
Keine Schmerzen bei der Übungsausführung

Einstellung der Schlingen
Mittlere Wadenhöhe

Ausgangsstellung
Legen Sie sich auf den Rücken und stecken Sie die Fersen in die Schlaufen. Die Arme liegen mit den Handflächen nach unten neben dem Körper.

Übungsablauf
- Strecken Sie die Beine und heben Sie das Gesäß vom Boden ab, sodass Schultern, Rumpf und Beine eine gerade Linie bilden (siehe Abb.).
- Halten Sie diese Stellung für 30–60 Sekunden.
- Steigern Sie die Schwierigkeit, indem Sie das Gesäß bis auf 3 Zentimeter über dem Boden absenken. Kehren Sie dann in die Startposition zurück. Absolvieren Sie die gewünschte Anzahl von Sätzen mit jeweils 10–12 Wiederholungen.

Übungstipps
- Spannen Sie die Gesäßmuskeln an.
- Spannen Sie die Rumpfmuskeln an, als erwarteten Sie einen Schlag in den Magen.

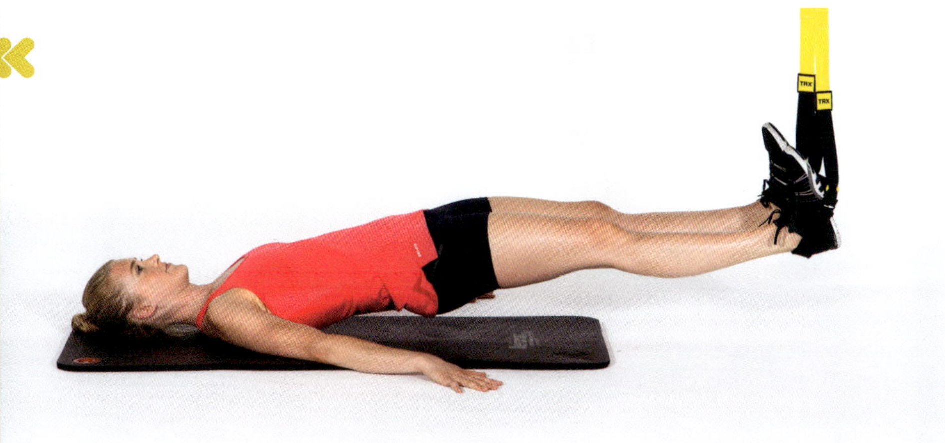

Einbeinige Plank in Rückenlage

Ziel
Die Übung verhilft zu mehr Stabilität, Kraft und Ausdauer im Rumpf.

Voraussetzungen
Keine Schmerzen bei der Übungsausführung; die Fähigkeit, das Becken stabil zu halten

Einstellung der Schlingen
Mittlere Wadenhöhe

Ausgangsstellung
Legen Sie sich auf den Rücken und stecken Sie eine Ferse in die Schlaufen. Die Arme liegen mit den Handflächen nach oben neben dem Körper.

Übungsablauf
- Strecken Sie beide Beine und heben Sie das Gesäß vom Boden ab, sodass Schultern, Rumpf und Beine eine gerade Linie bilden. Das freie Bein strecken Sie parallel zum Arbeitsbein aus, die Hüften sollten gerade bleiben (siehe Abb.).
- Halten Sie diese Stellung für 30–60 Sekunden.
- Steigern Sie die Schwierigkeit, indem Sie das Gesäß bis auf 3 Zentimeter über dem Boden absenken. Kehren Sie dann in die Startposition zurück. Absolvieren Sie die gewünschte Anzahl von Sätzen mit jeweils 10–12 Wiederholungen.
- Hinweis: Pro Bein sollte die gleiche Anzahl von Sätzen und Wiederholungen durchgeführt werden (Sätze × Wiederholungen × Zeit pro Fuß in den Schlingen). Dies kann auch durch Cluster-Sätze erzielt werden (siehe S. 177).

Übungstipps
- Spannen Sie die Gesäßmuskeln an.
- Spannen Sie die Rumpfmuskeln an, als erwarteten Sie einen Schlag in den Magen.
- Vermeiden Sie, dass die Hüfte des freien Beins wegkippt. Beide Hüften sollten auf gleicher Höhe gehalten werden.

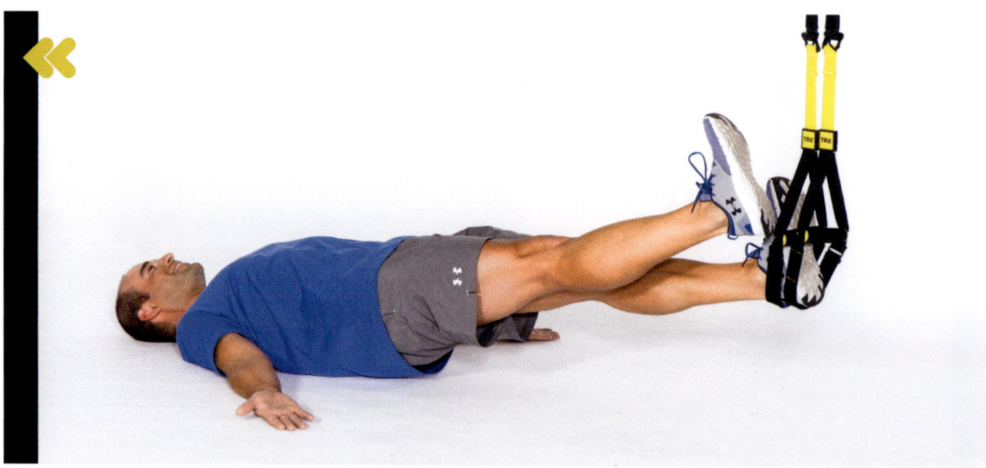

Fortgeschrittene // Rumpfübungen

Plank mit gestreckten Armen

Ziel
Die Übung verhilft zu mehr Stabilität und Ausdauer im Rumpf.

Voraussetzungen
Keine Schmerzen bei der Übungsausführung

Einstellung der Schlingen
Mittlere Wadenhöhe

Ausgangsstellung
Legen Sie sich auf den Bauch und schieben Sie die Füße in die Schlaufen. Setzen Sie die Hände schulterbreit auf dem Boden auf.

Übungsablauf
- Halten Sie den Körper gerade und spannen Sie den Rumpf an. Die Arme sind gestreckt, Schultern, Ellenbogen und Handgelenke liegen auf einer geraden Linie übereinander (siehe Abb.).
- Ziehen Sie die Schulterblätter nach unten und zusammen.
- Halten Sie diese Stellung für 30–60 Sekunden.

Übungstipps
- Stellen Sie sich vor, Sie wollten die Unterkanten der Schulterblätter in die Gesäßtaschen schieben.
- Halten Sie den Körper von Kopf bis Fuß steif wie ein Brett.

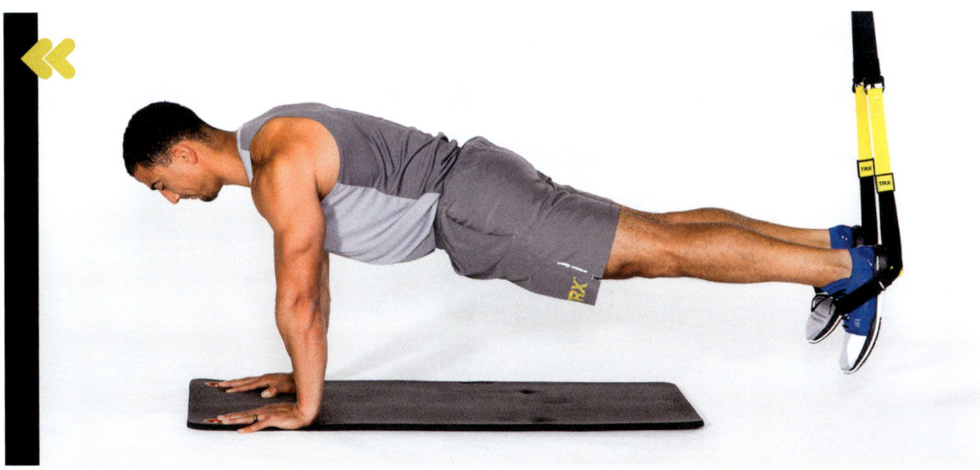

Sprinter Plank

Ziel
Die Übung verhilft zu mehr Stabilität und Ausdauer im Rumpf.

Voraussetzungen
Keine Schmerzen bei der Übungsausführung

Einstellung der Schlingen
Mittlere Wadenhöhe

Ausgangsstellung
Legen Sie sich auf den Bauch und schieben Sie einen Fuß in beide Schlingen. Setzen Sie die Hände schulterbreit auf dem Boden auf.

Übungsablauf
- Halten Sie den Körper gerade und spannen Sie den Rumpf an. Die Arme sind gestreckt, Schultern, Ellenbogen und Handgelenke liegen auf einer geraden Linie übereinander. Halten Sie das freie Bein parallel zum Arbeitsbein (siehe Abb. a).

- Ziehen Sie die Schulterblätter nach unten und zusammen.

- Halten Sie Arme und Rumpf gerade und ziehen Sie das Knie des freien Beins nach vorn, möglichst bis zum Ellenbogen; Knie und Hüfte sollten dabei um mindestens 90 Grad gebeugt werden. Die Fußspitzen sind angezogen (siehe Abb. b).

- Halten Sie die Position für 15–30 Sekunden und führen Sie die Übung dann mit dem anderen Bein aus.

Übungstipps
- Stellen Sie sich vor, Sie wollten die Unterkanten der Schulterblätter in die Gesäßtaschen schieben.

- Halten Sie den Körper von Kopf bis Fuß steif wie ein Brett.

- Halten Sie Zehen, Ferse und Knie des freien Beins oben.

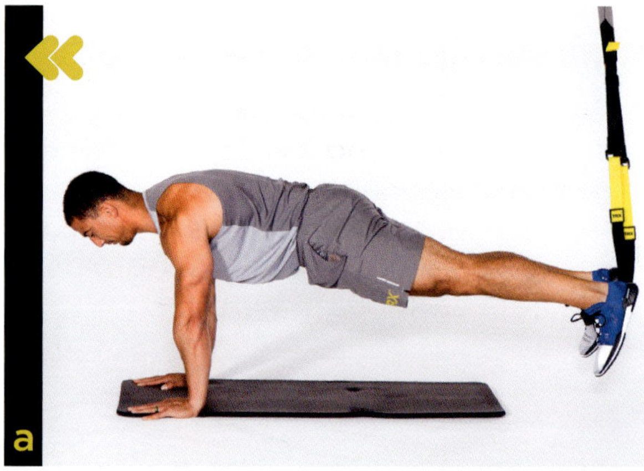
a

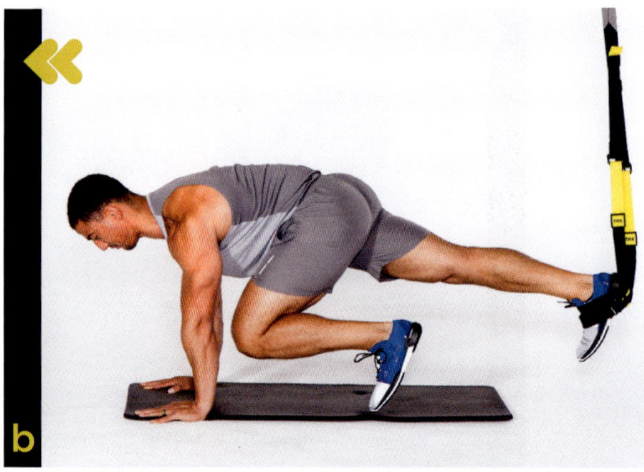
b

Side Plank

Ziel
Die Übung verhilft zu mehr Stabilität und Ausdauer im Rumpf.

Voraussetzungen
Keine Schmerzen bei der Übungsausführung

Einstellung der Schlingen
Mittlere Wadenhöhe

Ausgangsstellung
Legen Sie sich auf den Rücken und schieben Sie beide Füße in die Schlaufen.

Übungsablauf
- Drehen Sie sich auf die rechte Seite und stützen Sie sich auf den Unterarm, sodass der Ellenbogen direkt unter der Schulter ruht und der obere Fuß vor dem unteren hängt.
- Legen Sie die linke Hand auf die Hüfte und heben Sie das Gesäß vom Boden ab, bis der Oberkörper parallel zum Boden liegt (siehe Abb.).
- Halten Sie den Stütz für die Dauer der gewünschten Zeit und führen Sie die Übung dann auf der anderen Seite aus.
- Steigern Sie die Schwierigkeit, indem Sie den freien Arm in Richtung Decke strecken. Sie können das Gesäß auch in einer fließenden Bewegung bis auf 3 Zentimeter über dem Boden absenken und wieder anheben.

Übungstipps
- Stellen Sie sich vor, Sie wollten die Unterkanten der Schulterblätter in die Gesäßtaschen schieben.
- Halten Sie den Körper von Kopf bis Fuß steif wie ein Brett.

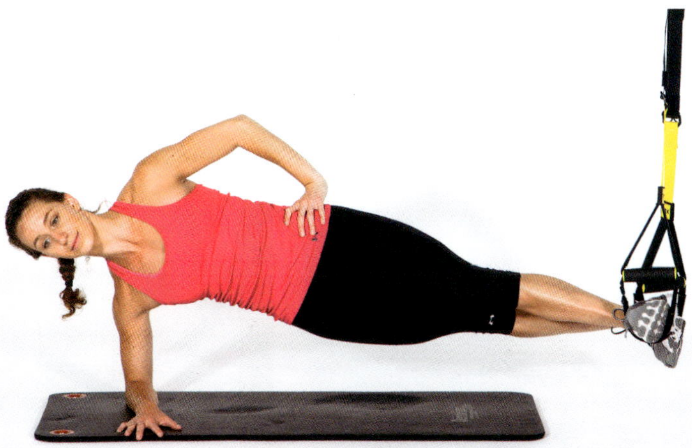

Rotational Side Plank

Ziel
Die Übung verhilft zu mehr Stabilität, Mobilität und Ausdauer im Rumpf.

Voraussetzungen
Keine Schmerzen bei der Übungsausführung

Einstellung der Schlingen
Mittlere Wadenhöhe

Ausgangsstellung
Legen Sie sich auf den Rücken und schieben Sie beide Füße in die Schlaufen.

Übungsablauf
- Drehen Sie sich auf die rechte Seite und stützen Sie sich auf den Unterarm, sodass der Ellenbogen direkt unter der Schulter liegt und der obere Fuß vor dem unteren hängt.
- Heben Sie das Gesäß vom Boden ab, bis der Oberkörper parallel zum Boden liegt, und strecken Sie den freien Arm Richtung Decke (siehe Abb. a).
- Drehen Sie den Rumpf um die Längsachse und führen Sie den freien Arm unter dem Körper hindurch nach hinten (siehe Abb. b).
- Kehren Sie in die Startposition zurück und schließen Sie die gewünschte Anzahl an Wiederholungen an.

Übungstipps
- Stellen Sie sich vor, Sie wollten die Unterkanten der Schulterblätter in die Gesäßtaschen schieben.
- Halten Sie den Körper von Kopf bis Fuß steif wie ein Brett.
- Erhöhen Sie die Schwierigkeit, indem Sie den Stützarm strecken.

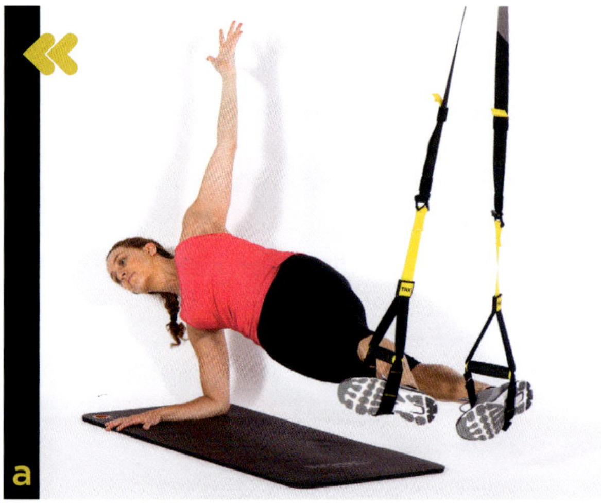

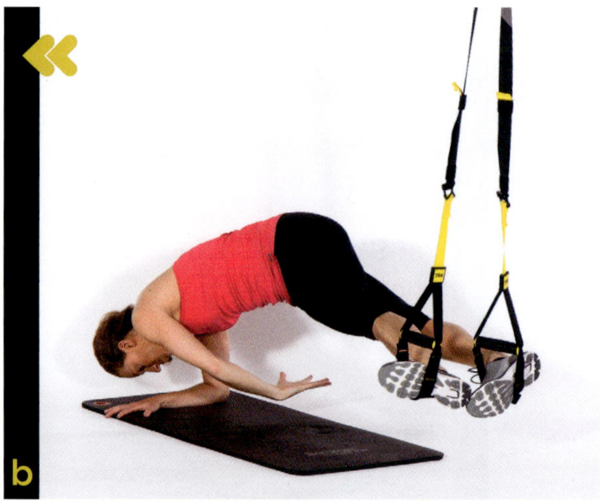

Pallof Press

Ziel
Die Übung verhilft zu mehr Stabilität und Ausdauer in Rumpf und Schultern.

Voraussetzungen
Keine Schmerzen bei der Übungsausführung; keine Schulterverletzungen

Einstellung der Schlingen
Mittlere Länge

Ausgangsstellung
Stellen Sie sich seitlich zum Ankerpunkt und fassen Sie die Schlaufen mit beiden Händen im Hammergriff.

Übungsablauf
- Gehen Sie in Schrittstellung. Der vordere Fuß ist der Standfuß und weiter vom Ankerpunkt entfernt. Halten Sie die Hände vor der Brust und lehnen Sie sich zur Seite, sodass Ihr Rumpf einen 30- bis 45-Grad-Winkel zum Boden einnimmt (siehe Abb. a).
- Spannen Sie den Rumpf kräftig an und drücken Sie die Hände gerade nach vorn vom Körper weg, bis Ihre Arme gestreckt sind (siehe Abb. b).
- Beugen Sie die Arme wieder und kehren Sie in die Startposition zurück.
- Absolvieren Sie die gewünschte Anzahl an Wiederholungen und führen Sie dann die Übung für die andere Seite aus.
- Die Übung wird umso schwieriger, je näher Ihre Füße am Ankerpunkt stehen und je stärker Sie sich Richtung Boden neigen.

Übungstipps
- Aktivieren Sie Ihre Gesäßmuskeln.
- Spannen Sie die Rumpfmuskeln an, als erwarteten Sie einen Schlag in den Magen.
- Wenn Sie die Arme nicht völlig strecken können, entfernen Sie sich weiter vom Ankerpunkt, um Schräglage und Widerstand zu vermindern. Oder strecken Sie die Arme so weit wie möglich und arbeiten Sie sich langsam an die volle Streckung heran.

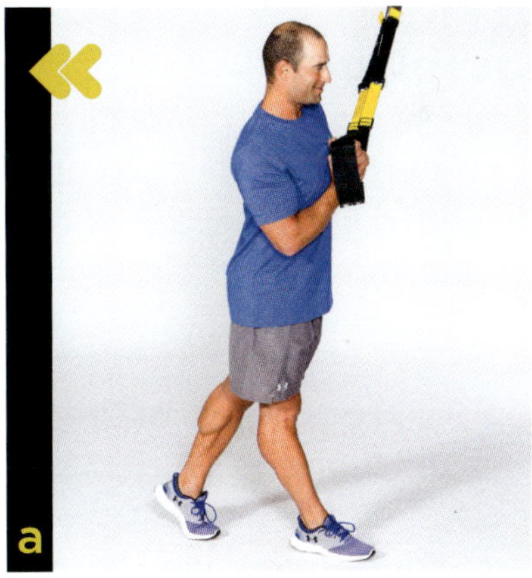

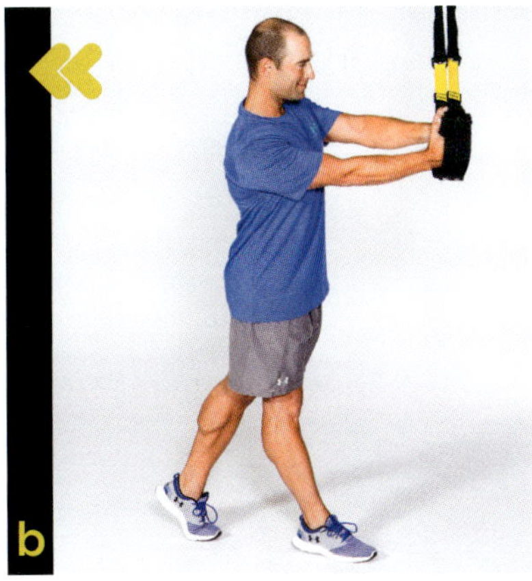

Reverse Crunch

Ziel
Die Übung verhilft zu mehr Muskelausdauer und Stabilität im Rumpf.

Voraussetzungen
Keine Schmerzen bei der Übungsausführung

Einstellung der Schlingen
Mittlere Wadenhöhe

Ausgangsstellung
Legen Sie sich auf den Bauch und schieben Sie die Füße in die Schlingen. Stützen Sie sich dann auf die schulterbreit aufgesetzten Hände.

Übungsablauf
- Bringen Sie den Körper in die Brettstellung, spannen Sie den Rumpf an und halten Sie die Arme gestreckt. Schultern, Ellenbogen und Handgelenke bilden eine gerade Linie (siehe Abb. a).
- Ziehen Sie die Schulterblätter nach unten und zusammen. Beugen Sie die Beine und führen Sie beide Knie nach vorn zu den Ellenbogen (siehe Abb. b).
- Kehren Sie in die Startposition zurück und schließen Sie die gewünschte Anzahl von Wiederholungen an.

Übungstipps
- Spannen Sie zuerst den Rumpf kräftig an, bevor Sie die Knie nach vorn ziehen.
- Führen Sie die Bewegung kontrolliert aus. Achten Sie auf ein gleichmäßiges Tempo: Zählen Sie beispielsweise beim Anziehen und beim Strecken der Knie jeweils bis 2.

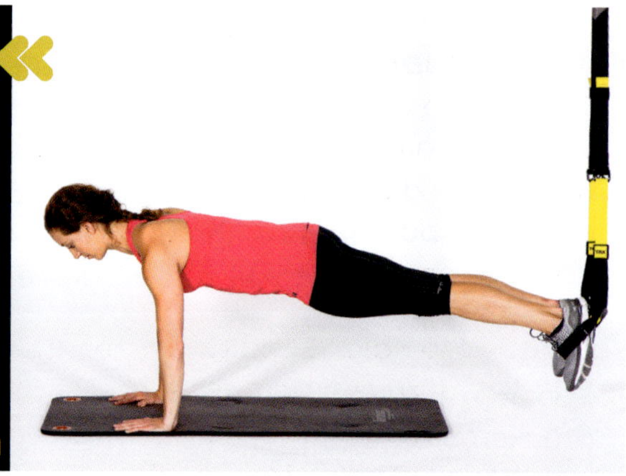

a

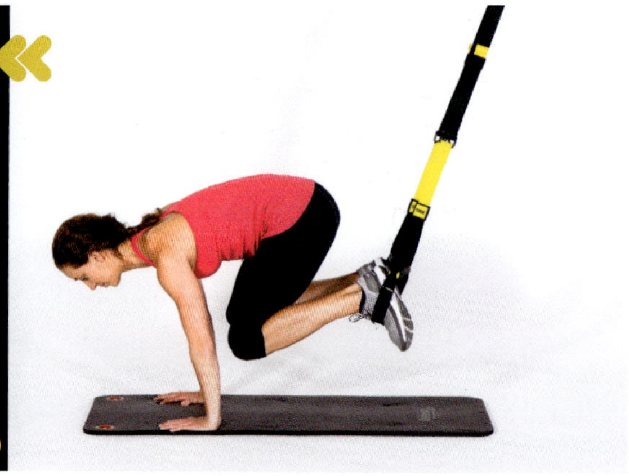

b

Mountain Climber

Ziel
Die Übung verhilft zu mehr Muskelausdauer und Stabilität im Rumpf.

Voraussetzungen
Keine Schmerzen bei der Übungsausführung

Einstellung der Schlingen
Mittlere Wadenhöhe

Ausgangsstellung
Legen Sie sich auf den Bauch und schieben Sie die Füße in die Schlingen. Stützen Sie sich dann auf die schulterbreit aufgesetzten Hände.

Übungsablauf
- Bringen Sie den Körper in die Brettstellung, spannen Sie den Rumpf an und halten Sie die Arme gestreckt. Schultern, Ellenbogen und Handgelenke bilden eine gerade Linie (siehe Abb. a).
- Ziehen Sie die Schulterblätter nach unten und zusammen. Beugen Sie das rechte Bein und führen Sie das Knie nach vorn zum rechten Ellenbogen (siehe Abb. b).
- Bringen Sie das rechte Bein zurück in die Startposition, während Sie gleichzeitig das linke Knie zum linken Ellenbogen ziehen.
- Achten Sie auf eine fließende Bewegungsabfolge durch dauernden Beinwechsel.

Übungstipps
- Spannen Sie zuerst den Rumpf kräftig an, bevor Sie die Knie zu den Ellenbogen ziehen.
- Führen Sie die Bewegung kontrolliert aus. Achten Sie auf ein gleichmäßiges Tempo: Zählen Sie beispielsweise beim Anziehen und beim Strecken der Knie jeweils bis 2.

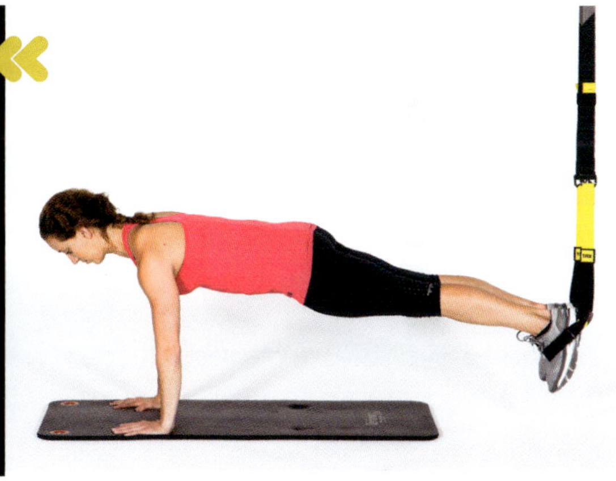
a

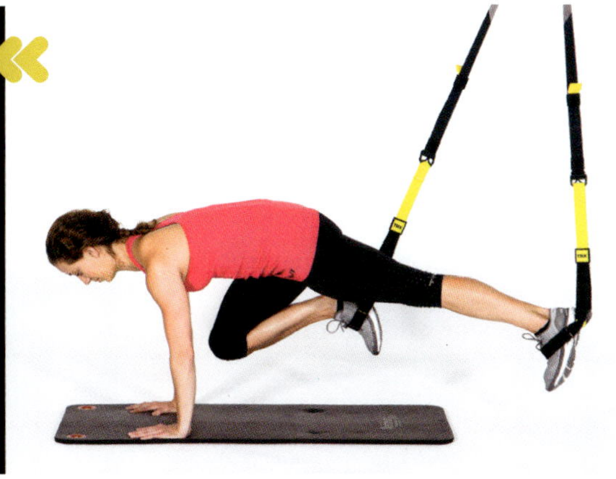
b

Rotational Crunch

Ziel
Die Übung verhilft zu mehr Muskelausdauer, Mobilität und Stabilität im Rumpf.

Voraussetzungen
Keine Schmerzen bei der Übungsausführung

Einstellung der Schlingen
Mittlere Wadenhöhe

Ausgangsstellung
Legen Sie sich auf den Bauch und schieben Sie die Füße in die Schlingen. Stützen Sie sich dann auf die schulterbreit aufgesetzten Hände.

Übungsablauf
- Bringen Sie den Körper in die Brettstellung, spannen Sie den Rumpf an und halten Sie die Arme gestreckt. Schultern, Ellenbogen und Handgelenke bilden eine gerade Linie (siehe Abb. a).
- Ziehen Sie die Schulterblätter nach unten und zusammen. Beugen Sie das rechte Bein und führen Sie das Knie mit einer Drehung des Rumpfes nach vorn zum linken Ellenbogen (siehe Abb. b).
- Während das rechte Bein in die Startposition zurückkehrt, ziehen Sie das linke Knie in Richtung Ihres rechten Ellenbogens. Kehren Sie anschließend wieder in die Startposition zurück.
- Achten Sie auf eine fließende Bewegungsabfolge durch dauernden Beinwechsel.

Übungstipps
- Spannen Sie zuerst den Rumpf kräftig an, bevor Sie die Knie zu den Ellenbogen ziehen.
- Führen Sie die Bewegung kontrolliert aus und achten Sie dabei auf ein gleichmäßiges Tempo.

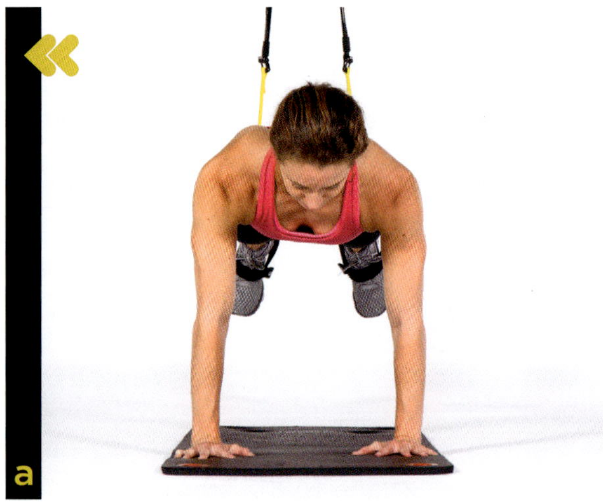

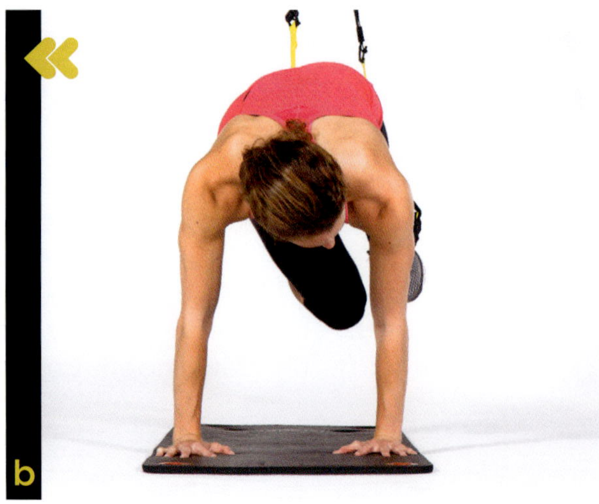

Aufrollen im Knien

Ziel
Die Übung verhilft zu mehr Muskelausdauer, exzentrischer Kraft sowie Stabilität im Rumpf.

Voraussetzungen
Keine Schmerzen bei der Übungsausführung; die Fähigkeit, die Brettstellung zu halten

Einstellung der Schlingen
Volle Länge

Ausgangsstellung
Knien Sie sich mit dem Gesicht zum Ankerpunkt. Fassen Sie beide Griffe schulterbreit mit Obergriff. Die Schlingen sollten im 45-Grad-Winkel hängen.

Übungsablauf
- Setzen Sie die Füße auf den Fußspitzen auf (siehe Abb. a).
- Spannen Sie die Rumpfmuskeln kräftig an und lehnen Sie sich mit gestreckten Armen so weit wie möglich vor, ohne den Boden mit dem Oberkörper zu berühren (siehe Abb. b).
- Kehren Sie durch Anspannen der Bauchmuskulatur in umgekehrter Bewegung in die Startposition zurück.
- Führen Sie die gewünschte Anzahl an Wiederholungen durch.

Übungstipps
- Halten Sie den Rücken gerade.
- Spannen Sie den Rumpf kräftig an
- Führen Sie die Bewegung kontrolliert aus. Achten Sie während des Streckens und Wieder-Aufrichtens auf ein gleichmäßiges Tempo.

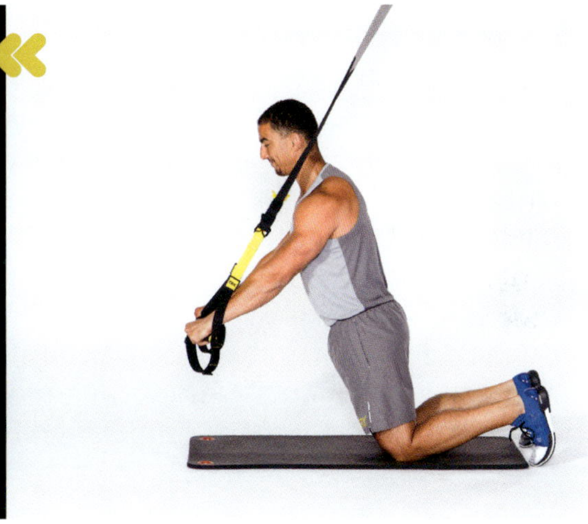

a

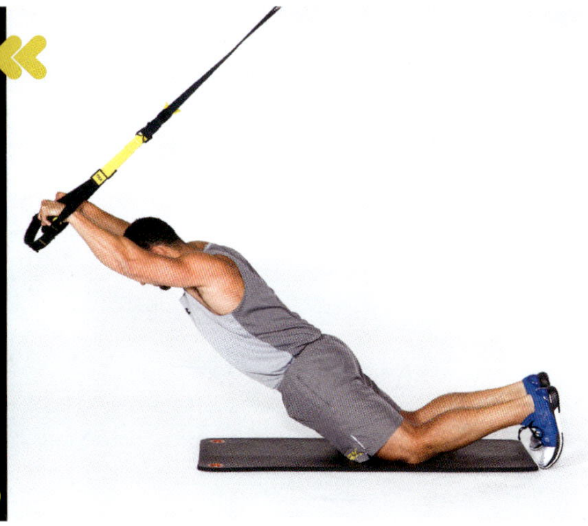

b

Seitliche Rumpfrotation im Stand

Ziel

Die Übung verhilft zu mehr Muskelausdauer, exzentrischer Kraft, Mobilität und Stabilität im Rumpf.

Voraussetzungen

Keine Schmerzen bei der Übungsausführung; die Fähigkeit, die Brettstellung zu halten

Einstellung der Schlingen

Volle Länge

Ausgangsstellung

Stellen Sie sich seitlich zum Ankerpunkt und fassen Sie die Griffe mit beiden Händen im Hammergriff. Nehmen Sie die Schrittstellung ein: Der näher am Ankerpunkt befindliche Fuß steht vorn.

Übungsablauf

- Lehnen Sie sich mit leicht gebeugten Armen zur Seite, bis Ihr Körper einen 30- bis 45-Grad-Winkel zum Boden hat (siehe Abb. a).

- Halten Sie die Arme leicht gebeugt und den Körper angespannt. Drehen Sie dann die Schultern in Richtung Ankerpunkt, indem Sie sich in eine aufrechtere Position ziehen (siehe Abb. b).

- Absolvieren Sie die gewünschte Anzahl an Wiederholungen und führen Sie dann die Übung auf der anderen Seite aus.

Übungstipps

- Spannen Sie die Rumpfmuskulatur an.

- Ziehen Sie die Schlingen zu Ihrer Körpermitte.

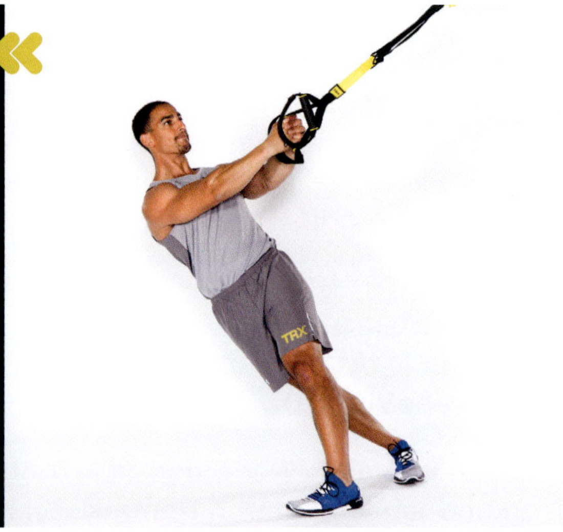

a

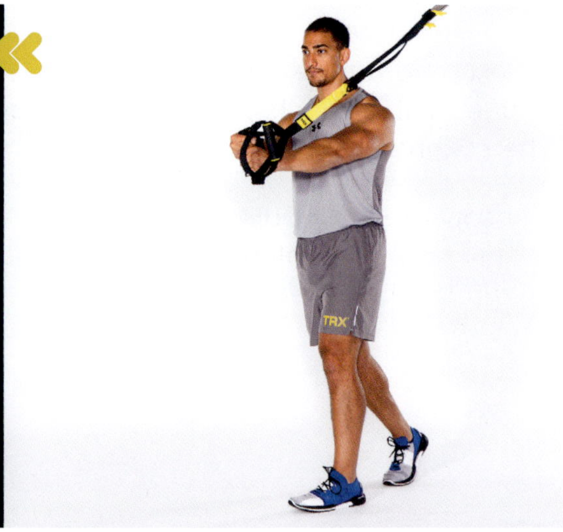

b

Fortgeschrittene // Rumpfübungen

Russischer Twist im Stand

Ziel
Die Übung verhilft zu mehr Muskelausdauer, exzentrischer Kraft, Mobilität und Stabilität im Rumpf.

Voraussetzungen
Keine Schmerzen bei der Übungsausführung; die Fähigkeit, die Brettstellung zu halten

Einstellung der Schlingen
Volle Länge

Ausgangsstellung
Stellen Sie sich seitlich zum Ankerpunkt und fassen Sie die Griffe mit beiden Händen im Hammergriff.

Übungsablauf
- Lehnen Sie sich mit leicht gebeugten Armen nach hinten, bis Ihr Körper einen 45-Grad-Winkel zum Boden hat (siehe Abb. a).
- Ziehen Sie die Schulterblätter zusammen und nach unten. Drehen Sie dann den Rumpf nach rechts, indem Sie sich in eine aufrechtere Position ziehen. Die Füße bleiben flach auf dem Boden stehen (siehe Abb. b).
- Absolvieren Sie die gewünschte Anzahl an Wiederholungen und führen Sie dann die Übung auf der anderen Seite aus.

Übungstipps
- Spannen Sie die Rumpfmuskulatur an.
- Ziehen Sie die Schlingen zu Ihrer Körpermitte.

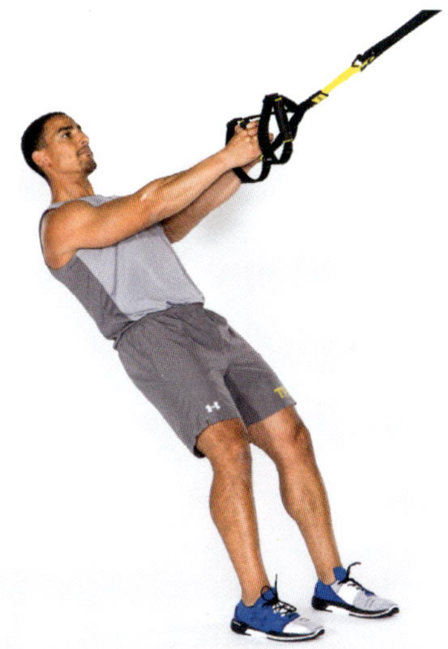

a

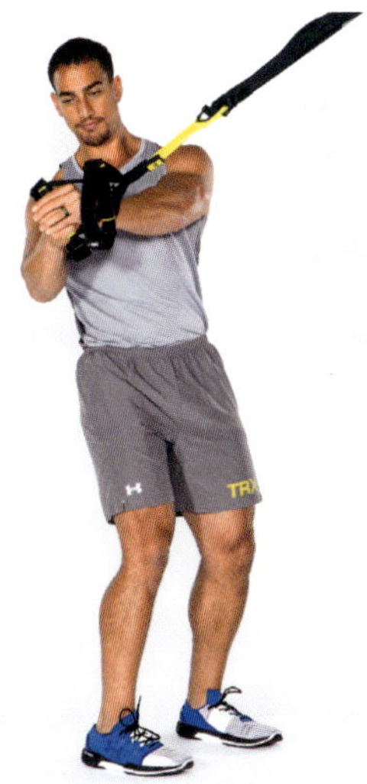

b

Power Pull

Ziel
Die Übung verhilft zu mehr Muskelausdauer, exzentrischer Kraft, Mobilität und Stabilität im Rumpf.

Voraussetzungen
Keine Schmerzen bei der Übungsausführung; die Fähigkeit, die Brettstellung zu halten

Einstellung der Schlingen
Mittlere Länge

Ausgangsstellung
Stellen Sie sich mit dem Gesicht zum Ankerpunkt und fassen Sie beide Griffe mit einer Hand im Hammergriff. Legen Sie die freie Hand locker an die Handgriffe.

Übungsablauf
- Halten Sie die Arme gestreckt und lehnen Sie sich nach hinten, bis Ihr Körper einen 45-Grad-Winkel zum Boden hat.
- Öffnen Sie die Arme und drehen Sie den Rumpf so, dass sich der freie Arm rückwärts in Richtung Boden streckt. Ihr Körpergewicht ruht auf den Fersen (siehe Abb. a).
- Ziehen Sie sich mit dem Arbeitsarm schwungvoll hoch, indem Sie den Ellenbogen beugen und den Körper drehen. Stellen Sie sich dabei auf die Zehenspitzen und führen Sie den freien Arm gestreckt nach oben zum Gurt (siehe Abb. b).
- Kehren Sie in die Startposition zurück und führen Sie die gewünschte Anzahl an Wiederholungen aus. Anschließend wechseln Sie den Arm.

Übungstipps
- Strecken Sie den freien Arm erst zum Boden, dann zur Decke.
- Richten Sie den Blick immer auf die freie Hand.

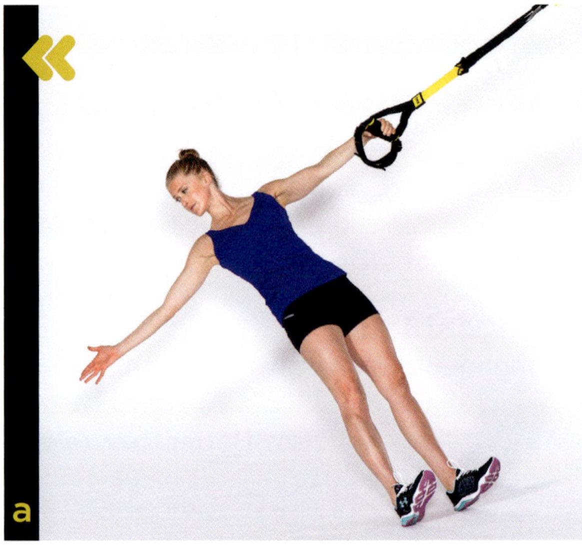

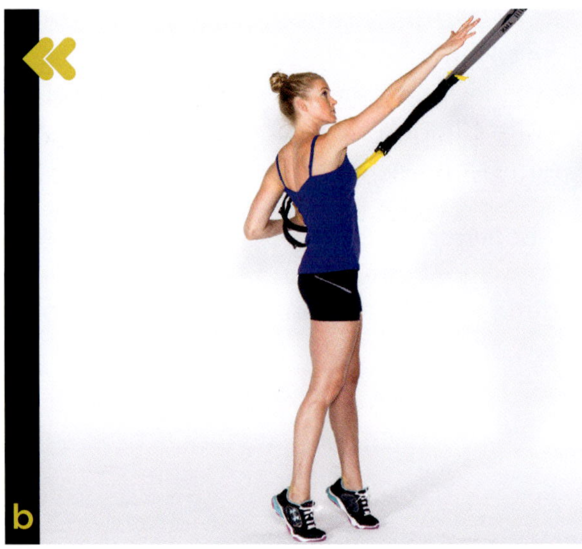

Standing Side Crunch

Ziel
Die Übung verhilft zu mehr Muskelausdauer, exzentrischer Kraft, Mobilität und Stabilität im Rumpf.

Voraussetzungen
Keine Schmerzen bei der Übungsausführung; die Fähigkeit, die Brettstellung zu halten

Einstellung der Schlingen
Kürzeste Länge

Ausgangsstellung
Stellen Sie sich seitlich zum Ankerpunkt und fassen Sie die Griffe mit beiden Händen im Hammergriff. Halten Sie die Arme leicht gebeugt über dem Kopf (siehe Abb. a).

Übungsablauf
- Lehnen Sie sich seitlich vom Ankerpunkt weg, sodass der Rumpf in Richtung Ankerpunkt gezogen wird und die Hüfte Richtung Boden kippt (siehe Abb. b).

- Kehren Sie in die Ausgangsstellung zurück, indem Sie die schrägen Bauchmuskeln auf der äußeren Körperseite zusammenziehen, bis Ihr Körper wieder aufrecht steht.

Übungstipps
- Senken Sie die Hüfte in der Abwärtsbewegung in Richtung Boden.

- Drücken Sie die Hüfte in der Aufwärtsbewegung in Richtung Ankerpunkt und die Hände in Richtung Boden.

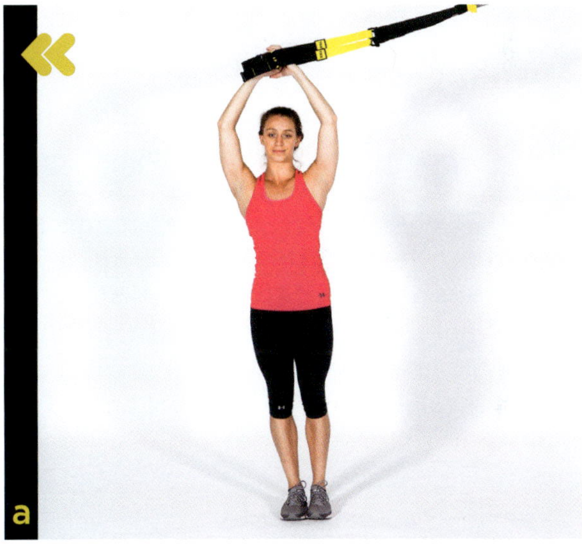

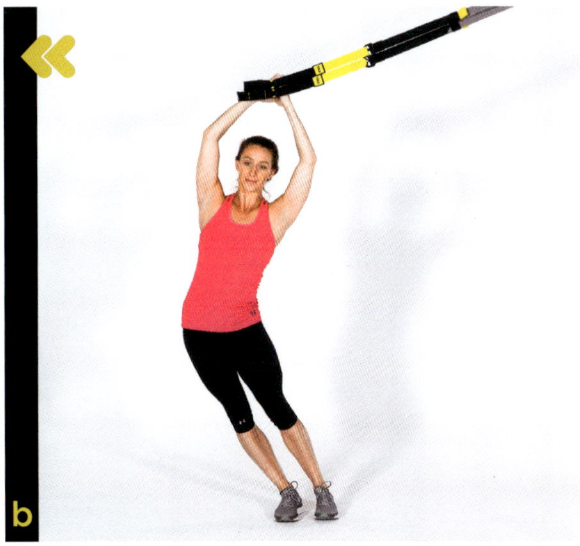

Side Plank mit gestrecktem Arm

Ziel
Die Übung verhilft zu mehr Stabilität und Ausdauer in Hüften, Rumpf und Schultern.

Voraussetzungen
Keine Schmerzen bei der Übungsausführung; keine Schulterverletzungen

Einstellung der Schlingen
Mittlere Wadenhöhe

Ausgangsstellung
Legen Sie sich auf den Rücken und schieben Sie beide Füße in die Schlaufen.

Übungsablauf
- Nehmen Sie die Side Plank wie auf S. 155 beschrieben ein. Stützen Sie sich nun aber auf den gestreckten Arm und führen Sie den freien Arm gestreckt zur Decke (siehe Abb.).
- Halten Sie die Stellung für die gewünschte Zeit und wiederholen Sie dann die Übung auf der anderen Körperseite.

Übungstipps
- Stellen Sie sich vor, Sie wollten die Unterkanten der Schulterblätter in die Gesäßtaschen schieben.
- Halten Sie den Körper von Kopf bis Fuß steif wie ein Brett.
- Erhöhen Sie die Schwierigkeit, indem Sie das Gesäß bis auf 15 Zentimeter über dem Boden absenken, bevor Sie in die Side Plank zurückkehren.

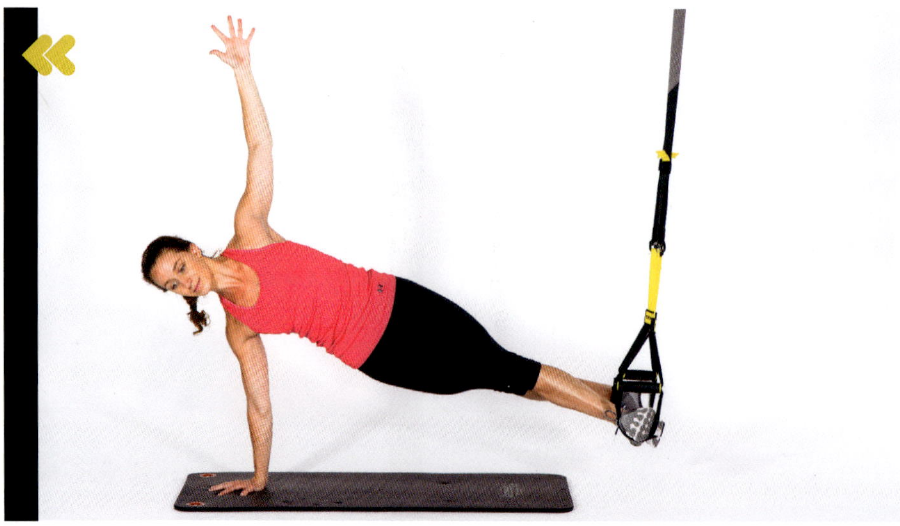

Reverse Plank

Ziel
Die Übung verhilft zu mehr Stabilität, Mobilität und Ausdauer in Rumpf und Schultern.

Voraussetzungen
Keine Schmerzen bei der Übungsausführung; keine Schulterverletzungen

Einstellung der Schlingen
Mittlere Wadenhöhe

Ausgangsstellung
Setzen Sie sich mit dem Gesicht zum Ankerpunkt, stecken Sie die Fersen in die Schlingen und legen Sie die Hände seitlich vom Körper flach auf den Boden.

Übungsablauf
- Wandern Sie auf den Händen zurück, bis Ihre Schultern überstreckt sind (siehe Abb. a).
- Strecken Sie die Beine und heben Sie das Gesäß, sodass Schultern, Rumpf und Beine eine gerade Linie bilden (siehe Abb. b).
- Halten Sie diese Stellung für 30–60 Sekunden.
- Erhöhen Sie die Schwierigkeit, indem Sie das Gesäß zunächst bis auf 3 Zentimeter über dem Boden absenken und dann wieder in den Stütz anheben. Führen Sie die gewünschte Anzahl an Sätzen mit jeweils 10–12 Wiederholungen durch.

Übungstipps
- Spannen Sie die Gesäßmuskeln an.
- Spannen Sie die Rumpfmuskeln an, als erwarteten Sie einen Schlag in den Magen.

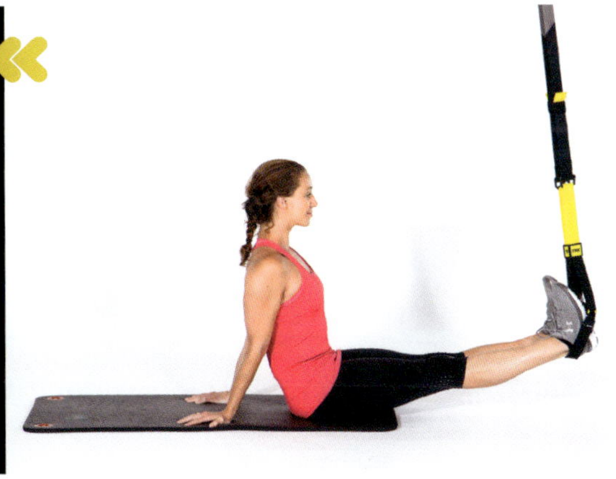

a

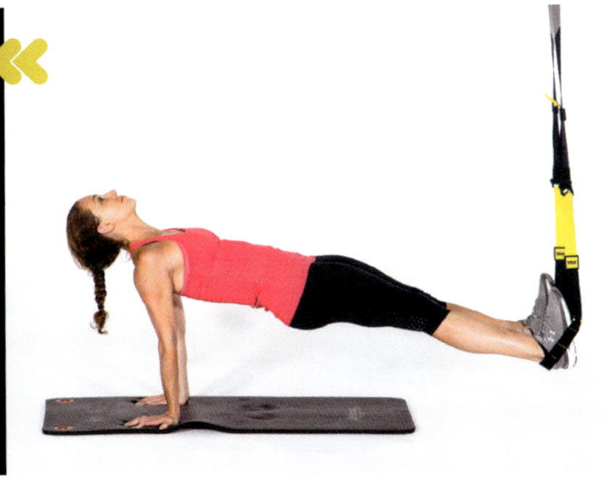

b

Pike

Ziel

Die Übung verhilft zu mehr Muskelausdauer, Mobilität und Stabilität im Rumpf. Außerdem verbessert sie die Flexibilität der hinteren Oberschenkelmuskulatur.

Voraussetzungen

Keine Schmerzen bei der Übungsausführung, gute Hüftbeweglichkeit und die Fähigkeit, die Brettposition zu halten

Einstellung der Schlingen

Mittlere Wadenhöhe

Ausgangsstellung

Legen Sie sich auf den Bauch und stecken Sie beide Füße in die Schlaufen. Platzieren Sie die Hände schulterbreit auf dem Boden.

Übungsablauf

- Gehen Sie mit gestreckten Armen in den Stütz und spannen Sie dabei den ganzen Körper an (siehe Abb. a).

- Ziehen Sie die Schulterblätter nach unten und zusammen. Drücken Sie das Gesäß möglichst weit nach oben. Halten Sie dabei die Beine völlig gestreckt und ziehen Sie die Füße zur Brust (siehe Abb. b).

- In der Endposition sollten Arme und Rücken möglichst senkrecht zum Boden stehen.

- Kehren Sie in die Startposition zurück und führen Sie die gewünschte Anzahl an Wiederholungen durch.

Übungstipps

- Spannen Sie den Rumpf kräftig an, bevor Sie die Bewegung des Unterkörpers einleiten.

- Führen Sie die Bewegung kontrolliert durch. Achten Sie beim Anheben und Absenken des Gesäßes auf ein gleichmäßiges Tempo.

- Halten Sie den Kopf zwischen den Oberarmen und drücken Sie das Gesäß zur Decke.

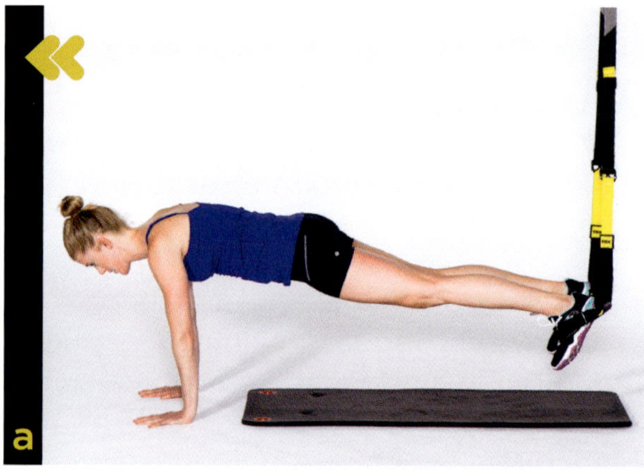

a

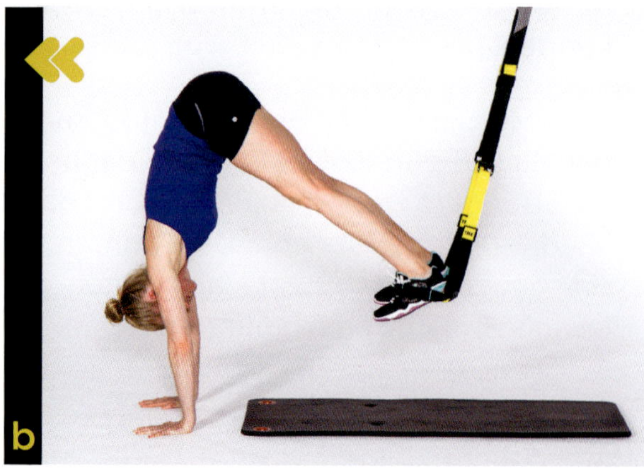

b

Aufrollen im Stand (Superman)

Ziel

Die Übung verhilft zu mehr Muskelausdauer, exzentrischer Kraft und Stabilität im Rumpf.

Voraussetzungen

Keine Schmerzen bei der Übungsausführung; die Fähigkeit, die Brettstellung zu halten

Einstellung der Schlingen

Volle Länge

Ausgangsstellung

Stellen Sie sich mit dem Gesicht zum Ankerpunkt und fassen Sie mit jeder Hand einen Griff.

Übungsablauf

- Spannen Sie die Rumpfmuskeln kräftig an und nehmen Sie die Brettstellung ein. Strecken Sie die Arme auf Schulterhöhe nach vorn und bringen Sie die Schlingen durch Vorneigen auf Zug (siehe Abb. a).
- Lehnen Sie sich mit gestreckten Armen nach vorn und führen Sie die Arme langsam nach oben über den Kopf. Ihr gesamter Körper bildet nun eine gerade Linie (siehe Abb. b).
- Spannen Sie Bauch- und Rückenmuskeln an, um in die Startposition zurückzukehren.

Übungstipps

- Halten Sie den Rücken gerade.
- Spannen Sie den Rumpf kräftig an
- Führen Sie die Bewegung kontrolliert aus. Achten Sie während des Streckens und Wiederaufrichtens auf ein gleichmäßiges Tempo.

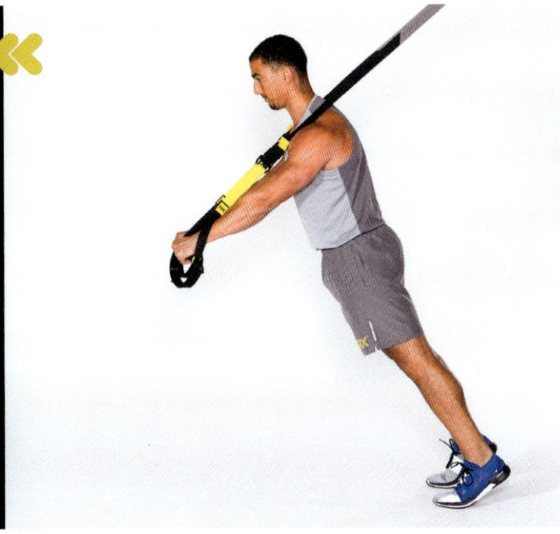

a

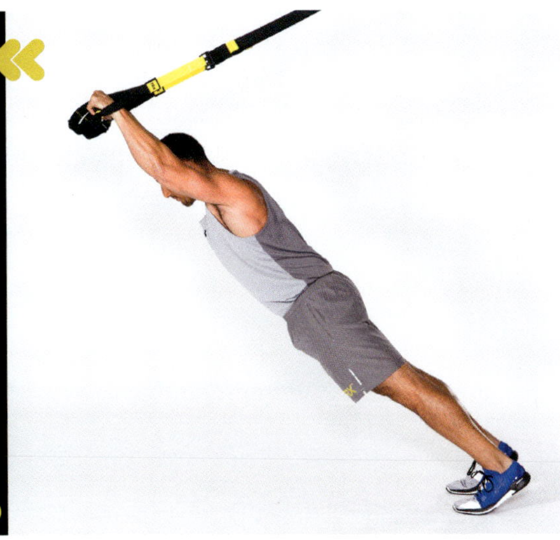

b

Teil III

Trainingsprogramme für den TRX®-Schlingentrainer

In Teil III erfahren Sie, wie Sie anhand der in Teil I erläuterten theoretischen Grundlagen und der in Teil II vorgestellten Übungen eigene Trainingsprogramme erstellen können. Sie haben die Möglichkeit, entweder die Beispielprogramme zu nutzen oder die Übungen in Ihre bereits bestehenden Kraft- und Konditionstrainingsprogramme zu integrieren, die andere Formen des Widerstandstrainings – beispielsweise Übungen mit Lang- und Kurzhanteln oder an Trainingsmaschinen – enthalten.

Kapitel 8

Grundlagen der Programmerstellung

Wer wahllos ein paar Zutaten in eine Schüssel wirft, wird kaum ein Gourmet-Menü erhalten. Genauso ist es auch bei Trainingsprogrammen: Man muss systematisch vorgehen, um das beste Ergebnis zu erzielen. Qualität ist kein Zufallsprodukt, sondern erfordert Planung, Konzentration und Beharrlichkeit. Dieses Kapitel stellt die Grundlagen für ein umfassendes Fitnessprogramm und die Prinzipien vor, anhand derer Sie Ihren eigenen Trainingsplan entwickeln können.

Prinzipien des Kraft- und Konditionstrainings

Unabhängig vom Trainingsziel basiert ein gutes Trainingsprogramm auf folgenden sechs Prinzipien: progressive Belastungssteigerung, variierende Belastung, Spezifität der Trainingsreize, Individualität, abnehmende Trainingseffekte und Umkehrbarkeit. Diese sechs Faktoren spielen vor allem dann eine große Rolle, wenn Sie maximalen Fortschritt und lang anhaltende Verbesserungen erzielen wollen.

Progressive Belastungssteigerung

Stress wird meist als negative Erfahrung oder unschöner Zustand empfunden. Wer seinen Körper aber der richtigen Art und Dosis an Stress aussetzt, kann ihn auf wundersame Weise verändern. Das Prinzip der progressiven Belastungssteigerung besagt: Wenn man den Körper systematisch steigenden Belastungen aussetzt, an die er nicht gewöhnt ist, passt er sich den neuen Anforderungen an. Zu viel oder zu häufiger Stress kann hingegen das Verletzungsrisiko erhöhen und zu Fehlanpassungen führen. Zu wenig oder zu seltener Stress bringt keine Anpassung und damit auch keinen Fortschritt. Daher vergleichen viele körperliches Training durch Sport mit Medizin: Nur mit der richtigen Dosis an Belastung erzielen wir optimale Ergebnisse.

Variierende Belastung

Für den Trainingserfolg ist die progressive Belastungssteigerung unerlässlich, doch sollte die Steigerung nicht linear verlaufen. Unser Körper ist nicht bei jedem Training mit voller Kraft einsatzbereit. Ohne eine gewisse Variation im Trainingszyklus kann der Körper keine Fitness aufbauen, da er fortschreitend ermüdet. Um die Fitness auszubauen, benötigt er Ruhephasen. Daher wird im Leistungssport auf Periodisierung gesetzt, wobei Intensität und Umfang des Kraft- und Konditionstrainings praktisch wellenartig fluktuieren. Bei periodisierten Trainingsprogrammen wird die Belastung auf kurze Sicht variiert, auf lange Sicht steigt sie aber kontinuierlich an und steigert so die Fitness.

Um die Gesundheit zu fördern und Fitness sowie sportliche Leistung zu steigern, können verschiedene Formen der Periodisierung eingesetzt werden. Der Entwurf des Trainingsprogramms hängt von verschiedenen Faktoren ab, wie etwa persönlichen Zielen, verfügbarer Zeit und vorhandenen Fitnessgeräten. Die »Grundlagen der Periodisierung« (siehe rechte Seite) stellt verschiedene Formen der Periodisierung anhand vor Beispielen vor.

Spezifität der Trainingsreize

Ganz einfach ausgedrückt, besagt dieses Prinzip, dass man das bekommt, wofür man trainiert. Es bezieht sich auf die Kräftigung bestimmter Muskeln (Quadrizeps, Bizeps etc.), die Verbesserung der allgemeinen Muskelqualität (Ausdauer, Stärke, Kraft), gezielte Bewegungsformen (z. B. Drücken, Ziehen, Kniebeugen), eine bestimmte Art der Muskelarbeit (konzentrisch, exzentrisch, isometrisch) und die Art der Konditionierung (anaerob oder aerob). Für ein optimal konzipiertes Training muss man Ziele festlegen und dann abwägen, welche dieser Punkte man berücksichtigen muss, um sie zu erreichen.

Bei der Spezifität der Trainingsreize wird häufig übersehen, dass manche Übungen überhaupt nicht nach den Bewegungen aussehen, die sie verbessern sollen. So erinnert bei der Glute Bridge nichts an schnelles Laufen. Dennoch stärkt diese Übung hervorragend die Muskulatur im Gesäß- und Hüftbereich. Dies kann dem Standbein in der Laufbewegung zu mehr Stabilität verhelfen, das Verletzungsrisiko durch biomechanische Überlastung senken und die Kraftübertragung beim Bodenkontakt verbessern. Da diese Übung Muskeln isoliert trainiert, die zu einer besseren spezifischen Leistung beitragen, gilt sie als funktionell für den Laufsport. Spezifität bedeutet nicht, dass der Trainingsreiz die Bewegung nachahmt. Manchmal wird eben nur ein Element trainiert, das aber elementar zum Ganzen beiträgt.

Individualität

Obwohl unser Körperbau mehr oder weniger gleich ist, reagieren wir, abhängig von Trainingsstand, genetischen Anlagen und Anthropometrie (z. B. Körpergröße, Länge der Gliedmaßen und des Rumpfes), auf Trainingsprogramme auf unterschiedliche Art. Ein Anfänger, der an einem Programm für erfahrene Athleten teilnimmt, fühlt sich schnell überfordert. Ähnlich würde ein fortgeschrittener Sportler in einem Anfängerprogramm vermutlich unterfordert sein und an Leistung einbüßen.

Große Menschen legen häufig weniger Muskelmasse zu als kleinere, da ihre Gliedmaßen (also die Hebel) länger sind. Sie bevorzugen meist Geschwindigkeitssportarten, dagegen favorisieren kleinere Menschen oft Kraftsport. Zudem muss jemand mit langen Armen etwa bei Push-ups mehr mechanische Arbeit leisten als jemand mit kurzen Armen, da er für dieselbe Aufgabe einen weiteren Weg zurücklegen muss. Oft scheint es, als würden kleinere Menschen mehr Muskelmasse zulegen, obwohl größere Menschen genauso viel Muskelmasse hinzugewinnen. Sie wirkt bei ihnen nur aufgrund der größeren Muskellänge schlanker. Das bedeutet, dass ein Trainingsprogramm zwar bestimmte Aspekte anspricht, die genetischen Voraussetzungen kann es aber nicht ändern.

Grundlagen der Trainingsperiodisierung

Die Trainingsperiodisierung ist ein komplexes Thema. Ich definiere sie vereinfachend als Trainingsplanung zur optimalen Leistungssteigerung. Sie ist ein systematischer Ansatz, der durch variables Training Leistungssteigerung sicherzustellen und Verletzungen durch Übertraining zu verhindern sucht. Ich beschränke mich hier auf die beiden Hauptarten – die lineare und die nicht lineare Periodisierung.

Lineare Periodisierung

Lineare Periodisierung, auch klassische Periodisierung genannt, verwendet Trainingsblöcke, die spezifische körperliche Attribute verbessern. Jede Trainingsphase baut auf der vorherigen auf, und die Phasen bestehen aus den folgenden Zyklen:

- *Makrozyklus (langfristiger Zyklus):* Ein Makrozyklus umfasst normalerweise ein ganzes Trainingsjahr. Bei Profis, die für Olympia trainieren, kann er auch vier Jahre umfassen und auf Höchstleistungen genau zum Wettkampfzeitpunkt hinarbeiten. Er besteht aus mehreren Mesozyklen.
- *Mesozyklus:* Ein Mesozyklus ist ein Trainingsblock, der üblicherweise 6–8 Wochen andauert und sich aus verschiedenen Mikrozyklen zusammensetzt.
- *Mikrozyklus (kurzfristiger Zyklus):* Ein Mikrozyklus ist ein üblicherweise 1–2 Wochen andauernder Trainingsblock. Zu Beginn eines linearen Periodisierungsprogramms liegt das Augenmerk normalerweise auf der Verbesserung der Beweglichkeit, der Muskelausdauer und des Muskelaufbaus. Während dieser Phase erhöht sich auch die Kraft, obwohl sie nicht der Hauptschwerpunkt ist. Zu diesem Zeitpunkt kann das Schlingentraining extensiv zum Ausbau der Muskelausdauer und der Beweglichkeit sowie zur besseren Muskelregeneration genutzt werden. Die meisten Anfänger stellen relativ schnell Fortschritte bei Koordination und Kraft fest.

Nach etwa 6–12 Wochen Training verlagert sich der Schwerpunkt von allgemeiner Muskelfitness hin zum Ausbau des Muskelumfangs und der Kraft. Größerer Muskelumfang erhöht durch eine größere Muskelquerschnittsfläche die Kapazität zur Krafterzeugung. Durch das Heben größerer Lasten kommt es zu neurologischen Veränderungen, die noch höhere Lasten ermöglichen. In dieser Phase spielt Schlingentraining eine wichtige Rolle, da die Übungen Trainingseinheiten verdichten können (d.h. mehr Arbeit in weniger Zeit), Muskeln und Muskelgruppen entlasten und dadurch ihre Erholung verbessern sowie den Muskelverlust minimieren, was die Verletzungsgefahr verringert.

Die letzte Phase eines linearen Periodisierungszyklus konzentriert sich meist auf den maximalen Kraftgewinn. Als dynamisches Aufwärmtraining genutzt, weckt das Schlingentraining die Rumpfmuskulatur auf, ohne sich dabei auf die Hauptbewegungsmuskeln zu konzentrieren. In dieser Phase kann das Schlingentraining durch periodische Be- und Entlastung wirksam einer Muskelermüdung durch zu intensives Training vorbeugen. Es reduziert den Körperstress und minimiert die Verletzungsgefahr durch Übertraining.

Nicht lineare Periodisierung

Die nicht lineare Periodisierung folgt ähnlichen Mustern wie die lineare Periodisierung, obwohl das Training häufiger variiert (d.h. Training der Muskelausdauer, Fitness, Kraft und Leistung in ein- und derselben Woche). So kann sich etwa das Training am Montag um die Muskelausdauer drehen, am Mittwoch um die Muskelkraft und am Freitag um Muskelvolumen und -leistung (oder beides). Die nicht lineare Periodisierung scheint vor allem bei erfahreneren, durchtrainierten Sportlern und bei jenen gut anzusprechen, die nicht auf einen speziellen Leistungshöhepunkt hinarbeiten, sondern eher ein bestimmtes Fitnessniveau halten wollen. Dazu zählen etwa Fitnessbegeisterte oder Menschen, die von Berufs wegen fit sein müssen, wie Soldaten, Feuerwehrleute oder Polizisten.

Abnehmende Trainingseffekte

Ein Sporteinsteiger kann praktisch jegliches Training absolvieren und wird innerhalb von 6–8 Wochen große Verbesserungen erzielen. Der Körper passt sich den neuen Anforderungen jedoch an, und so müssen immer neue Reize gesetzt werden, um weiterhin Erfolge zu erzielen. Je fitter wir werden, desto mehr stoßen wir an unsere genetischen Grenzen und desto langsamer machen wir Fortschritte. In den frühen Phasen kann man die Muskeln mit Schlingentraining wunderbar kräftigen. Ab einem gewissen Punkt muss man aber die Körperposition anpassen, um die Belastung zu erhöhen, damit man weiterhin an Kraft gewinnt. Irgendwann dient das Schlingentraining dann nicht mehr primär der Muskelstärkung, sondern eher dem Krafterhalt, der Verbesserung der Ausdauer oder – in Kombination mit traditionellem Krafttraining mit höheren Lasten – als Aufwärmtraining zur Vorbeugung von Verletzungen.

Umkehrbarkeit

Das Prinzip der Umkehrbarkeit bezieht sich auf die Menge, Frequenz und Beständigkeit, mit der der Körper Belastungen ausgesetzt wird. Vereinfacht lässt sich das Prinzip so zusammenfassen: Nutze deine Muskeln oder du verlierst sie. Wer das Training einstellt, stark reduziert oder die Trainingsbelastung, -menge oder -häufigkeit lange genug zurückfährt, wird an Fitness einbüßen. Ein Vorteil des Schlingentrainings ist, dass es selbst in Zeiten, in denen das übliche Training schlecht eingehalten werden kann, überall und zu jeder Zeit anwendbar ist. Regelmäßiges Training an den Schlingen kann einen Muskelabbau verhindern oder zumindest verlangsamen. So nutzen Soldaten bei Auslandseinsätzen, bei denen sie keinen Zugang zu Fitnessgeräten haben, häufig Schlingentraining, um fit zu bleiben. Ebenso eignet sich diese Trainingsmethode für Menschen, die beruflich viel reisen, da das Trainingsgerät wenig Raum einnimmt und praktisch in jedem Koffer Platz findet. So verpasst man selbst auf längeren Reisen weniger Trainingstage.

Die Variablen beim Programmentwurf

Beim Zusammenstellen eines Trainingsprogramms müssen Häufigkeit, Intensität, Umfang und Geschwindigkeit des Trainings bedacht werden. Ebenso wichtig sind aber auch die Ruhephasen zwischen den einzelnen Sätzen einer Trainingseinheit und zwischen den Trainingstagen.

Trainingshäufigkeit

Die Trainingshäufigkeit bezieht sich auf die Anzahl der Trainingseinheiten innerhalb eines bestimmten Zeitraums – normalerweise eine Woche. Sie wird von verschiedenen Faktoren, wie etwa dem anfänglichen Fitnessniveau, der verfügbaren Zeit und dem Trainingsziel, bestimmt. Will man schlicht sein allgemeines Fitnessniveau verbessern, sind 2–3 Trainingseinheiten pro Woche durchaus ausreichend. Um die Fitness zu erhalten, kann sogar eine einzige Einheit pro Woche genügen, obwohl im Allgemeinen mindestens zwei Workouts empfohlen werden. Setzt man sich höhere Ziele, wie etwa eine deutliche Zunahme an Muskelmasse, sind 3–6 Einheiten oder mehr pro Woche erforderlich.

Trainingsintensität

Die Intensität bezieht sich auf die Trainingslast (z. B. wie viel Gewicht gehoben wird) – sie kann das Trainingsergebnis maßgeblich prägen. Grundsätzlich gilt, dass Lasten, die 12 oder mehr Wiederholungen erlauben, die Muskelausdauer trainieren, Lasten, die 8–12 Wiederholungen ermöglichen, zum Aufbau von Muskelmasse und genereller Fitness dienen, und Trainingslasten, mit denen nur 6 oder weniger Wiederholungen möglich sind, die Maximalkraft verbessern. Das bedeutet aber nicht, dass man bei einem Training für Muskelausdauer keine Kraft aufbaut oder umgekehrt, es erlaubt nur nicht den maximal möglichen Kraftaufbau. Dies ist besonders für bereits gut trainierte Sportler eine wichtige Überlegung im Hinblick auf das Schlingentraining. In Kapitel 11 gehen wir näher darauf ein.

Trainingsumfang

Der Trainingsumfang lässt sich ganz simpel als die Anzahl der Sätze multipliziert mit der Anzahl der Wiederholungen definieren (Sätze × Wiederholungen) oder als die Last multipliziert mit der Anzahl von Sätzen und Wiederholungen. Bei traditionellen Kraftgeräten nutzt man gewöhnlich die zweite Rechenweise. Wer hingegen sein Körpergewicht als Widerstand nutzt, verwendet die erste Rechnung, denn die bewegte Last ist schwer zu ermitteln, da sie von Körpergewicht und Körperstellung abhängt. Darüber hinaus kann bei isometrischen Übungen wie dem Stütz der Übungsumfang auch durch die Multiplikation der Sätze mit der Zeit ermittelt werden. Bei vielen Übungen, bei denen nur ein Fuß in den Schlaufen steckt, kann man ein ausgeglichenes Training sicherstellen, indem man die Beine abwechselnd gleich stark belastet. Dazu absolviert man mit dem schwächeren Bein einen sogenannten Cluster-Satz. Das bedeutet, dass man so viele Wiederholungen wie möglich durchführt, dann eine 10- bis 15-sekündige Pause macht und anschließend den Satz vollendet. Wer beispielsweise mit dem stärkeren Bein eine Übung 60 Sekunden ausführen kann, mit dem schwächeren aber nur 50 Sekunden, absolviert die Übung 50 Sekunden lang, macht dann eine Pause und vollendet danach, sobald es wieder geht, die letzten 10 Sekunden mit dem schwächeren Bein. Das Cluster-Training hilft, einen einheitlichen Trainingsumfang zu erzielen und die Technik den gesamten Satz über sauber auszuführen. Das ist wichtig für die Körpersymmetrie.

Trainingsgeschwindigkeit

Der Faktor Bewegungsgeschwindigkeit wird beim Widerstandstraining oftmals übersehen. Dabei ist sie für bestimmte Aspekte ausschlaggebend. Leistung ist die optimale Kombination von Kraft und Geschwindigkeit. Jede Übung hat ihr eigenes Leistungsprofil. Daher beeinflusst die Geschwindigkeit, mit der man Wiederholungen ausführt, die erzeugte Leistung. Da Widerstandstraining meist genutzt wird, um die Leistungsfähigkeit zu steigern, die mit der erzeugten Leistung in direktem Zusammenhang steht, sollte man die Bewegungsgeschwindigkeit bei jeder Übung berücksichtigen.

Grundsätzlich steht die Bewegungsgeschwindigkeit direkt mit der bewegten Last in Zusammenhang und hängt von ihr ab. Maximallasten lassen sich nicht schnell bewegen, da die Erzeugung der benötigten Kraft Zeit erfordert. Daher steigern Übungen unter Maximallast die Leistung nicht direkt. Das bedeutet aber nicht, dass sie gar nicht zur Leistungssteigerung beitragen können. Wer seine Kraft allgemein steigert, kann eine gegebene Last schneller bewegen, da man zum Bewegen einer geringeren als der Maximallast einen geringeren Prozentsatz der Maximalkraft benötigt. Daher ist es zur Leistungssteigerung ideal, mit verschiedenen Lasten und Geschwindigkeiten zu trainieren.

Erholungsphasen

Erholungsphase bezeichnet eine Ruhepause zwischen einzelnen Sätzen, aber auch zwischen den einzelnen Trainingseinheiten. Die Länge der Ruhephase hat einen starken Einfluss auf die Qualität und das Ergebnis des Trainings. Zum Training der Muskelausdauer werden Ruhephasen von 30–60 Sekunden zwischen Sätzen mit denselben Muskeln oder Muskelgruppen empfohlen. Wechselt man aber innerhalb der Trainingseinheit zwischen entgegengesetzten Muskelgruppen (wie z. B. Brust und Rücken) oder Bewegungen (wie z. B. Drücken und Ziehen), bietet das den Muskelgruppen genügend Erholungszeit. Das ist hilfreich, wenn man nicht viel Zeit für das Training hat. Um Muskelfitness oder -umfang zu trainieren, sind Erholungsphasen von 30–90 Sekunden angemessen. Für Kraft und Leistung sind längere Ruhepausen von 3–5 Minuten notwendig, damit die Muskeln ihre Energiespeicher wieder auffüllen und bei weiteren Wiederholungen genügend Leistung bringen können.

Auch der Erholungsbedarf zwischen den Trainingseinheiten ist wichtig. Damit Muskelgruppen vollständig regenerieren können, sollte man ihnen 48–72 Stunden Erholung gönnen, bevor man sie erneut trainiert. Wer montags die untere Körperhälfte trainiert, sollte die nächste Trainingseinheit für den Unterkörper für Mittwoch oder Donnerstag ansetzen, damit sich die Muskeln ausreichend erholen können. In der nebenstehenden Tabelle finden Sie Basisempfehlungen für alle Faktoren des Trainings, damit Sie eigene individuelle Programme für Ihre spezifischen Trainingsziele erstellen können.

Das Training sollte kein Zufallsprodukt sein. Um optimale Ergebnisse zu erreichen, sollte man sich an grundlegende Prinzipien halten. Durch Periodisierung kann man einen effektiven Fortschritt sicherstellen, durch wechselnde Reize lassen sich Trainingserfolge weiter steigern und Trainingsplateaus überwinden.

In den Kapiteln 9–13 erfahren Sie, wie Sie das Schlingentraining im Rahmen der Periodisierung nutzen können. Zudem finden Sie Beispiele für Trainingsprogramme mit spezifischen Zielsetzungen wie Gesundheitsförderung, Fitnessverbesserung und Leistungssteigerung. Sie erfahren auch, wie sich das Schlingentraining in ein umfassendes Training mit anderen Geräten integrieren lässt.

	Häufigkeit	Intensität	Umfang	Geschwindigkeit	Pause zwischen Sätzen
Muskelausdauer	2 oder 3 Tage pro Woche	60 % des Einer-Wiederholungs-Maximums (EWM)	1 oder 2 Übungen pro Muskelgruppe oder Bewegung 2 oder 3 Sätze für jede Muskelgruppe oder Bewegung 10–20 Wiederholungen pro Übung	variabel	30–60 Sek. zwischen dem Training unterschiedlicher Muskelgruppen
Muskelfitness	3 oder 4 Tage pro Woche	60–75 % des EWM	1 oder 2 Übungen pro Muskelgruppe oder Bewegung 3–6 Sätze für jede Muskelgruppe oder Bewegung 10-12 Wiederholungen pro Übung	moderat	30–90 Sek. zwischen dem Training unterschiedlicher Muskelgruppen
Muskelumfang	3-6 Tage pro Woche	60-75 % des EWM	2 oder 3 Übungen pro Muskelgruppe oder Bewegung 3–6 Sätze für jede Muskelgruppe oder Bewegung 6–20 Wiederholungen pro Übung	langsam bis moderat	60–90 Sek. zwischen dem Training unterschiedlicher Muskelgruppen
Muskelkraft	3-6 Tage pro Woche	Basiskraft: 80–90 % des EWM Maximalkraft: 93 % des EWM Krafterhalt: 80–85 % des EWM	1-3 Übungen pro Muskelgruppe oder Bewegung Basiskraft: 4–8 Wiederholungen Maximalkraft: 2–6 Wiederholungen Krafterhalt: 6–8 Wiederholungen	langsam	2–5 Min. zwischen dem Training unterschiedlicher Muskelgruppen
Muskelschnellkraft	2 oder 3 Tage pro Woche	87–95 % des EWM für 1 Wiederholung 75–90 % für mehrere Wiederholungen variabel bei Nutzung des eigenen Körpergewichts	1 Wiederholung für maximale Leistung 6 Wiederholungen bei Ausführung mehrerer Wiederholungen 6–10 Wiederholungen zur Schnellkraftsteigerung auf Basis des eigenen Körpergewichts	schnell	2–5 Min. zwischen dem Training unterschiedlicher Muskelgruppen

Abdruck mit freundlicher Genehmigung von D. Wathen, T.R. Baechle & R.W. Earle, 2008, *Periodization. Essentials of strength training and conditioning*, 3. Aufl., National Strength and Conditioning Association, herausgegeben von T.R. Baechle und R.W. Earle (Champaign, IL: Human Kinetics), Seite 511

Kapitel 9

Das Ganzkörper-Konditionstraining

Ein gutes Konditionstraining für die Muskeln und das Herz-Kreislauf-System ist unerlässlich, um Gesundheit, Fitness und Leistungsfähigkeit aufrechtzuerhalten. So kann sich ein Ganzkörper-Konditionstraining positiv auf die allgemeine Lebensqualität auswirken. Viel Bewegung in Form von Walking, Joggen und Radfahren in Kombination mit Widerstandstraining, wie etwa an den Schlingen, sind gut für Körper, Geist und Seele. Dieses Kapitel zeigt auf, wie wichtig solch ein allumfassendes Konditionstraining für den langfristigen Erfolg und die Verletzungsprophylaxe ist. Dabei müssen viele Faktoren bedacht werden, etwa wie gesund und fit die Muskeln und das Herz-Kreislauf-System im individuellen Fall tatsächlich sind. Im Zusammenhang mit diesem Buch möchte ich das Ganzkörper-Konditionstraining aber als Methode definieren, durch die allgemeine muskuläre Fitness mithilfe des Schlingentrainings aufgebaut wird.

Was ist das Ganzkörper-Konditionstraining?

Die Entwicklung der muskulären Fitness lässt sich beschreiben als gleichzeitige Verbesserung mehrerer Muskeleigenschaften – nämlich Kraft, Ausdauer, Schnellkraft und Umfang. Je nach Intensität und Trainingsumfang (Sätze × Wiederholungen) betont das Ganzkörpertraining eher die Muskelausdauer und die Muskelstraffung (leichte Zunahme des Muskelumfangs und Reduktion des Körperfetts). Je nach Art des Trainings nutzt man das Konditionstraining am besten als Grundlagentraining (oft abgekürzt mit GPP = General Physical Preparedness) zum Erhalt von Gesundheit und Fitness und um Verletzungen und Übertraining zu vermeiden. Der folgende Abschnitt befasst sich genau mit diesen Zielen.

Grundlagentraining oder Aufbau der GPP

Zu Beginn eines Fitnessprogramms ist es wichtig, zunächst eine gute Basisfitness zu entwickeln, um, darauf aufbauend, mit intensiverem Training fortfahren zu können und Verletzungen vorzubeugen. Daher sollte das Grundlagentraining aus Übungen bestehen, die den Bewegungsapparat allgemein trainieren, bevor man mit schwereren Gewichten arbeitet. Schlingentraining eignet sich ideal dafür, da die Last des eigenen Körpergewichts jeweils durch die Stellung zum Befestigungspunkt der Schlingen angepasst werden kann.

Auch fortgeschrittene Hobbysportler und Profi-Athleten beginnen jeden Makrozyklus mit einer GPP-Phase. Dies ermöglicht den gleitenden Übergang ins Training nach einer Ruhephase (wie etwa der Pause nach einem Wettkampf). In der GPP-Phase geht es darum, das Trainingsvolumen und die körperliche Belastung allmählich zu steigern und die allgemeine Fitness zu erhöhen, um dann wieder in ein intensiveres Training (siehe Kapitel 11) einsteigen zu können.

Erhalt von Gesundheit und Fitness

Da das Ganzkörper-Konditionstraining die allgemeine Muskelfitness verbessert, hilft es nicht nur dabei, das allgemeine Gesundheits- und Fitnessniveau zu halten. Auch Kraft und Leistung können gesteigert – wenn auch nicht maximiert – werden, während man die Muskelausdauer erhält und die Muskelmasse leicht erhöht. Es ist unbestritten, dass Kardio- und Muskeltraining die körperliche und geistige Gesundheit fördern können.

Vorbeugung vor Verletzungen und Übertraining

Wie bereits erwähnt, finden in einem Ganzkörper-Konditionstraining üblicherweise Übungen Anwendung, die das eigene Körpergewicht oder leichte Gewichte nutzen. Das Schlingentraining eignet sich gut für diese Art des Grundlagentrainings, da sich der Widerstand fließend erhöhen lässt und man bestimmte Bewegungsmuster verbessern kann, bevor man den Widerstand gezielt erhöht. Ein Beispiel hierfür wäre etwa das Training der Kniebeuge mit eigenem Körpergewicht, bevor man zu einem Back Squat mit ordentlich Gewicht auf der Langhantel übergeht.

Schlingentraining in Verbindung mit Ganzkörper-Konditionstraining

Schlingentraining kann als eigenständige Trainingsmethode oder als Teil eines traditionellen Krafttrainings genutzt werden, bei dem Langhanteln, Kurzhanteln und Kraftmaschinen verwendet werden. Wie auch immer man das Schlingentraining einsetzt – es ist eine Trainingsmethode, die Spaß und Abwechslung verspricht, Abhilfe gegen Monotonie schafft und so Motivation und Begeisterung für die Trainingseinheiten steigert.

Durch die Kombination von Schlingen- und konventionellem Training sorgt man für eine variable Muskelbelastung. Auch wenn die Last im Vergleich zum konventionellen Krafttraining bei manchen Übungen sehr gering erscheint, kann sie ausreichen, um Muskelkraft aufzubauen. Daher sollte das Training an den Schlingen unbedingt in die gesamte Trainingsmenge mit einfließen, um Übertraining zu vermeiden.

Ebenso gut eignet sich das Schlingentraining zum Aufwärmen der Muskeln und Sehnen vor einem härteren Widerstandstraining. Es stimmt die Muskeln um Gelenke und Rumpf perfekt auf die höhere Belastung durch schwerere Gewichte ein und erhöht die Aktivität der Propriozeptoren an den Gelenken. Wärmt man sich mit einer Schlingenübung auf, die der späteren Übung ähnelt, ermöglicht das bei der folgenden schwereren Kraftübung unter Umständen eine größere Kraftentwicklung.

Die Integration des Schlingentrainings in ein bestehendes Trainingsprogramm bietet Abwechslung und eine größere Vielfalt an Übungen, unter denen man wählen kann. Die anderen Anforderungen des Schlingentrainings können auch dabei helfen, Trainingsplateaus zu überwinden, die bei traditionellem Krafttraining häufig auftreten.

Beispielprogramme für das Ganzkörper-Konditionstraining

Die folgenden Übungszusammenstellungen dienen dem Ganzkörper-Konditionstraining. Man kann sie als eigenständiges Workout oder als Abschluss intensiverer Trainingsphasen nutzen.

GANZKÖRPER-KONDITIONSTRAINING MIT DEM SCHLINGENTRAINER

Anleitung

Absolvieren Sie die folgenden Übungen mit je 8–12 Wiederholungen. Die Übungen sollten in der vorgegebenen Reihenfolge durchgeführt werden, bevor Sie wieder von vorn beginnen. Wiederholen Sie jede Übungsrunde so oft wie möglich innerhalb von 10 Minuten und pausieren Sie anschließend 3 Minuten. Absolvieren Sie 1–3 Runden.

Übungen

1. Brustpresse (S. 47)
2. Low Row (S. 73)
3. TRX® Lunge mit Knieheben rechts (S. 100)
4. TRX® Lunge mit Knieheben links (S. 100)
5. I-Y-T (S. 82)
6. Triangle Squat (S. 113)

GANZKÖRPER-KONDITIONSTRAINING MIT SCHLINGENTRAINER UND KÖRPERGEWICHT

Anleitung

Absolvieren Sie die folgenden Übungen mit je 8–12 Wiederholungen. Die Übungen sollten in der vorgegebenen Reihenfolge durchgeführt werden, bevor Sie wieder von vorn beginnen. Wiederholen Sie jede Übungsrunde so oft wie möglich innerhalb von 10 Minuten und pausieren Sie anschließend 3 Minuten. Absolvieren Sie 1–3 Runden.

Übungen

1. Tiefe Kniebeuge (S. 101)
2. Squat Jump (S. 125)
3. Chest Fly (S. 55)
4. Lateral Squat (S. 105)
5. Inverted Row (S. 80)
6. Suspended Lunge (S. 117)

GANZKÖRPER-KONDITIONSTRAINING MIT SCHLINGENTRAINER UND KURZHANTEL ODER KETTLEBELL

Anleitung

Wählen Sie das Gewicht der Kurzhantel oder Kettlebell so, dass Sie 20 Wiederholungen ausführen können. Machen Sie von jeder Übung jeweils 6 Wiederholungen und beachten Sie die vorgegebene Reihenfolge. Absolvieren Sie insgesamt 3 Runden und pausieren Sie anschließend 3 Minuten.

Übungen

1. Rumänisches Kreuzheben mit Kurzhantel oder Kettlebell
2. Pike (S. 168)
3. Inverted Row (S. 80)
4. High Pull mit Kurzhantel oder Kettlebell
5. Mountain Climber (S. 159)
6. Schulterdrücken mit Kurzhantel oder Kettlebell

INTENSIVES GANZKÖRPER-KONDITIONSTRAINING MIT SCHLINGEN

Dieses Programm nutzt eine Kombination aus Super- und Verbundsätzen, um die Muskelfitness und -ausdauer zu erhöhen. Der Trainingsumfang hängt vom Fitnessstand ab - also davon, wie lange die Übungen exakt und mit guter Technik absolviert werden können. Wird die Ausführung unsauber, verlangsamen Sie die Wiederholungen oder machen Sie kurze Pausen, um die angesetzte Zeit durchzuhalten.

Anleitung

Absolvieren Sie über insgesamt 15 Minuten 2 Runden mit einer 3- bis 5-minütigen Pause dazwischen. In einer Trainingseinheit kann der Zyklus 2- bis 3-mal wiederholt werden.

Übungen

1. Brustpresse (S. 47): 30 Sekunden
2. Low Row (S. 73): 30 Sekunden
3. Lateral Squat, rechts (S. 105): 30 Sekunden
4. Lateral Squat, links (S. 105): 30 Sekunden
5. Chest Fly (S. 55): 30 Sekunden
6. Overhead Squat (S. 104): 30 Sekunden
7. High Row (S. 74): 30 Sekunden
8. Hamstring Curl (S. 112): 30 Sekunden
9. Bizeps-Curl (S. 75): 30 Sekunden
10. Überkopfdrücken im Stand (S. 48): 30 Sekunden
11. Seitliche Rumpfrotation im Stand (S. 162): 30 Sekunden
12. Suspended Lunge mit Armheben, rechts (S. 111): 30 Sekunden
13. Suspended Lunge mit Armheben, links (S. 111): 30 Sekunden
14. Rotational Side Plank, rechts (S. 156): 30 Sekunden
15. Rotational Side Plank, links (S. 156): 30 Sekunden
16. Mountain Climber (S. 159): 60 Sekunden

ALLGEMEINES GANZKÖRPER-KONDITIONSTRAINING

Dieses Grundlagentraining (GPP-Training) wurde für Leistungssportler entwickelt, ist aber auch für den ambitionierten Hobbysportler geeignet. Es zeigt, wie Schlingentraining mit einem traditionelleren Trainingsprogramm kombiniert werden kann,. Ziel des Programms ist es, die allgemeine Fitness zu steigern. Auf dieser Basis kann dann später ein intensiveres Training aufbauen (siehe Tabelle 9.1).

Abb. 9.1 Allgemeines Ganzkörper-Konditionstraining

		Woche			
Tag 1	**Seite**	**1**	**2**	**3**	**4**
1a. Back Squat		3 × 10 Wdh.	3 × 10 Wdh.	3 × 8 Wdh.	2 × 8 Wdh.
1b. Kurzhantelrudern einarmig (hängend)		3 × 10 Wdh.	3 × 10 Wdh.	3 × 8 Wdh.	2 × 8 Wdh.
2a. Kurzhantel-Schrägbankdrücken		3 × 10 Wdh.	3 × 10 Wdh.	3 × 8 Wdh.	2 × 8 Wdh.
2b. Rumänisches Kreuzheben mit Kurzhanteln		3 × 10 Wdh.	3 × 10 Wdh.	3 × 8 Wdh.	2 × 8 Wdh.
2c. Sprinter Plank	S. 154	3 × 10 Wdh.	3 × 10 Wdh.	3 × 12 Wdh.	2 × 10 Wdh.
3a. 90 Degree Low Row		3 × 10 Wdh.	3 × 10 Wdh.	3 × 12 Wdh.	2 × 10 Wdh.
3b. Side Plank	S. 155	2 × 20 Sek.	2 × 25 Sek.	2 × 30 Sek.	2 × 20 Sek.
3c. Hamstring Curl	S. 112	3 × 10 Wdh.	3 × 10 Wdh.	3 × 12 Wdh.	2 × 10 Wdh.
		Woche			
Tag 2	**Seite**	**1**	**2**	**3**	**4**
1a. Clean Pull		3 × 6 Wdh.	3 × 6 Wdh.	3 × 6 Wdh.	2 × 6 Wdh.
1b. Liegestütz Plus	S. 50	3 × 10 Wdh.	3 × 10 Wdh.	3 × 10 Wdh.	2 × 10 Wdh.
2a. Push Press		3 × 6 Wdh.	3 × 6 Wdh.	3 × 6 Wdh.	2 × 6 Wdh.
2b. Tiefe Kniebeuge	S. 101	3 × 6 Wdh.	3 × 6 Wdh.	3 × 6 Wdh.	2 × 6 Wdh.
3a. Suspended Lunge	S. 117	3 × 8 Wdh.	3 × 8 Wdh.	3 × 8 Wdh.	2 × 8 Wdh.
3b. Standwaage	S. 99	3 × 8 Wdh.	3 × 8 Wdh.	3 × 8 Wdh.	2 × 8 Wdh.

PROGRAMM FÜR DIE KRÄFTIGUNG DER RUMPFMUSKULATUR

Anleitung

Führen Sie die folgenden Übungen 6 Wochen lang 3-mal pro Woche durch. Absolvieren Sie von jeder Übung 3 Sätze à 12–15 Wiederholungen, wenn nicht anders angegeben. Pausieren Sie zwischen den Sätzen jeweils 90 Sekunden.

Übungen

Tag 1

1. Tiefe Kniebeuge (S. 101)
2. Mountain Climber (S. 159)
3. Power Pull (S. 164)
4. Pike (S. 168)
5. Plank mit gestreckten Armen (S. 153): 30 Sekunden

Tag 2

1. Overhead Squat (S. 104)
2. I-Y-T (S. 82)
3. Rotational Crunch (S. 160)
4. Rotational Side Plank (S. 156)
5. Glute Bridge (S. 148)
6. Push-up (S. 53)

Tag 3

1. Suspended Lunge mit Armheben (S. 111)
2. Low Row (S. 73)
3. Atomic Push-up (S. 54)
4. Pike (S. 168)

INTENSIVPROGRAMM ZUR STÄRKUNG DER RUMPFMUSKULATUR

Anleitung

Führen Sie die folgenden Übungen 6 Wochen lang an jedem zweiten Tag durch. Absolvieren Sie die Übungen in der angegebenen Reihenfolge mit je 10–15 Wiederholungen oder für die Dauer der dahinter angegebenen Zeit. Pausieren Sie nach jedem Durchlauf 90–120 Sekunden.

Übungen

Tag 1

1. Chest Fly auf einem Bein (S. 65)
2. Russischer Twist im Stand (S. 163): 10–15 Wiederholungen auf jeder Seite
3. Mountain Climber (S. 159)
4. Pike (S. 168)
5. TRX® Plank (S. 150): 30–90 Sekunden

Tag 2

1. Atomic Push-up (S. 54)
2. Plank mit gestreckten Armen (S. 153): 30–90 Sekunden
3. Rotational Side Plank (S. 156): 10–15 Wiederholungen auf jeder Seite
4. Plank in Rückenlage (S. 151): 30–90 Sekunden
5. Einbeiniger Hamstring Curl (S. 139): 10–15 Wiederholungen auf jeder Seite

Tag 3

1. Aufrollen im Knien oder im Stand (S. 161 bzw. S. 169)
2. Power Pull (S. 164): 10–15 Wiederholungen auf jeder Seite
3. Pallof Press (S. 157): 10–15 Wiederholungen auf jeder Seite
4. Brustpresse mit Sprinterschritt (S. 52): 10–15 Wiederholungen auf jeder Seite
5. Seitliche Rumpfrotation im Stand (S. 162): 10–15 Wiederholungen auf jeder Seite

Kapitel 10

Präventionstraining

Präventionstraining ist eine proaktive Vorgehensweise, um Verletzungen möglichst gut vorzubeugen. Daher sollten Profi- und ambitionierte Hobbysportler spezielle Präventionsübungen in ihr Training integrieren. Muskeldysbalancen im Zusammenwirken mit ständig wiederholten gleichförmigen Bewegungen im Zuge des Krafttrainings führen häufig zu Verletzungen. Doch dieses Risiko lässt sich deutlich mindern, wenn man regelmäßig ein paar Präventionsübungen in sein Training einbaut. Dieses Kapitel erklärt, welche Muskeln am verletzungsanfälligsten sind und daher von einem speziellen Präventionstraining am meisten profitieren.

Was ist Präventionstraining?

Unter dem Begriff »Präventionstraining« versteht man das gezielte Training verletzungsanfälliger Bereiche, um Verletzungen vorzubeugen und auf lange Sicht zu vermeiden. Gezieltes Präventionstraining kommt am häufigsten zur Anwendung, um ein muskuläres Ungleichgewicht, das üblicherweise zu Verletzungen führt, auszugleichen. Es kann aber kein Rehabilitationstraining ersetzen, das zum Aufbau nach Verletzungen dient. Hierfür sollte ein Physiotherapeut oder Rehabilitationstrainer herangezogen werden. Im Präventionstraining widmet man sich gezielt verletzungsgefährdeten Körperbereichen, um Verletzungen von vornherein zu verhindern.

Präventionstraining an den Schlingen

Dieser Abschnitt beschreibt Präventionstraining für bestimmte Gelenke und Körperregionen. Es eignet sich nicht unbedingt als eigenständiges Training. Vielmehr sollte es in ein umfassendes Programm integriert werden. Zielgruppe sind all jene Personen, deren Aktivitäten (sei es im Sport oder im Alltag) spezifische Verletzungsgefahren bergen. So besteht etwa bei Sportarten mit Über-Kopf-Würfen (wie Volleyball oder Basketball) ein erhöhtes Risiko für Schulterverletzungen. Man weiß, dass eine Stärkung der Rotatorenmanschette dieses Risiko senkt. Ebenso beugt die Stärkung der Muskulatur um den Ellenbogen bei Schwungsportarten wie Tennis typischen Verletzungen vor. Wenngleich Präventionstraining zwar Verletzungen nicht grundsätzlich verhindert, so kann es doch das Verletzungsrisiko deutlich senken und dafür sorgen, dass man mehr Zeit in seiner Sportart und weniger Zeit an der Seitenlinie im Aus verbringt.

Bevor Sie die im Folgenden beschriebenen Übungen durchführen, sollten Sie Rücksprache mit Ihrem Arzt oder Physiotherapeuten halten. Dies ist besonders bei Vorbelastungen (früheren oder bestehenden Verletzungen) absolut notwendig, um gegebenenfalls Abwandlungen in die Übungen einzubauen. Treten bei einer dieser Übung Schmerzen auf, sollten Sie ebenfalls sofort einen Arzt aufsuchen.

PRÄVENTIONSTRAINING FÜR DIE SCHULTER

Dieses Training eignet sich sehr gut, um häufigen Überlastungsproblemen, wie etwa Sehnenentzündungen, vorzubeugen. Sind die Rotatorenmanschette und andere Muskeln um die Schulter herum kräftig aufgebaut, lassen sich viele Schulterverletzungen im Vorfeld vermeiden.

Anleitung

Führen Sie 2–3 Sätze mit 8–12 Wiederholungen pro Übung durch. Absolvieren Sie die Übungen an 2–3 nicht aufeinanderfolgenden Tagen in der Woche.

Übungen

1. Schulterblatt-Retraktion (S. 72)
2. Liegestütz Plus (S. 50) (kann ersetzt werden durch Liegestütz Plus im Stand, S. 46)
3. High Row (S. 74)
4. Schulteraußenrotation (S. 77)
5. Schulterinnenrotation (S. 86)

PRÄVENTIONSTRAINING FÜR DEN ELLENBOGEN

Dieses Präventionstraining zielt genau auf die Muskeln ab, die den Ellenbogen umgeben. Wie bei der Schulter zählen Sehnenentzündungen durch Überlastung zu den häufigsten Problemen. Je nachdem, ob die Entzündung medial oder lateral sitzt, spricht man vom Golf- oder Tennisarm.

Probleme mit dem Ellenbogen entstehen häufig aufgrund von Überlastung durch unsaubere Technik. Starke Extensoren im Unterarm sowie ein kräftiger Bizeps und Trizeps sind wichtig, um den Ellenbogen zu schützen. Dabei können Übungen helfen, die den Muskel länger unter Anspannung halten. Achten Sie dabei auf eine korrekte Technik und eine saubere Ausführung, um möglicherweise schon vorhandene Ellenbogenbeschwerden nicht noch zusätzlich zu verstärken.

Anleitung

Führen Sie 2–3 Sätze mit 8–12 Wiederholungen pro Übung durch. Absolvieren Sie die Übungen an 2–3 nicht aufeinanderfolgenden Tagen in der Woche.

Übungen

1. Bizeps-Curl (S. 75)
2. Überkopfdrücken im Knien (S. 57)
3. Trizepsdrücken (French Press) im Stand (S. 71)
4. Bizeps-Curl mit Obergriff (S. 85)
5. Handgelenkbeuger (S. 76)

PRÄVENTIONSTRAINING FÜR DAS KNIE

Mithilfe eines speziellen Präventionstrainings für das Knie sollen Entzündungen vermieden werden, die sich durch Überlastung der Sehnen an Patella, Quadrizeps und Oberschenkelbeuger einstellen können. Ein kräftiger Quadrizeps verhindert nicht nur Knieschmerzen, sondern spielt auch eine bedeutende Rolle für die Beweglichkeit von Knien und Hüften. Natürlich ist es auch wichtig, dass die hinteren Oberschenkelmuskeln kräftig ausgeprägt sind, doch noch bedeutsamer ist es, ein ausgeglichenes Kraftverhältnis zwischen vorderer und hinterer Oberschenkelmuskulatur zu erzielen.

Anleitung

Führen Sie 2–3 Sätze mit 8–12 Wiederholungen pro Übung durch. Absolvieren Sie die Übungen an 2–3 nicht aufeinanderfolgenden Tagen in der Woche.

Übungen

1. Tiefe Kniebeuge (S. 101)
2. Pistol Squat (S. 129)
3. Hamstring Curl (S. 112)
4. Mountain Climber (S. 159)
5. Glute Bridge (S. 148)

PRÄVENTIONSTRAINING FÜR DEN UNTEREN RÜCKEN

Der untere Rücken spielt bei den meisten körperlichen Tätigkeiten eine buchstäblich tragende Rolle. In diesem Bereich kann es vielfältige Ursachen für Schmerzen geben. Doch abgesehen davon, ist eine Stärkung der unteren Rückenmuskulatur praktisch immer sinnvoll. Ebenso wichtig ist es aber, die vordere Rumpfmuskulatur, besonders die Bauchmuskeln, zu stärken und die Beweglichkeit zu verbessern.

Anleitung

Führen Sie 2–3 Sätze mit 8–12 Wiederholungen pro Übung durch. Absolvieren Sie die Übungen an 2–3 nicht aufeinanderfolgenden Tagen in der Woche.

Übungen

1. TRX® Plank (S. 150)
2. Reverse Crunch (S. 158)
3. Pike (S. 168)
4. Rotational Side Plank (S. 156)
5. Pallof Press (S. 157)
6. Piriformis-Dehnung (S. 115)
7. Hüftbeugerdehnung (S. 116)

PRÄVENTIONSTRAINING FÜR HÜFT- UND SPRUNGGELENKE

Probleme mit Hüft- und Sprunggelenken sind die häufigste Ursache für Einschränkungen der Beweglichkeit der unteren Körperhälfte. Sind das Beugen der Füße und/oder die Beweglichkeit der Hüften nicht mehr im vollen Umfang möglich, kommt es zu Ausgleichsbewegungen der unteren Extremitäten, die sowohl im Alltag als auch im Sport zu schlecht ausgeführten Bewegungen und zu weiteren Verletzungen führen können.

Anleitung

Führen Sie 2–3 Sätze mit 8–12 Wiederholungen pro Übung durch. Absolvieren Sie die Übungen an 2–3 nicht aufeinanderfolgenden Tagen in der Woche.

Übungen

1. Beinpendel (S. 98)
2. Tiefe Kniebeuge (S. 101)
3. Triangle Squat (S. 113)
4. Taube (S. 114)
5. Standwaage (S. 99)
6. Lateral Lunge (S. 107)
7. TRX® Lunge mit Knieheben (S. 100)
8. Balance Lunge (S. 109)

Kapitel 11

Maximalkraft und Schnellkraft

Maximalkraft und Schnellkraft sind zwei bedeutsame Attribute für Sportler. Warum Maximalkraft im Sport wichtig ist, leuchtet schnell ein. Doch sie ist auch wichtig, um die Lebensqualität möglichst das gesamte Leben hindurch zu erhalten. Sowohl die Maximal- als auch die Schnellkraft sind nicht nur im Sport gefragt, sondern auch im Alltag erforderlich, vor allen Dingen, um in Notfallsituationen angemessen reagieren zu können, ohne sich dabei Verletzungen zuzuziehen.

Dieses Kapitel befasst sich damit, wie sich Maximalkraft und Schnellkraft steigern lassen, indem man herkömmliches Krafttraining mit Schlingentraining kombiniert. Dies kann die Stabilität der Gelenke auch und gerade bei schnell ausgeführten Übungen erhöhen.

Was sind Maximalkraft und Schnellkraft?

Maximalkraft und Schnellkraft, zwei Muskeleigenschaften, die für Höchstleistungen im Sport aber auch für Alltagsaktivitäten wichtig sind, werden häufig zusammengefasst. Sie sind zwar eng miteinander verwandt, aber dennoch eigenständige Eigenschaften, die gesondert trainiert werden müssen.

Unter Maximalkraft versteht man die Fähigkeit, ein möglichst schweres Gewicht zu heben oder einen möglichst großen Widerstand zu überwinden. Diese Fähigkeit ist unabhängig von der Zeit. Je mehr Zeit wir zum Heben einer Last haben, umso mehr Muskelfasern können wir allerdings dazu einsetzen (auch Kräfteaddition genannt). Das Ziel eines Kraftdreikämpfers (Powerlifters) ist es, in den drei Disziplinen Kniebeugen, Bankdrücken und Kreuzheben möglichst viel Gewicht zu heben. Mit steigendem Gewicht braucht er immer mehr Zeit, um es zu heben. Die Kraft, die dafür benötigt wird, ist enorm stark, und die Muskeln benötigen eine längere Zeit, um die Maximalkraft aufzubringen.

Im Gegensatz dazu lässt sich Schnellkraft als die Kombination von Kraft und Geschwindigkeit zur gekonnten und effizienten Ausführung einer Aufgabe definieren. Ein Beispiel: Obwohl er dem Back Squat ähnelt, wird der Vertikalsprung mit so viel Kraft und Geschwindigkeit ausgeführt, dass die Anziehungskraft der Erde (9,81 $m/Sek.^2$) überwunden werden kann. Führt man den Sprung zu langsam aus, wird er zur Kniebeuge, da nicht genügend Schnellkraft erzeugt wird, um den Körper vom Boden abzuheben. Versucht man dabei, nur mit dem eigenen Körpergewicht – ohne zusätzliches Gewicht – abzuspringen, wird es viel einfacher, vom Boden wegzukommen. Man spricht auch vom Kraft-Geschwindigkeits-Kontinuum (oder von der Kraft-Geschwindigkeits-Kurve). Im Wesentlichen bedeutet das, dass die Bewegungsgeschwindigkeit abnimmt, je mehr die zu bewegende Last zunimmt. Je leichter die Last ist, desto weniger Kraft wird benötigt, und die Fähigkeit, sie zu bewegen, nimmt stark zu. Dies lässt sich am Beispiel des Vergleichs von Back Squat und Vertikalsprung gut verdeutlichen.

Um Maximal- und Schnellkraft aufzubauen, benötigen wir eine gute Grundlage aus Muskelausdauer und -fitness, damit der Körper die höhere Belastung für Muskeln, Skelett und Nervensystem auffangen kann. Maximal- und Schnellkraft werden daher bei der typischen linearen Periodisierung erst trainiert, wenn eine gute allgemeine Fitness etabliert ist. Das Training von Maximal- und Schnellkraft erfordert zur korrekten Übungsausführung zudem ein hohes Maß an Beweglichkeit, Stabilität und motorischer Kontrolle. Diese Faktoren erlauben es, die Gelenke gezielter zu nutzen und durch biomechanisch vorteilhaftere Positionen beim Kraftaufbau Verletzungen zu vermeiden.

Da Schnellkraft die optimale Kombination aus Kraft und Geschwindigkeit ist, gilt Maximalkraft gemeinhin auch als Grundvoraussetzung für die Schnellkraft. In anderen Worten: Wenn nicht genügend Maximalkraft vorhanden ist, um bei explosiven Bewegungen Schnellkraft zu erzeugen, reduziert sich das Schnellkraftpotenzial. Wer also seine Schnellkraft verbessern möchte, muss zunächst ausreichend Maximalkraft aufbauen. Beispielsweise ist beim plyometrischen oder Sprungkrafttraining Schnellkraft nötig, um möglichst hoch zu springen. Um in einer biomechanisch guten Position zu landen und die dabei entstehenden Kräfte abfangen zu können oder um in eine weitere Bewegung umzusteuern (etwa Sprung zu Sprint), ist aber auch Maximalkraft erforderlich.

Schlingentraining in ein Maximal- und Schnellkrafttraining integrieren

Schlingentraining kann je nach aktuellem Kraftniveau und persönlichen Zielen sowohl primär als auch zusätzlich zum Aufbau von Maximal- und Schnellkraft genutzt werden. Wenn Ihr primäres Ziel ist, Maximal- und Schnellkraft im Hobbysportbereich aufzubauen, eignet sich das Schlingentraining gut als bevorzugte Übungsmethode. Wer seine sportlichen Leistungen darüber hinaus verbessern möchte, sollte es als Ergänzung zu traditionellen Trainingsmethoden verwenden. Dies könnte folgendermaßen aussehen:

Vorbereitung für schwierigere Übungen

Schlingentraining kann als Vorbereitung oder neuromuskuläre Aktivierung vor Übungen mit schwereren Gewichten eingesetzt werden (z. B. einige Minuten Chest Fly oder Brustpresse als Vorbereitung zum Bankdrücken). Im Wesentlichen zwingen diese Übungen die intrinsischen Muskeln, die das Gelenk während der Bewegung stabilisieren, zu härterer Arbeit, was den Fokus von den Primärmuskeln abzieht. Wenn der Sportler dann mit höheren Gewichten trainiert, sind die Stabilisatoren bereits aktiviert. Dies kann die inter- und intramuskuläre Koordination verbessern.

Schwächere Muskeln und Muskelgruppen aufbauen

Manche Menschen haben das Gefühl, dass kleinere oder schwächere Muskeln oder Muskelgruppen ihre Fähigkeit behindern, schwerere Gewichte zu heben oder Trainingsplateaus zu überwinden. Gezieltes Training dieser kleineren Muskeln kann deren Maximalkraft und damit auch die Leistung bei der Zielübung verbessern. Der Bizeps ist bei Klimmzügen beispielsweise ein sekundärer Muskel, als Primärmuskel kommt hier der große Rückenmuskel zum Einsatz. Eine Stärkung des Bizeps kann durchaus bewirken, dass man mehr Klimmzüge ausführen kann.

Erhöhung der Trainingsdichte

Eine höhere Trainingsdichte bedeutet mehr Training in weniger Zeit. Dies lässt sich erzielen, indem man zwischen Übungen mit Gewichten (zum Aufbau von Maximal- und Schnellkraft) Übungen an Schlingen zur Verbesserung von Beweglichkeit, Stabilität und Koordination einschiebt.

Vermeidung von Verletzungen und Übertraining

Da Schlingenübungen die Stabilisierungsmuskulatur stärker fordern als traditionelle Widerstandsübungen, können sie die Gelenkstabilität und Bewegungskontrolle erhöhen, was die Koordination und Bewegungsökonomie verbessert. In der Tat können viele der Drop-Übungen zur Verbesserung der dynamischen Stabilität dienen, das Gespür für die Lage der Gelenke schärfen und als Bestandteil des plyometrischen Trainings korrekte Landetechniken vermitteln. Die Möglichkeit, bei steigender Intensität die Last zu vermindern, macht Schlingentraining zu einem wertvollen Bestandteil jedes Trainingsprogramms.

Üblicherweise baut man Maximalkraft durch geringes Trainingsvolumen (d.h. Sätze × Wiederholungen) mit schweren Gewichten auf. Dazu werden Trainingsgewichte empfohlen, die man nur bis zu 6-mal heben kann. Auch beim Schlingentraining gilt daher, dass zum Kraftaufbau Übungen nötig sind, die Sie höchstens 6-mal wiederholen können. Anfänger haben da vermutlich eine große Auswahl, aber für erfahrene Gewichtheber wird es schwer, geeignete Übungen zu finden. Die benötigte Last lässt sich aber durch Hinzunahme von Kurzhanteln, Medizinbällen, Kettlebells und Gewichtswesten steigern. Einbeinig ausgeführte Schlingenübungen bieten eine weitere Möglichkeit, die Last zu erhöhen, um ein effizientes Krafttraining zu ermöglichen.

Die Wiederholungszahl für Schnellkraftübungen liegt meist in einem ähnlichen Rahmen wie die für Maximalkraftübungen, da sie neurologisch höchst anspruchsvoll sind (d.h. mehr als 10 Wiederholungen sorgen oft aufgrund von Ermüdung zu signifikantem Schnellkraftverlust). Zudem steigt mit wachsender Ermüdung auch die Verletzungsgefahr exponentiell an. Manche Schnellkraftübungen an Schlingen sind allgemeiner und können für jene, die auf der Suche nach plyometrischen Variationen für eine bestimmte Sportart sind, eine Progression oder auch Regression bedeuten.

Ein Kraftprogramm mit dem Schlingentrainer entwickeln

Um Kraft aufzubauen, benötigt man ein angemessenes Trainingsgewicht. Besonders bei Anfängern ist das eigene Körpergewicht als Trainingslast völlig ausreichend, um die Muskeln zu kräftigen. Höhere Wiederholungszahlen sorgen zwar weiterhin für einen Kraftzuwachs, doch Maximalkraft wird man damit nicht erreichen. Um die Maximalkraft signifikant zu steigern, müssen geübte Sportler bei einigen Schlingenübungen zusätzlich Gewichte verwenden, wie etwa durch Tragen einer Gewichtsweste beim Inverted Row, durch das Verwenden von Kurzhanteln oder Kettlebells beim Suspended Lunge oder ganz allgemein durch Veränderung von Körperposition und -winkel, um den Widerstand zu erhöhen. Passt man Schlingenübungen so an, dass sie 1–8 Wiederholungen bis zur gewollten Muskelermüdung erlauben, kann man mit ihnen deutlich Kraft aufbauen.

Für austrainierte Kraftsportler, wie Gewichtheber und Powerlifter, eignet sich Schlingentraining in Kombination mit traditionellen Trainingsarten wohl eher zum Time-under-Tension-Training (siehe rechts) als zu weiterem Kraftaufbau. Indem man die Zeitspanne erhöht, in der ein Muskel unter Anspannung steht, verlängert man auch die Zeit, in der der Muskel unter isometrischer Belastung steht. Dadurch wird der Gewichtheber zu einer korrekten Ausführung von Form und Technik gezwungen. Daher ist das Schlingentraining eine gute Ergänzung für alle, die ihre Maximalkraft verbessern möchten. Im Folgenden erkläre ich, wie Sie dabei vorgehen sollten.

Die TUT-Methode (Time Under Tension/Zeit unter Anspannung)

Die TUT-Methode erfordert langsame Bewegungen, um die Zeit, in der der Muskel unter Anspannung steht, zu erhöhen. Dies wird erreicht, indem man mehr Zeit mit der Ausführung des konzentrischen Teils der Übung (Heben und Verkürzen des Muskels) verbringt, die Kontraktion (isometrische Muskelarbeit) einige Sekunden hält und dann langsam wieder in die Ausgangsstellung absenkt (exzentrische Muskelbewegung). Diese Technik sorgt für eine progressive Überladung des Muskels durch Volumen statt durch steigende Trainingslast. Benötigt man beispielsweise normalerweise 10 Sekunden für 10 Pushups, können sie mit der TUT-Methode 60 Sekunden dauern (2 Sekunden Absenkphase, 2 Sekunden Halten des Körpers in der unteren Position und 2 Sekunden Zurückkehren in die Ausgangsstellung).

Die TUT-Methode, die zur Verbesserung der Hypertrophie beliebt ist, eignet sich neben der Muskelstärkung auch zur Stärkung von Bändern und Bindegewebe. Dies kann dann zu einer allgemeinen Steigerung von Maximal- und Schnellkraft führen. Hier ein paar Beispiele, wie Sie die TUT-Methode nutzen können. Sie lassen sich auf alle nicht dynamischen (nicht isometrischen) Schlingenübungen in diesem Buch anwenden.

- 2 Sekunden absenken: 1 Sekunde halten, 2 Sekunden anheben (2-1-2 × 10–12 Wiederholungen)

- 3 Sekunden absenken: 1 Sekunde halten, 3 Sekunden anheben (3-1-3 × 8 Wiederholungen)
- 5 Sekunden absenken: 1 Sekunde halten, 5 Sekunden anheben (5-1-5 × 6 Wiederholungen)
- 2 Sekunden absenken: 2 Sekunden halten, 2 Sekunden anheben (2-2-2 × 10–12 Wiederholungen)
- 3 Sekunden absenken: 3 Sekunden halten, 3 Sekunden anheben (3-3-3 × 8 Wiederholungen)
- 5 Sekunden absenken: 5 Sekunden halten, 5 Sekunden anheben (5-5-5 × 6 Wiederholungen)
- 2 Sekunden absenken: 5 Sekunden halten, 2 Sekunden anheben (2-5-2 × 10 Wiederholungen)

Dies sind nur ein paar Vorschläge, wie Sie das Tempo mit der TUT-Methode anpassen können. Denken Sie daran, dass die Muskelermüdung ebenfalls zunimmt, je länger Ihre Muskeln unter Anspannung stehen. Wenn Sie merken, dass Ihre Technik unsauber wird und Sie nicht alle Wiederholungen ausführen können, vollenden Sie sie lieber als Cluster-Satz, um das gesamte Trainingsvolumen technisch exakt abzuschließen.

Nutzt man die TUT-Methode mit dem Schlingentraining, erhöht dies die Komplexität und Intensität des Trainings und wahrt die Sicherheit einer geringeren Last. Die Methoden verbessern zudem das motorische Lernen, den Sinn für die Lage der Gelenke und das Körpergefühl, was sich in der Fähigkeit ausdrückt, größere Trainingslasten stabilisieren und bewegen zu können.

Das Schlingentraining in ein Trainingsprogramm integrieren

Im Folgenden stelle ich zwei dynamische Aufwärm-Trainingsprogramme mit TUT-Übungen vor. Sie sind als Teil eines Split-Trainings konzipiert, das bedeutet, dass Ober- und Unterkörper an unterschiedlichen Tagen trainiert werden. Das erste Training sollte vor einer Oberkörper-Trainingseinheit mit schweren Gewichten erfolgen, das zweite vor einer solchen Einheit für den Unterkörper.

Beide Programme sollten in der angegebenen Reihenfolge mit ein oder zwei Sätzen direkt vor den Gewichteinheiten erfolgen. Die Intensität kann durch die Fußstellung reguliert werden. Da es sich um Warm-up-Trainings handelt, sollten sie mittelstark fordern, aber nicht zu schwer sein, damit die Muskeln nicht vorzeitig ermüden.

TUT-Aufwärmtraining für den Oberkörper

1. *Liegestütz Plus im Stand:* 10 Wiederholungen im Tempo 3-0-1 (3 Sekunden absenken und 1 Sekunde in die Ausgangsstellung zurückkehren).
2. *Kreuzhaltung in Vorlage:* Absenken und 10 Sekunden halten, dann in die Ausgangsstellung zurückkehren (5 Wiederholungen).
3. *Split Fly:* 10 Wiederholungen im Tempo 3-1-3 (3 Sekunden die Arme auseinanderziehen, 1 Sekunde halten, 3 Sekunden in die Ausgangsstellung zurückkehren).
4. *Push-up:* 10 Wiederholungen im Tempo 3-3 mit isometrischer Haltephase (3 Sekunden absenken, 3 Sekunden in der tiefen Position halten, 3 Sekunden in die Ausgangsstellung zurückkehren).
5. *High Row:* 5 Wiederholungen im Tempo 3-0-3 (3 Sekunden die Schlingen zum Körper ziehen und 3 Sekunden in die Ausgangsstellung zurückkehren).
6. *Außenrotation mit 90°-Armwinkel:* 5 Wiederholungen im Tempo 3-0-3 (3 Sekunden Arme nach oben führen und 3 Sekunden in die Ausgangsstellung zurückkehren).

TUT-Aufwärmtraining für den Unterkörper

1. *Glute Bridge:* 5 Wiederholungen im Tempo 3-0-1 (3 Sekunden Becken heben und 1 Sekunde in die Ausgangsstellung zurückkehren).
2. *Hamstring Curl:* 5 Wiederholungen im Tempo 3-0-1 (3 Sekunden Beine zum Gesäß ziehen und 1 Sekunde in die Ausgangsstellung zurückkehren).
3. *Iso-Kniebeuge:* 5 Sekunden absenken und halten, dann in die Ausgangsstellung zurückkehren (5 Wiederholungen).
4. *Iso Lateral Squat:* 5 Sekunden absenken und halten, dann in die Ausgangsstellung zurückkehren (8 Wiederholungen pro Seite).
5. *Overhead Squat:* 5 Wiederholungen im Tempo 3-3-3 (3 Sekunden absenken, 3 Sekunden halten, 3 Sekunden in die Ausgangsstellung zurückkehren).

Ein Programm für das Schnellkrafttraining an den Schlingen aufstellen

Zur Verbesserung der Schnellkraft nutzt man oft plyometrische Übungen. Der Begriff »Plyometrie« stammt aus dem Griechischen und heißt, wörtlich übersetzt, »mehr messen«. Diese Übungen stützen sich zur Erzeugung der Schnellkraft stark auf den Dehnungs-Verkürzungs-Zyklus (DVZ), die Propriozeptoren und die gespeicherte elastische Energie. Daraus ergeben sich die drei Phasen einer plyometrischen Bewegung wie folgt:

1. schnelle Erzeugung der exzentrischen Vorspannung oder absenkender Teil der Bewegung
2. konzentrische Kontraktion (Kraftentwicklung oder die antreibende oder propulsive Phase der Bewegung)
3. Amortisierung (die Zeit zwischen der Erzeugung der Vorspannung und der konzentrischen Kraftentwicklung)

Um von dieser Art des Trainings optimal profitieren zu können, sollten Sie möglichst kurz in der Amortisierungsphase verharren. So kann der Körper die gespeicherte elastische Energie ideal nutzen. Beim Erlernen dieser Technik und mit steigender Ermüdung kann es schwierig sein, die Übung exakt auszuführen. Die zwei Hauptgründe hierfür sind eine nicht korrekt erlernte Technik und mangelnde Kraft, um die richtige Körperposition beim Aufbauen der Vorspannung zu halten. Daher empfehle ich, vorher ein mehrwöchiges Widerstandstraining zu absolvieren. So können Sie genügend Kraft aufbauen, um die Übungen sauber auszuführen. Ebenso ratsam ist es, grundlegend zu üben, die bei einer Landung auftretenden Kräfte abzufangen, bevor Sie mit einem Sprungtraining beginnen. Dies sorgt für eine gute Landetechnik und senkt das Verletzungsrisiko im weiteren Trainingsverlauf.

Beispiele für ein Kraft- und Schnellkrafttraining an den Schlingen

Das erste der drei Beispiele für ein Kraft- und Schnellkrafttraining an den Schlingen ist ein Programm für Anfänger. Wer bei einer Übung in vier aufeinanderfolgenden Sätzen jeweils mehr als 8 Wiederholungen schafft, kann zum Programm für Fortgeschrittene wechseln. Wer bei den Übungen für Fortgeschrittene mehr als 8 Wiederholungen schafft, kann für mehr Intensität sorgen, indem er den Widerstand mit Kurzhanteln oder durch Anlegen einer Gewichtsweste erhöht.

An die Beispiele für das Krafttraining schließen sich drei Beispiele für das Schnellkrafttraining mittels Plyometrie an. Diese Programme sollten vor dem eigentlichen Krafttraining mit Gewichten absolviert werden, da sie ziemlich ermüdend sind. Weil Ermüdung die exakte Ausführung einer Übung erschwert, reduziert sie die Sicherheit und Effektivität der Übung. Achten Sie daher immer auf eine saubere Technik und korrekte Bewegungsabfolgen. Die Wahl des Übungsprogramms hängt von der Vertrautheit mit den Übungen ab. Beginnen Sie also mit den Anfängerübungen und wechseln Sie erst, wenn Sie Technik und Ausführung wirklich beherrschen.

KRAFTTRAININGSPROGRAMM AN DEN SCHLINGEN FÜR ANFÄNGER

Anleitung

Führen Sie dieses Programm an 2–3 Tagen pro Woche mit mindestens 48 Stunden Pause zwischen den Trainingseinheiten durch. Absolvieren Sie für jede Übung 3–4 Sätze mit jeweils 6–8 Wiederholungen. Pausieren Sie 60–90 Sekunden zwischen den Sätzen.

Übungen

1. Suspended Lunge (S. 117)
2. Low Row (S. 73)
3. Brustpresse (S. 47)
4. High Row (S. 74)
5. Bizeps-Curl (S. 75)
6. Trizepsdrücken (French Press) im Knien (S. 56)
7. Wadenheben (S. 110)
8. Reverse Crunch (S. 158)
9. Hamstring Curl (S. 112)

KRAFTTRAININGSPROGRAMM AN DEN SCHLINGEN FÜR FORTGESCHRITTENE

Anleitung

Führen Sie dieses Programm an 2–3 Tagen pro Woche mit mindestens 48 Stunden Pause zwischen den Trainingseinheiten durch. Absolvieren Sie für jede Übung 3–4 Sätze mit jeweils 6–8 Wiederholungen. Pausieren Sie 60–90 Sekunden zwischen den Sätzen.

Übungen

1. Pistol Squat (S. 129)
2. Inverted Row (S. 80)
3. Chest Fly (S. 55)
4. T-Delta-Fly (S. 84)
5. Bizeps-Curl mit Obergriff (S. 85)
6. Trizepsdrücken (French Press) im Stand (S. 71)
7. Einbeiniges Wadenheben (S. 118)
8. Aufrollen im Knien (S. 161)
9. Einbeiniger Hamstring Curl (S. 139)

KRAFTTRAININGSPROGRAMM AN DEN SCHLINGEN FÜR PROFIS

Anleitung

Führen Sie dieses Programm an 2–3 Tagen pro Woche mit mindestens 48 Stunden Pause zwischen den Trainingseinheiten durch. Absolvieren Sie für jede Übung 3–4 Sätze mit jeweils 6–8 Wiederholungen. Pausieren Sie 60–90 Sekunden zwischen den Sätzen.

Übungen

1. Overhead Suspended Lunge (S. 137)
2. Einarmiger Low Row (S. 87)
3. Decline Push-up (S. 61)
4. Einarmiger Bizeps-Curl mit Untergriff (S. 89)
5. Überkopfdrücken im Stand (S. 48)
6. Einbeiniges Wadenheben (S. 118)
7. Pike (S. 168)
8. Einbeiniger Hamstring Curl (S. 139)

SCHNELLKRAFTTRAININGSPROGRAMM AN DEN SCHLINGEN FÜR ANFÄNGER

Anleitung

Absolvieren Sie für jede Übung 8–10 Wiederholungen. Alle einbeinigen Übungen sollten mit 8–10 Wiederholungen pro Bein durchgeführt werden.

Übungen

1. Iso-Kniebeuge (S. 102)
2. Iso Lateral Squat (S. 106)
3. Drop Squat (S. 122)
4. Drop Squat in Schrittstellung (S. 124)
5. Liegestütz mit Abstoßen (S. 64)

SCHNELLKRAFTTRAININGSPROGRAMM AN DEN SCHLINGEN FÜR FORTGESCHRITTENE

Anleitung

Absolvieren Sie für jede Übung 5–6 Wiederholungen. Alle einbeinigen Übungen sollten mit 5–6 Wiederholungen pro Bein durchgeführt werden.

Übungen

1. Drop Squat in Schrittstellung (S. 124)
2. Squat Jump (S. 125)
3. Squat Jump in Schrittstellung (S. 128)
4. Iceskater (S. 127)
5. Countermovement Jump (S. 126)
6. Wiederholter Squat Jump in Schrittstellung mit Beinwechsel (S. 145)
7. Plyo-Liegestütz (S. 66)

SCHNELLKRAFTTRAININGSPROGRAMM AN DEN SCHLINGEN FÜR PROFIS

Anleitung

Absolvieren Sie für jede Übung 5–6 Wiederholungen. Alle einbeinigen Übungen sollten mit 5–6 Wiederholungen pro Bein durchgeführt werden.

Übungen

1. Squat Jump (S. 125)
2. Wiederholter Countermovement Jump (S. 142)
3. Wiederholter Iceskater (S. 143)
4. Wiederholter Squat Jump in Schrittstellung mit Beinwechsel (S. 145)
5. Plyo-Liegestütz mit Klatschen (S. 68)

Kapitel 12

Schnelligkeit und Agilität

Schnelligkeit gehört zu einer der begehrtesten Eigenschaften im Sport. Ihr Stellenwert lässt sich besonders in den Sprintwettbewerben der Leichtathletik ablesen. Aber auch in den Mannschaftssportarten spielt Schnelligkeit eine wichtige Rolle, etwa wenn ein Stürmer sich von den Verteidigern lösen will oder ein Verteidiger möglichst nahe am gegnerischen Stürmer bleiben muss.

Schlingentraining kann die Schnelligkeit verbessern, indem es zum Training der für die Schnelligkeit wichtigen Bereiche beiträgt. Wer durch Schlingentraining für eine bessere Haltung und mehr Beweglichkeit und Stabilität sorgt, kann auch auf dem Spielfeld mehr leisten und ist weniger verletzungsanfällig. Dieses Kapitel konzentriert sich auf die körperlichen Merkmale, die für Schnelligkeit notwendig sind, und auf die Methoden, mit denen man die an der Schnelligkeit beteiligten Muskeln mit den Schlingen trainieren kann.

Was sind Schnelligkeit und Agilität

Schnelligkeit und Agilität sind trotz vieler Gemeinsamkeiten unterschiedliche Eigenschaften. Um sie gezielt trainieren zu können, muss man die Unterschiede verstehen. Schnelligkeit kann als Fähigkeit definiert werden, eine bestimmte Strecke in einer bestimmten Zeit zurückzulegen. Im Zusammenhang mit Sport denken wir meist an die schnellstmögliche Bewegung von A nach B. Bei den meisten Feldsportarten liegen A und B aber selten mehr als 5–10 Meter in gerader Linie auseinander. Daher unterscheiden wir zwischen geradliniger (linearer) Schnelligkeit und der Geschwindigkeit bei Richtungswechseln (auch Change-Of-Direction Speed, CODS). CODS bezeichnet die Fähigkeit, Richtungswechsel gekonnt und effizient auszuführen, und gilt als eines der wichtigsten körperlichen Attribute der Agilität. Diese wiederum kombiniert die körperliche Fähigkeit zum schnellen Richtungswechsel und die mentale Fähigkeit, auf einen Reiz zu reagieren.

Körperliche Fähigkeiten für Schnelligkeit und Agilität

Vom Körper her betrachtet, basieren lineare Schnelligkeit und Agilität auf der Fähigkeit, den Körper und bestimmte Gelenke stabil zu halten, um Kraft in Lauf- und Umlenkbewegungen erzeugen, reduzieren und übertragen zu können. Um das Bewegungssystem wieder richtig zu beladen und den Körper auf die punktgenaue

Krafterzeugung vorzubereiten, ist auch die Beweglichkeit anderer Gelenke ausschlaggebend. Ein spezifisches Training, um Schnelligkeit und Agilität gezielt aufzubauen, würde den Rahmen dieses Buches sprengen. Doch wir stellen hier Übungen vor, die Muskulatur und Gelenke auf Schnelligkeit vorbereiten.

Chu und Korchemny (1993) haben die beiden Hauptphasen des Sprints im Detail beschrieben: die Stützphase und die Flugphase. Die Stützphase beginnt mit der Landung. Während dieser Phase werden Sprunggelenk, Knie und Hüfte leicht gebeugt, um die Wucht der Landung abzufedern, während Sprunggelenk, Knie und Hüfte des anderen Beins in Vorbereitung auf den nächsten Schritt stark gebeugt sind. Die Flugphase ist dadurch charakterisiert, dass beide Füße keinen Kontakt zum Boden haben und das Massezentrum des Körpers sich erst hebt und dann senkt. Abb. 12.1 zeigt die Sprintphasen.

Beispielpogramm zum Training von Schnelligkeit und Agilität

Mit dem Schlingentraining können drei Bereiche trainiert werden, die für Schnelligkeit und Agilität wichtig sind: Körperhaltung, Armarbeit und Beinarbeit. Die Übungen in diesem Abschnitt sind speziell auf das Training der Muskeln ausgelegt, die dafür benötigt werden.

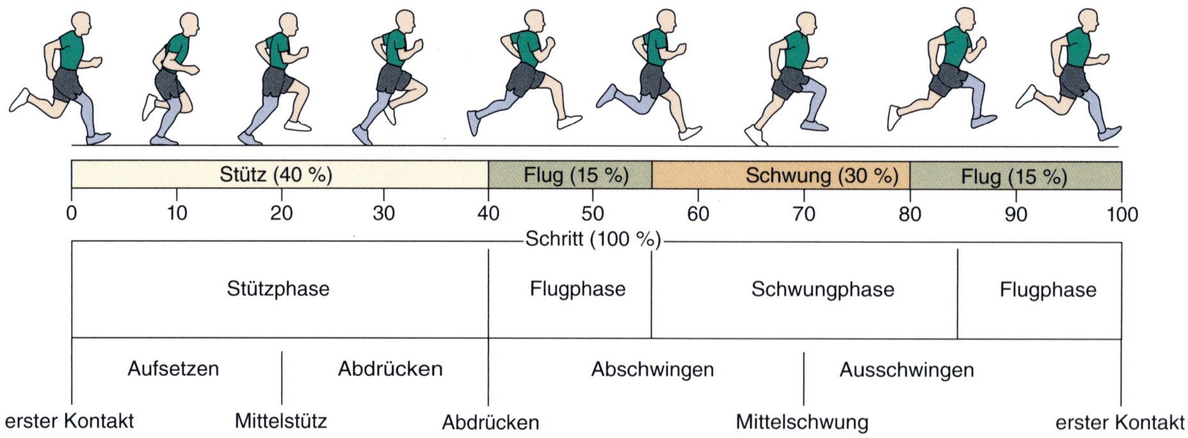

Abb. 12.1 Schrittphasen beim Laufen

PROGRAMM FÜR DAS TRAINING DER SPRINTHALTUNG

Die richtige Körperhaltung spielt für erfolgreiches Sprinten und schnelle Richtungswechsel eine große Rolle. Sowohl die Rückenstrecker als auch die Bauchmuskeln stabilisieren beim Laufen das Becken. Eine stabile Rumpfmuskulatur ist daher auch die Basis für Bewegungen in den Schultern und im Hüftgelenk. Sie ist aber auch wichtig, um beim Sprint und in der Beschleunigung die ideale Schrittlänge und -frequenz erzielen zu können. Und sie gilt als Grundvoraussetzung, um den Rumpf bei schnellen Richtungswechseln stabil zu halten – vor allem wenn unerwartete Kräfte auftreten, wie etwa durch einen Zusammenprall mit dem Gegner oder einem Hindernis. Die folgenden Schlingenübungen sorgen für Rumpfstabilität und fördern somit die Schnelligkeit und Agilität.

Anleitung

Führen Sie 2 oder 3 Übungsrunden durch. Eine Runde entspricht einem Satz für jede Übung, vorzugsweise in der angegebenen Reihenfolge.

Übungen

1. Pallof Press (S. 157): 5-mal auf jeder Seite im Tempo 3-3
2. Side Plank (S. 155): 30 Sekunden auf jeder Seite
3. Sprinter Plank (S. 154): 10 Wiederholungen auf jedem Bein im Tempo 1-3 (Knie anziehen, dann langsam in die Startposition zurückkehren)
4. Aufrollen im Knien (S. 161): 10 Wiederholungen
5. Suspended Lunge mit Frontdrücken (S. 120): 10 Wiederholungen

PROGRAMM FÜR DAS TRAINING DES ARMEINSATZES BEIM SPRINT

Beim Sprint beeinflusst die Schnelligkeit der Arme die der Beine: Je schneller sie sich in Koordination mit dem Unterkörper bewegen, desto schneller der Sprint. Für den effizienten Armeinsatz benötigen Schultern und Arme ausreichend Kraft. Die Arme sind am Abbremsen des Körpers, an Höchstgeschwindigkeitsphasen und an rasanten Richtungswechseln beteiligt. Die Stärkung der Ellenbogenbeuger und -strecker sowie das Training von Muskelausdauer und Gelenkstabilität sorgen so dafür, dass man mehr Kraft und Schwungkraft erzeugen kann. Zudem sind Schulter- und Rückenmuskeln ausschlaggebend, um Schnellkraft und Explosivität für den Vortrieb des Unterkörpers und die Laufkoordination zu erzeugen. Ebenso ist es wichtig, dass Schulter- und Ellenbogengelenke frei von Beschwerden sind und gut funktionieren, damit die haltungsrelevanten Muskeln Rumpf und Schultern stabilisieren und man so die korrekte Sprinthaltung beibehalten kann. Eine gut trainierte Muskulatur sorgt bei längeren Ausdauerwettbewerben dafür, die Geschwindigkeit zu halten, indem sie der Ermüdung in den letzten Wettbewerbsphasen entgegenwirkt.

Der Vorteil des Schlingentrainings liegt hier darin, dass die Rumpfmuskulatur bei der Ausführung traditioneller Isolationsübungen an den Schlingen mehr arbeiten muss, um den Rumpf zu stabilisieren. Beim Workout an Maschinen wird der Rumpf oft an ein Polster angelehnt, das das Rückgrat stabilisiert und damit die beteiligte Rumpfmuskulatur entlastet. Beim Schlingentraining werden weniger Muskelgruppen isoliert trainiert, und die Betonung liegt mehr auf dem Ganzkörpertraining. Die folgenden Übungen sind dafür gedacht, den Armeinsatz beim Sprint und/oder bei schnellen Richtungswechseln zu verbessern.

Anleitung

Führen Sie 2 oder 3 Runden mit folgenden Übungen durch.

Übungen

1. Schulterblatt-Retraktion (S. 72): 10 Wiederholungen
2. Low Row (S. 73): 10 Wiederholungen
3. High Row (S. 74): 10 Wiederholungen
4. Kreuzhaltung in Rücklage (S. 79): 5 Wiederholungen
5. Brustpresse mit Sprinterschritt (S. 52): 10 Wiederholungen

PROGRAMM FÜR DAS TRAINING DES BEINEINSATZES BEIM SPRINT

Geschwindigkeit erhöht man entweder durch eine größere Schrittlänge oder eine höhere Schrittfrequenz. Viele Übungen zielen daher auf die Verbesserung von Balance, Beweglichkeit, Flexibilität sowie Schnell- und Maximalkraft ab, wie bereits in Kapitel 10 und 12 beschrieben. Hier stellen wir aber einen beispielhaften Ansatz vor, der betrachtet, welche isolierte Muskelarbeit die Stabilität und Ausdauer verbessert und gleichzeitig die Leistungsfähigkeit der gesamten Muskelgruppe bei den Übungen aus Kapitel 10 verbessert.

Gesäßmuskulatur

Großer, mittlerer und kleiner Gesäßmuskel sind maßgeblich für die Bewegungskontrolle an der Hüfte und der Hüftstreckung in der Vorschubphase des Sprints verantwortlich. Eine nicht minder große Rolle spielen sie dabei, ein Absacken der Hüfte zu verhindern, was zu Überbeanspruchungsverletzungen wie Läuferknie oder anderen Knieproblemen sowie Problemen im unteren Rückenbereich führen kann. Die folgenden Übungen zielen auf die Gesäßmuskelstärkung und die Hüftstabilisierung ab.

Anleitung

Führen Sie 2 oder 3 Runden mit folgenden Übungen durch.

Übungen

1. Glute Bridge (S. 148): 30–60 Sekunden
2. Side Plank (S. 155): 30 Sekunden auf jeder Seite
3. Tiefe Kniebeuge (S. 101): 10 Wiederholungen
4. TRX® Lunge mit Knieheben (S. 100) oder Sprinter Lunge (S. 108): 10 Wiederholungen auf jeder Seite
5. Lateral Lunge (S. 107): 10 Wiederholungen auf jeder Seite

Hintere Oberschenkelmuskulatur

Die hintere Oberschenkelmuskulatur verlangsamt beim Laufen das Bein während der Kniestreckung und unterstützt die Kniebeugung in Vorbereitung auf den nächsten Schritt. Das Training dieser Muskeln ist wichtig, um Verletzungen durch Überbeanspruchung zu vermeiden. Die Muskelgruppe sollte in beiden Oberschenkeln stark und geschmeidig genug sein, um die sehr schnelle Streckung (exzentrische Muskelarbeit) zu kontrollieren und eine Überdehnung des Knies bei der Landung zu verhindern. Mit folgenden Übungen können Sie Kraft und Flexibilität der hinteren Oberschenkelmuskeln gezielt trainieren.

Anleitung

Führen Sie 2 oder 3 Runden mit folgenden Übungen durch.

Übungen

1. Standwaage (S. 99): 10 Wiederholungen auf jeder Seite
2. Hamstring Curl (S. 112): 10 Wiederholungen auf jeder Seite
3. Einbeiniger Hamstring Curl (S. 139): 5 Wiederholungen auf jeder Seite
4. Triangle Squat (S. 113): 10 Wiederholungen
5. Piriformis-Dehnung (S. 115): 3 × 10 Sekunden halten pro Seite

Kniestrecker

Der Quadrizeps (die Muskelgruppe auf der Vorderseite des Oberschenkels) arbeitet als Kniestrecker. Beim Laufen wird das Knie gestreckt, wenn das Bein zur Vorbereitung auf die Landung nach vorn schwingt. Die vier Teile des Quadrizeps sind *Musculus rectus femoris, M. vastus medialis, M. vastus lateralis* und *M. vastus intermedius*. Der *M. popliteus* (Kniekehlenmuskel) trägt während der Kniestreckung und der internen Rotation des Schienbeins in Relation zum Oberschenkelknochen, die das Knie für die Bewegung freigibt, zur Stabilisierung bei. Der *M. plantaris* (Fußsohlenmuskel) unterstützt ebenfalls die Kniestreckung und die Plantarflexion des Sprunggelenks.

Die Biomechanik des Laufens ist komplex. Viele Muskelgruppen müssen zusammenarbeiten, damit die Bewegung effizient erfolgt. Mit folgenden Übungen können Sie viele der Muskelgruppen isoliert stärken, um das Verletzungsrisiko zu mindern. Die Unterkörperübungen in Kapitel 6 tragen ebenfalls zum Kraftaufbau in den Muskeln bei.

Anleitung

Führen Sie 2 oder 3 Sätze der ersten Übung durch. Sobald Sie in 2 aufeinanderfolgenden Trainingseinheiten je 3 Sätze der Übung vollenden können, gehen Sie zur zweiten Übung über.

Übungen

1. Knie beugen und strecken (S. 121): 10–12 Wiederholungen
2. Einbeiniges Kniestrecken (S. 140): 5–10 Wiederholungen auf jeder Seite

Hüftbeuger

Die Hüftbeugung ist entscheidend für den Vortrieb beim Laufen. An der Beugung sind *Musculus iliopsoas, M. rectus femoris, M. tensor fasciae latae, M. pectineus* und *M. gracilis* beteiligt. Starke Hüftbeuger sind notwendig, um beim Bodenkontakt des Fußes genügend Kraft entwickeln zu können. Je höher die Mobilität der Hüften, desto höher ist ihr Bewegungsradius, der zur Krafterzeugung beiträgt. Die folgenden Übungen stärken und strecken diese Muskeln und die Rumpfmuskulatur.

Anleitung

Führen Sie 2 oder 3 Runden mit folgenden Übungen durch.

Übungen

1. Atomic Push-up (S. 54): 10 Wiederholungen
2. Mountain Climber (S. 159): 10 Wiederholungen auf jeder Seite
3. TRX® Lunge mit Knieheben (S. 100): 10 Wiederholungen auf jeder Seite
4. Pike (S. 168): 10 Wiederholungen

Waden

Die Wade besteht aus *Musculus gastrocnemius* und *M. soleus*. Ersterer setzt oberhalb des Knies an und reicht bis unterhalb des Sprunggelenks, der zweitgenannte Muskel überspannt dagegen nur das Sprunggelenk. Eine schnelle exzentrische Beladung der beiden Wadenmuskeln in Kombination mit der Plantarflexion des Sprunggelenks ist für den kräftigen Abstoß am Ende der Stützphase zuständig. Beide sind für den Vortrieb beim Gehen und Laufen unerlässlich.

Anleitung

Führen Sie 2 oder 3 Sätze von Übung 1 durch. Sobald Sie in 2 aufeinanderfolgenden Trainingseinheiten je 3 Sätze der Übung vollenden können, gehen Sie zu Übung 2 über. Der Widerstand kann durch Tragen einer Gewichtsweste weiter erhöht werden oder auch durch das Halten einer Kettlebell, wobei dann die andere Hand zur besseren Balance die Schlinge ergreifen sollte.

Übungen

1. Wadenheben (S. 110): 20–30 Wiederholungen
2. Einbeiniges Wadenheben (S. 118): 10–15 Wiederholungen

Füße

Die Fußsohle (auch Plantarebene des Fußes genannt) bildet in Zusammenarbeit mit den Wadenmuskeln die stabile Basis für jeden Schritt. Starke Plantarmuskeln sind zur Stabilisierung der Fußgelenke beim Bodenkontakt unerlässlich, da der Fuß überaus beweglich ist. Die folgenden Übungen konzentrieren sich auf diese Muskelgruppe. Führen Sie diese Übungen möglichst barfuß aus, um die Stabilität zu vermindern, die Sportschuhe sonst bieten, und die Wahrnehmung der Bewegungsabläufe zu steigern.

Anleitung

Führen Sie 2 oder 3 Runden mit folgenden Übungen durch.

Übungen

1. Standwaage (S. 99): 10 Wiederholungen auf jeder Seite
2. Balance Lunge (S. 109): 10 Wiederholungen auf jeder Seite

Kapitel 13

Balance, Stabilität und Flexibilität

Bewegung ist ein komplexer Prozess, der die harmonische Zusammenarbeit von Nervensystem, Muskeln und Skelett erfordert, um Kraft zu erzeugen, zu vermindern und ihr zu widerstehen. Leider können ungleichmäßig ausgebildete Muskeln, schlechte Haltung, unsaubere Technik, bestehende Verletzungen und repetitive Belastungen das System erheblich stören.

Balance, Stabilität und Flexibilität sind wichtig für sportliche Leistung, Gesundheit, Verletzungsprävention und für praktisch jede alltägliche Tätigkeit. Mit zunehmendem Alter nehmen Balance und Flexibilität von Natur aus ab, was dazu führen kann, dass ein unabhängiges Leben unmöglich wird. Daher ist es extrem wichtig, diese Fähigkeiten so lange wie möglich zu erhalten. Dieses Kapitel befasst sich mit den Faktoren, die Balance, Stabilität und Flexibilität beeinträchtigen. Es zeigt Möglichkeiten auf, wie Sie diese Fähigkeiten mithilfe des Schlingentrainings schulen können.

Was sind Balance, Stabilität und Flexibilität?

Dieser Abschnitt befasst sich mit den Hauptunterschieden zwischen Balance, Stabilität und Flexibilität und erklärt, wie durch ihr Zusammenspiel effiziente Bewegungen und neuromuskuläre Aktivität ermöglicht werden.

Balance

Balance kann als Fähigkeit, das Gleichgewicht zu halten, beschrieben werden. In Bezug auf Bewegung bedeutet Balance, dass sich der Schwerpunkt direkt über der Standbasis befindet. Sobald man das Gewicht verlagert, sind viele kleine Veränderungen nötig, um das Gleichgewicht zu halten und nicht umzufallen. Auf den ersten Blick erscheint dies ganz einfach, aber die Fähigkeit, die Balance zu halten, ist besonders in Bewegung eine höchst komplexe Angelegenheit. Das zentrale Nervensystem muss die Informationen verarbeiten, die es aus dem Gleichgewichtszentrum im Innenohr, von den Augen und den Rezeptoren in unseren Gelenken und Muskeln (Propriozeptoren) erhält. Es sendet diese Informationen dann zurück an den Bewegungsapparat, um sowohl statisch (ruhend) wie auch dynamisch (in Bewegung) für Gleichgewicht zu sorgen.

Um die Balance zu verbessern, muss man Übungen ausführen, die das Gleichgewicht fordern. Dies lässt sich wunderbar erreichen, indem man Schlingenübungen in ein allgemeines Trainingsprogramm einbaut, da es steigernde Instabilität in einer sicheren, kontrollierten Umgebung ermöglicht, was auch die Tiefensensibilität erhöht.

Stabilität

Stabilität oder motorische Kontrolle ist die Fähigkeit, ungewollten Bewegungen zu widerstehen. Die Stabilisierung der Gelenke ist wichtig, um in Bewegung Kraft erzeugen und reduzieren und um ungewollten Kräften, die etwa bei unvorhergesehenen Bewegungen auf den Körper wirken, abfangen zu können. Beim Laufen oder Springen ist es beispielsweise wichtig, den Rumpf zu stabilisieren, um die Kraft, die am Boden erzeugt wird, in horizontale oder vertikale Bewegungsenergie umsetzen zu können. Gelingt dies nicht, fließt die Energie ungerichtet in den Körper ab und erzeugt ungewollte oder ineffiziente Bewegungen, die die Leistung mindern und das Verletzungsrisiko erhöhen.

Einer der größten Vorteile eines integrierten Schlingentrainings ist, dass es die Rumpfmuskulatur trainiert und so für mehr Stabilität in diesem Bereich sorgt. So verwandeln sich Bizeps-Curls oder Überkopfdrücken zu einem dynamischen Stabilisierungstraining für den Rumpf, während man gleichzeitig an ästhetischen Aspekten wie etwa dem Oberarmvolumen arbeiten kann. Dies ist für alle hilfreich, die ihren Bizeps und Trizeps entwickeln möchten. Zudem kann die Integration der Schlingenübungen Spaß und Motivation für das Workout erhöhen, da sie es erlauben, sportliche mit ästhetischen Zielen zu kombinieren.

Flexibilität

Flexibilität ist die Fähigkeit, eine Vielzahl von Bewegungen frei und ohne Einschränkungen ausführen zu können. Manche beschreiben sie auch als das Bewegungsausmaß an einem Gelenk. Technisch gesehen, macht sie die Mobilität aus: Diese wirkt sich auf die Gelenkfunktion aus und weniger auf die Dehnbarkeit der Muskeln. Mit Flexibilität könnte man auch das Bewegungsausmaß von Muskeln beschreiben und mit Mobilität das der Gelenke. Beide hängen aber eng miteinander zusammen. Schlechte Flexibilität der Muskeln um ein Gelenk herum kann sein Bewegungsausmaß bzw. seine Mobilität einschränken. Die Flexibilität der Muskeln hängt von vielen Faktoren ab, wie etwa Alter, Geschlecht, Gelenkstruktur, Veranlagung und wie viel man sich bewegt. Der einzige Faktor, den wir hierbei beeinflussen können, ist, wie viel wir uns bewegen. Bei Übungen das volle Bewegungsausmaß eines Gelenks zu nutzen fördert die Flexibilität und Mobilität.

Die Flexibilität lässt sich statisch wie dynamisch klassifizieren. Übungen für statische Flexibilität fördern die langfristige Beweglichkeit, Übungen für die dynamische Flexibilität verbessern die kurzfristige Beweglichkeit. Vor einem Workout sind Übungen für die dynamische Flexibilität praktisch, da sie den Körper auf die anstehende Belastung vorbereiten. Nach dem Workout bieten sich Übungen für die statische Flexibilität an, um muskuläres Ungleichgewicht auszugleichen und die Körpersymmetrie zu fördern.

Übungsprogramme

Die folgenden Übungen verbessern Balance, Stabilität und Flexibilität. Je nach Fitnessniveau können sie als alleiniges Workout genutzt werden, als Erholungsphase zwischen intensiveren Trainingseinheiten oder als Teil eines dynamischen Aufwärmtrainings vor einem Krafttraining.

PROGRAMM FÜR DAS TRAINING DER BALANCE

Der Schlingentrainier ist ein erstklassiges Gerät zum Einstieg in das Balancetraining, da er einen zusätzlichen, wenn auch etwas instabilen Haltepunkt bietet. Die einseitige Ausführung der Bodenübungen oder ein instabiler Untergrund (wie etwa eine Turnmatte) können die Propriozeptoren noch stärker fordern. Obwohl die meisten Balanceübungen sich auf den Unterkörper konzentrieren, gibt es auch Übungen für den Oberkörper, wie etwa die unterschiedlichen Brettübungen.

Um das Balancetraining an den Schlingen zu steigern, sollte man nach und nach vom zweibeinigen in den einbeinigen Stand übergehen. Danach lässt sich die Instabilität durch einen beweglichen Untergrund wie ein Kissen oder eine Turnmatte erhöhen.

Die folgenden Übungen trainieren die statische und die dynamische Balance. Am besten lassen sie sich als Teil eines dynamischen Aufwärmtrainings nutzen oder als Teil eines Supersatzes beim traditionellen Gewichtheben. Außerdem können sie eine Ruhephase zwischen Sätzen füllen. Indem man komplette Ruhephasen durch sie ersetzt, erhöht man die Trainingsdichte, da man in der gleichen Zeit mehr Arbeit leistet, ohne vom eigentlichen Trainingsziel abzuweichen.

Anleitung

Führen Sie 2 oder 3 Runden der folgenden Übungen in der angegebenen Reihenfolge durch. Für ein eigenständiges Workout nutzen Sie die höheren Wiederholungszahlen, für das Füllen einer Erholungsphase oder zum dynamischen Aufwärmen die niedrigeren.

Übungen

1. Hüftbeugerdehnung (S. 116): 5–10 Wiederholungen auf jeder Seite
2. Standwaage (S. 99): 5–10 Wiederholungen auf jeder Seite
3. Balance Lunge (S. 109): 5–10 Wiederholungen auf jeder Seite
4. Brustpresse auf einem Bein (S. 49): 5–10 Wiederholungen auf jeder Seite
5. Chest Fly auf einem Bein (S. 65): 5–10 Wiederholungen auf jeder Seite
6. Suspended Lunge mit Frontheben (S. 119): 5–10 Wiederholungen auf jeder Seite
7. Suspended Lunge mit Überkopfdrücken (S. 134): 5–10 Wiederholungen auf jeder Seite
8. Suspended Lunge mit einarmigem Überkopfdrücken (S. 135): 5–10 Wiederholungen auf jeder Seite
9. Overhead Squat (S. 104): 5–10 Wiederholungen auf jeder Seite
10. Drop Squat (S. 122): 5 Wiederholungen
11. Drop Squat in Schrittstellung (S. 124): 5 Wiederholungen

PROGRAMM FÜR DAS TRAINING DER RUMPFSTABILITÄT

Die Rumpfstabilität spielt für das Erzielen einer optimalen Leistung eine wesentliche Rolle. Der Rumpf ist die stabile Basis, die flüssige und präzise Bewegungen von Armen und Beinen ermöglicht. Die folgenden Übungen fördern die Rumpfstabilität und -kontrolle. Sie eignen sich als dynamisches Aufwärmtraining vor einer traditionellen Krafttrainingseinheit oder als eigenständiges Workout.

Anleitung

Führen Sie die Übungen in angegebener Reihenfolge und über 1–3 Runden durch. Pausieren Sie zwischen den Runden nicht länger als 1 Minute.

Übungen

1. Glute Bridge (S. 148): 20 Wiederholungen; oben halten und bis 2 zählen, dann das Gesäß langsam absenken, bis es sich etwa 3 Zentimeter über dem Boden befindet, zum Schluss wieder in die Startposition zurückkehren.
2. Rotational Side Plank (S. 156): 10 Wiederholungen auf jeder Seite
3. Mountain Climber (S. 159): 20 Wiederholungen
4. Pike (S. 168): 10 Wiederholungen
5. Side Plank mit gestrecktem Arm (S. 166): 10–30 Wiederholungen auf jeder Seite

PROGRAMM FÜR DAS TRAINING DER FLEXIBILITÄT

Sie können das Schlingentraining zur Verbesserung der statischen wie der dynamischen Flexibilität nutzen. Gezielte dynamische Bewegungen bei geringer Intensität steigern die dynamische Flexibilität von Muskeln, Sehnen und Bindegewebe. Statisches Schlingentraining bietet die Möglichkeit, das Bewegungsausmaß durch die Nutzung der Schwerkraft zu erweitern. Die folgenden dynamischen und statischen Übungen können vor und nach einer traditionellen Krafttrainingseinheit zum Aufwärmen (dynamische Schlingenübungen) und Abwärmen (Übungen für statische Flexibilität) genutzt werden.

Der Schwierigkeitsgrad der einzelnen Übungen steigert sich vor allem durch den Winkel des Körpers zum Ankerpunkt. Genau wie beim klassischen Widerstandstraining wird die Übung bei steigendem Winkel schwieriger. Einige Übungen werden sowohl für die dynamische als auch für die statische Flexibilität genutzt. Der Hauptunterschied liegt dann in der Länge der Haltephase: Bei dynamischen Übungen sind es wenige Sekunden, bei statischen Übungen ist die Phase länger.

Dynamische Flexibilität

Dieses Workout sollte Teil des Aufwärmens vor einer Trainingseinheit sein. Die Übungen stimmen den Bewegungsapparat auf die höheren Anforderungen des Trainings ein.

Anleitung

Führen Sie pro Übung 10–20 Wiederholungen durch. Halten Sie die gestreckte Position jeweils 1–3 Sekunden.

Übungen

1. Tiefe Kniebeuge (S. 101)
2. Triangle Squat (S. 113)
3. Hüftbeugerdehnung (S. 116)
4. TRX® Lunge mit Knieheben (S. 100)
5. Liegestütz Plus (S. 50)
6. Overhead Squat (S. 104)

Statische Flexibilität

Führen Sie die Übungen am Ende einer Trainingseinheit durch, um die Flexibilität Ihrer Muskeln zu steigern.

Anleitung

Wählen Sie pro Körperregion mindestens 1 Übung. Halten Sie die gestreckte Position 10–30 Sekunden. Vollenden Sie in 30–60 Sekunden für jede Übung 1–3 Sätze. Die Übungen sind ein Beispiel für ein Stretchingprogramm. Sie können mit steigender Trainingserfahrung durch fortgeschrittenere Übungen ersetzt werden.

Übungen

1. Brustdehnung (S. 91)
2. Überkopf-Latissimusdehnung (S. 94)
3. Deltamuskeldehnung (S. 95)
4. Tiefe Kniebeuge (S. 101)
5. Iso Lateral Squat (S. 106)
6. Overhead Squat (S. 104)
7. Taube (S. 114)
8. Piriformis-Dehnung (S. 115)

PROGRAMM FÜR DAS TRAINING VON BALANCE, STABILITÄT UND FLEXIBILITÄT

Die folgenden Übungen bilden ein dynamisches Aufwärmtraining, das Balance, Stabilität und Flexibilität gleichermaßen fördert.

Anleitung

Führen Sie 2 oder 3 Runden mit folgenden Übungen durch.

Übungen

1. Glute Bridge (S. 148): 20 Wiederholungen
2. TRX® Plank (S. 150): 20 Sekunden
3. Side Plank (S. 155): 20 Sekunden auf jeder Seite
4. Reverse Crunch (S. 158): 10 Wiederholungen
5. Liegestütz Plus (S. 50): 10 Wiederholungen
6. Overhead Squat (S. 104): 10 Wiederholungen
7. Lateral Squat (S. 105): 10 Wiederholungen auf jeder Seite
8. TRX® Lunge mit Knieheben (S. 100): 10 Wiederholungen auf jeder Seite
9. Beinpendel (S. 98): 5 Wiederholungen auf jeder Seite
10. Drop Squat (S. 122): 5 Wiederholungen
11. Balance Lunge (S. 109): 10 Wiederholungen auf jeder Seite

Byrne, J. M., N. S. Bishop, A. M. Caines, K. A. Crane, A. M. Feaver und G. E. Pearcey. 2014. *Effect of using a suspension training system on muscle activation during the performance of a front plank exercise.* J. Strength Cond. Res. 28 (11), S. 3049–3055.

Chu, D. und R. Korchemny. 1993. *Sprinting stride actions, S. analysis and evaluations.* NSCA Journal 11 (6), S. 48–53.

Garnacho-Castaño, M. V., Jiménez, P. J., Monroy, A. J. und Maté-Muñoz, J. L. 2014. *Effects of instability versus traditional resistance training on strength, power and velocity in untrained men.* J. Sports Sci. Med. 13, S. 460–468.

Janot, J., et al. 2013. *Effects of TRX versus traditional resistance training programs on measures of muscular performance in adults.* Journal of Fitness Research. 2 (2), S. 23–38.

Melrose D. und J. Dawes. 2015. *Resistance characteristics of the TRX suspension training system at different angles and distances from the hanging point.* J. Athl. Enhancement. 4, S. 1.

Mok, N. W., E. W. Yeung, J. C. Cho, S. C. Hui, K. C. Liu und C. H. Pang. 2015. *Core muscle activity during suspension exercises.* J. Sci. Med. Sport. 18 (2), S. 189–194.

Orr, R. 1999. *The functional continuum.* www.ptonthenet.com/articles/The-Functional-Continuum-557#sthash.zJIKDQS3.dpuf.

Siff, M. C. 2003. *Supertraining*, 6. Aufl. Denver, CO, S. Supertraining Institute.

Snarr, R. L. und M. R. Esco. 2014. *Electromyographical comparison of plank variations performed with and without instability devices.* J. Strength Cond. Res. 28 (11), S. 3298–3305.

Snarr, R. L., M. R. Esco, E. V. Witte, C. T. Jenkins und R. M. Brannan. 2013. *Electromyographic activity of rectus abdominis during a suspension push-up compared to traditional exercises.* J. Exerc. Physiol. Online. 16 (3), S. 1–8.

Über den Autor

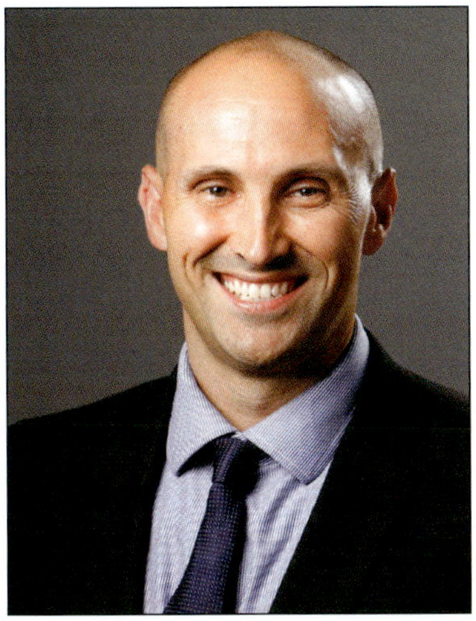

Foto mit freundlicher Genehmigung von Jay Dawes

Jay Dawes PhD, CSCS, Category D, NSCA-CPT, Category D, FNSCA, ACSM-HFS ASCA-L2 ist Assistant Professor für Kraft- und Konditionstraining, Koordinator für athletische Leistung und leitender Krafttrainer des Frauenfußballteams der University of Colorado in Colorado Springs. Er ist seit 1997 Kraft- und Leistungstrainer, Dozent und Spezialist für Post-Rehabilitation. Zudem berät er eine Vielzahl von Athleten, Polizisten und Menschen in anderen körperlich anstrengenden Berufen hinsichtlich der Fragen zu ihrer Leistungsverbesserung.

Jay Dawes besitzt Zulassungen der National Strength and Conditioning Association (NSCA) als Certified Strength and Conditioning Specialist (CSCS = zugelassener Spezialist für Kraft- und Konditionstraining) sowie als Personal Trainer (NSCA-CPT) vom American College of Sports Medicine als Health Fitness Specialist (ACSM-HFS; Spezialist für Gesundheitssport) und von der Australian Strength and Conditioning Association als Level 2 Strength and Conditioning Coach (Kraft- und Konditionstrainer, Stufe 2).

Dawes ist Mitherausgeber von *Developing Agility and Quickness* (Human Kinetics, 2012) der NSCA und Co-Autor von *Maximum Interval Training* (Human Kinetics, 2015). Er hat zahlreiche Buchkapitel und Artikel zur Verbesserung der sportlichen und taktischen Leistung verfasst. Sein Hauptforschungsgebiet ist die Verbesserung der sportlichen und taktischen Leistung bei Polizisten. Er lebt in Colorado Springs, Colorado, USA.

Übungsübersicht

Übung	Seite	Trainingsstufe
Einarmiger Low Row	87	Profis
Split Fly	88	Profis
Einarmiger Bizeps-Curl mit Untergriff	89	Profis
Einarmiger Bizeps-Curl mit Obergriff	90	Profis
Beweglichkeitsübungen für den Oberkörper		
Brustdehnung	91	Anfänger
Einarmige Brustdehnung	92	Anfänger
Einarmige Brustdehnung im Knien	93	Anfänger
Überkopf-Latissimusdehnung	94	Anfänger
Deltamuskeldehnung	95	Anfänger
Deltamuskeldehnung vorgebeugt	96	Anfänger
Kapitel 6 Unterkörperübungen		
Beinpendel	98	Anfänger
Standwaage	99	Anfänger
TRX® Lunge mit Knieheben	100	Anfänger
Tiefe Kniebeuge	101	Anfänger
Iso-Kniebeuge	102	Anfänger
Split Squat	103	Anfänger
Overhead Squat	104	Anfänger
Lateral Squat	105	Anfänger
Iso Lateral Squat	106	Anfänger
Lateral Lunge	107	Anfänger
Sprinter Lunge	108	Anfänger
Balance Lunge	109	Anfänger
Wadenheben	110	Anfänger
Suspended Lunge mit Armheben	111	Anfänger
Hamstring Curl	112	Anfänger
Triangle Squat	113	Anfänger
Taube	114	Anfänger
Piriformis-Dehnung	115	Anfänger
Hüftbeugerdehnung	116	Anfänger
Suspended Lunge	117	Fortgeschrittene
Einbeiniges Wadenheben	118	Fortgeschrittene
Suspended Lunge mit Frontheben	119	Fortgeschrittene
Suspended Lunge mit Frontdrücken	120	Fortgeschrittene
Knie beugen und strecken	121	Fortgeschrittene
Drop Squat	122	Fortgeschrittene
Drop Squat in Schrittstellung	124	Fortgeschrittene
Squat Jump	125	Fortgeschrittene
Countermovement Jump	126	Fortgeschrittene
Iceskater	127	Fortgeschrittene

Übung	Seite	Trainingsstufe
Kapitel 5 Unterkörperübungen		
Squat Jump in Schrittstellung	128	Fortgeschrittene
Pistol Squat	129	Fortgeschrittene
Squat Jump in Schrittstellung mit Beinwechsel	130	Fortgeschrittene
Suspended Lunge mit Kettlebells	132	Profis
Suspended Lunge mit Kettlebell in einer Hand	133	Profis
Suspended Lunge mit Überkopfdrücken	134	Profis
Suspended Lunge mit einarmigem Überkopfdrücken	135	Profis
Suspended Lunge mit Clean and Press	136	Profis
Overhead Suspended Lunge	137	Profis
Suspended Lunge mit einarmigem Clean and Press	138	Profis
Einbeiniger Hamstring Curl	139	Profis
Einbeiniges Kniestrecken	140	Profis
Drop Suspended Lunge	141	Profis
Wiederholter Countermovement Jump	142	Profis
Wiederholter Iceskater	143	Profis
Wiederholter Squat Jump in Schrittstellung	144	Profis
Wiederholter Squat Jump in Schrittstellung mit Beinwechsel	145	Profis
Kapitel 7 Rumpfübungenn		
Glute Bridge	148	Anfänger
Standing Plank	149	Anfänger
TRX® Plank	150	Anfänger
Plank in Rückenlage	151	Anfänger
Einbeinige Plank in Rückenlage	152	Fortgeschrittene
Plank mit gestreckten Armen	153	Fortgeschrittene
Sprinter Plank	154	Fortgeschrittene
Side Plank	155	Fortgeschrittene
Rotational Side Plank	156	Fortgeschrittene
Pallof Press	157	Fortgeschrittene
Reverse Crunch	158	Fortgeschrittene
Mountain Climber	159	Fortgeschrittene
Rotational Crunch	160	Fortgeschrittene
Aufrollen im Knien	161	Fortgeschrittene
Seitliche Rumpfrotation im Stand	162	Fortgeschrittene
Russischer Twist im Stand	163	Fortgeschrittene
Power Pull	164	Fortgeschrittene
Standing Side Crunch	165	Fortgeschrittene
Side Plank mit gestrecktem Arm	166	Profis
Reverse Plank	167	Profis
Pike	168	Profis
Aufrollen im Stand (Superman)	169	Profis